漢方薬の考え方，使い方

加島雅之 著
熊本赤十字病院総合内科

中外医学社

はじめに

　この本を手にとられた皆さんは，漢方に対してどのようなイメージ・どのような期待をもっていますか？

　とりあえず，困った時に役立つ漢方薬を2～3種類，覚えられたらラッキー！とのお考えかもしれません．

　筆者のように漢方を専門の一つとしている者のところには，しばしば"かぜ"の時の漢方薬を教えて！　めまいの漢方薬を教えて！といった話がきます．もちろん，当たり外れのないような薬の使い方だけをちょっとだけお話することもできないことはありませんが，もし西洋医学の治療法で，診断や病態生理はいいから，熱が出た時の抗菌薬と解熱薬の使い方を教えてくれ，痛みの時の対処法を教えてくれと言われたら，流石にどうかとおもわれるでしょう！？　やはり面倒くさいと思っても，ちゃんと理論は知る必要があります．

　また，正確な漢方に対する知識や内容が知られないまま，一般の方から医療者に至るまで勝手なイメージで，漢方が語られることが多いことに私は常々心を痛めています．漢方に関する正確な情報は一定の程度で世の中に流れていますが，体系的な漢方医学の内容の普及が不十分であるために残念ながら断片的な理解と，先入観に基づいた解釈になってしまっています．この原因として，巷にある漢方の入門書の多くは，論理・体系を述べない"How to"本か，またはかなりの予備知識と熱意がなくては読めない本で，忙しい医師が明日からの臨床に役立てるには困難な内容となっていることもあるように思います．

　この本は予備知識のない，医師がよんで漢方の基本的な体系を理解できて，なおかつある程度の臨床応用が可能となることを目指した内容となっています．具体的には，現在世界で最も普及している漢方医学の体系である『中医学（ちゅういがく）』をベースとして，近年の日本で主流となっているいわゆる『日本漢方』の内容を盛り込んだ内容となっていますが，これは日本の歴史の中でも最も長期間，主流であった漢方の考え方に類似したものでもあります．こう書いてあると，既におわかりかもしれませんが，日本の漢方は独自の進化を歩んだいわば"ガラパゴス"です．この特徴的進化の良さを理解するためにも全体像を把握することは必要です．（このあたりの事情や内容は本書を読んでいる内においおいわかって頂けると思います）．臨床の処方例では，ある程度有名な処方の使い方は盛り込みましたが，筆者が

実際に使用してみて効果を実感できた内容を中心に選んで書いてみました．筆者は年間 8 万人弱の救急患者（内，8 千台弱の救急車）がくる日本でも屈指の救命センターをもつ総合病院の総合内科医として，カゼから，かなり専門性の高い病態までほぼ内科の全領域を診療しています．こうした臨床経験から，西洋医学の標準治療で本当に困難を要するところに対する漢方薬の使用例という観点でまとめています．また極力，医療用漢方製剤の枠組みのみで書いています．このため，有名な漢方処方が載せられていないところもあります．また，もっとこんな使い方があるというご意見があるかもしれません．この点はご容赦ください．できるだけ，漢方の全体的な内容を書きましたので思いの外，ページが増えてしまいました．こんな多くの内容は大変！と感じられるかもしれません．でも，この本を最後まで読み終わられた時には，闇の中で茫洋としていた漢方の世界に，新しい光が差すと信じています．

　では早速，目くるめく，漢方ワールドの"扉"をノックしてみましょう！！

　最後に，私が執筆している間に，大変な思いをして，新しい命を生み育ててくれた和歌子と，やってきてくれた沙和，そして支えてくれた両家の両親，周囲の多くの人々，また，この偉大な英知を培い，伝えてくださった先達に感謝とともに本書を捧げます．

2014 年 3 月

熊本赤十字病院　総合内科

加島 雅之

目次

1 漢方に期待されていることは？ 1
　漢方の利用のされ方 1
　世界の漢方の動き 3

2 漢方とは何か？ 4
　漢方薬とは？ 5
　漢方の基本的枠組みとシステム 7
　漢方の歴史 12
　　中国編　13／日本編　22

3 漢方では人体と病気をどうみているの？ 35
　漢方の生理論 36
　　精気　37／臓腑　40／経絡　46
　漢方の病態論 54
　精気の異常 58
　臓腑の病態 64
　複数の臓腑にまたがる病態 73
　外感病 77

4 漢方の診察の基本 78
　漢方ではどんなことを注意して"視る"の？ 78
　漢方ではどんなことを注意して"聴く"の？"嗅ぐ"の？ 83
　漢方ではどんなことに注意して"話をきく"の？ 83
　漢方ではどんなことを注意して"触る"の？ 84

5 漢方ではどんなふうに診断をつけるの？　　91
（「大まかに病態分類（八綱弁証）」，「どのような原因，どのような邪があるか分析」，「精気の異常の分析」，「臓腑の異常の分析」）

6 漢方の治療方針と代表的生薬・処方　　112

漢方の治療方針 112

生薬の性質 115

気に働きかける生薬 116
　気の流れを促進する生薬　116／気を補う生薬　117

血に働きかける生薬 118
　血の流れを促進する生薬　118／瘀血を除く生薬　119／血を補う生薬　120

津液に働きかける生薬 121
　津液の代謝を促進する生薬　121／痰を溶かして除く薬，飲を除く薬　123
　津液や陰を補う生薬　124

体を温める生薬 125

体を冷やす生薬 127

特殊な気の動きをさせる生薬 129

気に働きかける処方 133
　気の流れをよくする処方　133／気を補う処方　134

血に働きかける処方 135
　血の流れを促進する処方，血を補う処方　135／瘀血を除く処方　136
　血に寒熱が結びついた病態への処方　137

津液に働きかける処方 138
　津液の代謝を促進する処方　138／痰を除く処方　143
　津液・陰を補う処方　144

陽を補う代表的処方 145

熱を除く代表的処方 145

複数の精気の異常にまたがる処方 146

臓腑の病態に使用する代表生薬と処方 **148**

心の病態に使用する生薬 148
　心の病態に対する代表処方　148

肺の病態に使用する生薬 ·· 152
　肺の病態に対する代表処方　152
脾の病態に使用する生薬 ·· 155
　脾の病態に対する代表処方　155
肝の病態に使用する生薬 ·· 157
　肝の病態に対する代表処方　157
腎の病態に使用する生薬 ·· 161
　腎の病態に対する代表処方　161
六腑の異常に対する生薬 ·· 163
胆の病態に使用する生薬 ·· 163
　胆の病態に対する代表処方　163
胃の病態に使用する生薬 ·· 165
　胃の病態に対する代表処方　165
小腸の病態に使用する生薬 ·· 167
大腸の病態に使用する生薬 ·· 167
　大腸の病態に対する代表処方　167
膀胱の病態に使用する生薬 ·· 168
　膀胱の病態に対する代表処方　168
複数の臓腑にまたがる病態に対する処方 ···································· 169

7　漢方の感染症とは　175

外感病とは ··175
傷寒と温病の初期症状と経過の違い ··176
傷寒の分析法 ··177
太陽病 ···179
　　太陽病と他病の合併病態の代表　184
少陽病 ···185
　　少陽病と他病の合併病態の代表　186／少陽の部位での合併病態　187
陽明病 ···189
　　陽明病と他病の合併病態の代表　190
太陰病 ···190

少陰病 ……………………………………………………………………………… 191
        少陰病と他病の合併病態の代表　192
    厥陰病 ……………………………………………………………………………… 192
    温病の分析法 …………………………………………………………………… **193**
    衛分証 ……………………………………………………………………………… 193
    気分証 ……………………………………………………………………………… 194
    営分証 ……………………………………………………………………………… 194
    血分証 ……………………………………………………………………………… 195
    風熱と風湿熱 ……………………………………………………………………… 196
    上焦 ………………………………………………………………………………… 198
    中焦 ………………………………………………………………………………… 199
    下焦 ………………………………………………………………………………… 200

8　日本漢方の構造と意義　203

    日本漢方の特徴 …………………………………………………………………… 203
    > 「①一元的医療制度」，「②高品質の生薬」，「③限られた処方での経験」，「④方証相対」，「⑤文献的考証」，「⑥西洋医学的研究」，「⑦漢方概念の独自の解釈」

    　虚実　210／寒熱　212／気・血・水　213／六病位　215
    　一貫堂医学　217
    日本漢方の実際の方法 …………………………………………………………… 219
    方証相対の成果と伝統理論 ……………………………………………………… 221

9　漢方薬に副作用はあるの？　223

    アレルギー的機序に基づく漢方製剤の副作用 ………………………………… 223
    薬理学的機序に基づく副作用 …………………………………………………… 224
    　頻度が高いもの　225／頻度が低いが重要なもの　227／その他　228

10　入院漢方療法　229

    入院中の浮腫に対する漢方治療 ………………………………………………… 229
    入院中の呼吸器症状に対する漢方治療 ………………………………………… 231

低栄養の場合の漢方治療 ………………………………… 235
創傷治癒を促す漢方治療 ………………………………… 236
譫妄に対する漢方治療 …………………………………… 237
入院中の消化器症状の漢方治療 ………………………… 238
抗がん剤の副作用 ………………………………………… 240
膿瘍 ………………………………………………………… 240
脳浮腫 ……………………………………………………… 241

11 外来漢方診療　242

"カゼ"（急性上気道炎）に対する対応 ………………… 242
　表証　242／半表半裏証　247／裏証　248

耳鼻咽喉科領域への対応 ………………………………… 252
　扁桃炎　252／鼻炎と副鼻腔炎　252
　花粉症　255／中耳炎　256
　耳鳴り　256／口内炎　257

呼吸器症状への対応 ……………………………………… 258
　慢性咳嗽　258／喘鳴　260／息切れ　261

循環器症状への対応 ……………………………………… 263
　動悸　263／浮腫　266

全身症状への対応 ………………………………………… 268
　全身倦怠感　268／冷えとほてり　272／末梢循環障害　274

消化器症状への対応 ……………………………………… 274
　嘔気・嘔吐　274／上腹部不快感　275／腹痛　276／下痢　279
　便秘　283／痔核　284

整形外科への対応 ………………………………………… 286
　頚肩腕症候群　286／こむら返り　287／腰痛　287／関節痛　288
　神経性疼痛　290

産婦人科への対応 ………………………………………… 290
　月経困難症　290／更年期障害　292

皮膚症状への対応 ………………………………………… 296
　蜂巣炎　296／疣贅　296／伝染性軟属腫　296／湿疹　296
　尋常性ざ瘡　297／蕁麻疹の漢方治療　297

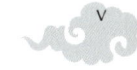

泌尿器症状への対応 ················· 299
　排尿トラブルへの漢方治療　299／高齢者の頻尿・尿漏れ　300
神経内科への対応 ················· 300
　めまいの漢方治療　300／頭痛の漢方診療　301
精神症状の漢方診療 ················· 301
　不眠　301／不安　302／抑うつ・イライラ，易怒　303
生薬末や単味エキスの使い方 ················· 305

12　本格的に勉強したい人のために—終わりに代えて—　　307

この本と同じレベルの本 ················· 308
日本漢方の本 ················· 308
中医学の本 ················· 309
漢方関連学会 ················· 309
最後に…… ················· 310

病態・症状と処方 ·················	311
生薬・漢方製剤 ·················	316
索　引 ·················	323

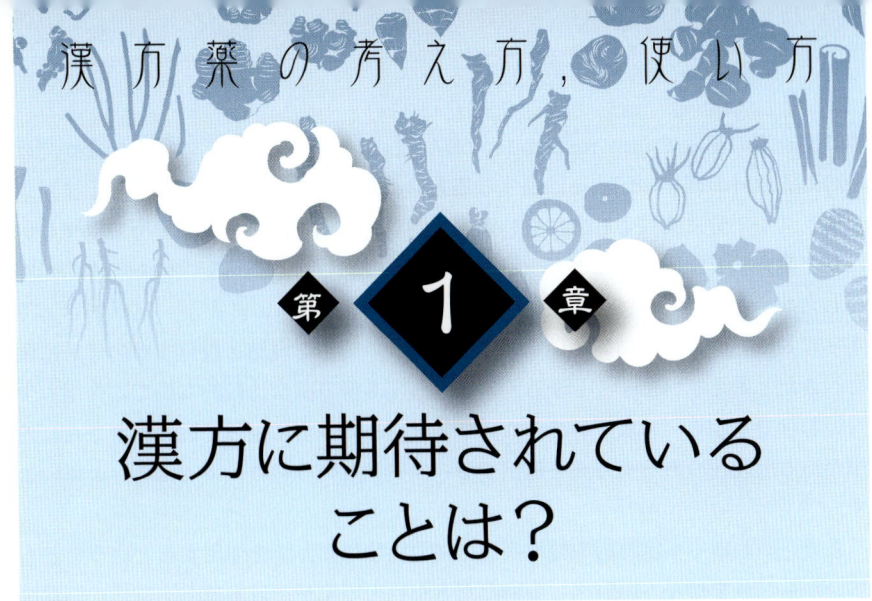

第1章 漢方に期待されていることは？

 漢方の利用のされ方

　日本の医師の90％が何らかの形で漢方薬を使用したことがあるというアンケート結果があります．皆さんもどうでしょうか？　この本を手にとってみられた方ならば，葛根湯や大建中湯，抑肝散などを処方した経験があるのではないでしょうか？　こうした漢方薬を使用した経験のあるドクターは年々増加の傾向にあります．その理由は，エビデンスが集積されてきた，学部教育で見たことがある，周りで処方しているのを見たことがあるから……などなど様々な理由によるかと思います．もちろん，多くの方は，西洋医学で治療が難しい病態に漢方薬が一定程度効果があると考えられるからこそ，わざわざ，飲みにくくて面倒で，名前も難しい漢字で書かれていて覚えにくいものを処方されているのだと思います．もちろん，西洋医学的な診断名に対してエビデンスがそろって使用することは非常に良いことだと思います．これに関しては日本最大の漢方系の学会である日本東洋医学会のエビデンスプロジェクトで現在まで集積されている**日本の漢方医学に関するエビデンス**が構造化抄録の形で集積・公表されています（http://www.jsom.or.jp/medical/ebm/index.html）．また，エビデンスの集積解析で有名な The Cochrane Library（http://www.thecochranelibrary.com/view/0/index.html）の中で，Kampoおよび TCM（Traditional Chinese Medicine）のタームで検索をかけると15のReviewが存在しています．ただし，西洋医学の診断名に対して漢方薬を使用した

際に，一定の割合で non responder が存在しますが，漢方医学の体系のなかではその処方以外の同様の症状を治療する処方はまだまだ数多く存在しますし，まだエビデンスが十分に集積されていない疾患に対しても西洋医学の標準治療では難しいけれど漢方薬を使用することで一定の治療効果があげられる可能性のあるものが存在します．この宝の山を見過ごすわけにはいかないと思いますが，どうでしょうか？　効いているか，効いていないかわからない処方を漫然と投与するのは厳に慎むべきだと考えています．しかし，何といっても漢方薬は比較的安価で副作用も少ないわけですから，エビデンスがないからと言って本当に困っている患者さんに効果がある可能性のある漢方薬を選択するのはダメというのは得策ではないと思います．

　また，いわゆる不定愁訴や慢性疾患の部分症状に漢方薬を使用するということも多いかもしれません．思い出していただきたいのですが，日本で明治時代に西洋医学が国の医学として導入されるまでは，漢方が正式の医学として定着していました．このため，現在西洋医学で治療対象となるような疾患群に対しても漢方医学は診療する体系を持ち合わせています．後で歴史の中で述べる『傷寒論（しょうかんろん）』という漢方の古典は原型は約 1800 年前に成立していて，当時の重症の流行性感染症に対する診療の方法を説いたマニュアルのような本ですが，この中にはなんと敗血症性ショックと思われる病態に対する治療法まで述べられています．多くの漢方薬は，本来こうした，急性・重症疾患のために作られていますので，私自身の経験では漢方薬は慢性疾患や不定愁訴への効果は急性疾患に比べると薄いと感じています．こうした先人たちの知識の宝庫を掘り起こして現代の西洋医学の標準治療とのコラボレーションを考えていくことも重要ではないかと思います．

　さらに，比較的エビデンスがそろっている漢方薬の代表である大建中湯はもともとは 1800 年ほど前の医学書の中に出てくるある種の腹痛を主訴にする病態に使用する処方でした．これが日本の大正から昭和の初期に結核性腹膜炎に使用され，この経験をもとに術後の癒着性イレウスの予防にも応用されて現在のエビデンスが集積されるに至っています．また，抑肝散も本来は子供の夜泣きの薬として約 500 年ほど前に作られた処方です．それが，認知症の周辺症状に応用され，エビデンスが集積されました．ではこうした西洋医学からは全く異なるように見える病態になぜ，同じ漢方薬を使用するという発想が生まれ，効果がえられるのでしょうか？　その理由は漢方医学の体系の中では，こうした一見，西洋医学では全く異なるものが実は同じ病態として捉えることが可能だから，応用されてきたという背景があります．こういう考え方を"異病同治（異なる病を同じ方法で治療する）"といいま

す．一方で，西洋医学的には同じ疾患でも漢方的には異なる病態であれば当然違う治療法が必要になります．こうした考え方を"**同病異治**（同じ病を異なる方法で治療する）"といいます．よく，漢方薬は時々素晴らしく著効するけど，空振りも多いとの声を耳にしますが，この著効例の数を増やして，空振りの率を下げる最も確立した近道が，漢方医学の体系を学習することです．

この本では，漢方医学の体系を順を追って説明していきたいと思います．

世界の漢方の動き

　日本では西洋医学の標準が広く定着しているので，なかなか世界の伝統医学の情報が入ってきませんが，皆さんが想像している以上に世界では伝統医学の議論は活発です．漢方系の医学が国家単位で導入され始めている国は，すでにアジア圏を超えて，オーストラリア，アメリカ，EU，アフリカ諸国に及んでいます．歴史的にドイツでは鍼治療が18世紀ごろから盛んで，現在も公的な健康保険で鍼治療が認められています．また，アメリカには全米に3万人もの鍼灸師が存在して，米軍の正式な医療プログラムに鍼灸が含まれています．WHOは世界の標準病名であるICD (International Classification of Diseases) のコーディングで，次のICD11から伝統医学の病態名を登録することが決定しており，現在その登録コーディングの議論がなされています．また，工業標準であるISO(the International Organization for Standardization) の場では，中国，韓国，日本が中国由来の伝統医学の標準を，薬剤や鍼灸などの工業製品のみならず，システムとしての知的財産や教育の方法論もパッケージとして標準化する議論を活発に行っており，中国・韓国は国家戦略として今や膨大な利権をかけた覇権争いの様相を呈してきています．現在，世界では伝統医学は新しい発想での薬の重要な資源として考えられており，EUやアメリカでは伝統医薬に関しては独自の審査基準を設ける形になっています．特にEUでは問題になる成分を含んでいなければ，内部成分すべての解析や体内動態が不明でも，伝統的な臨床の実績と，安全性の保障などがあれば薬剤として認可する方向となってきています．このように世界中で注目され，普及しつつある漢方の英知を現代の目の前の問題にどう生かしていくか，そのための基本の考え方や知識をこの本を通じてご紹介できればと思っています．

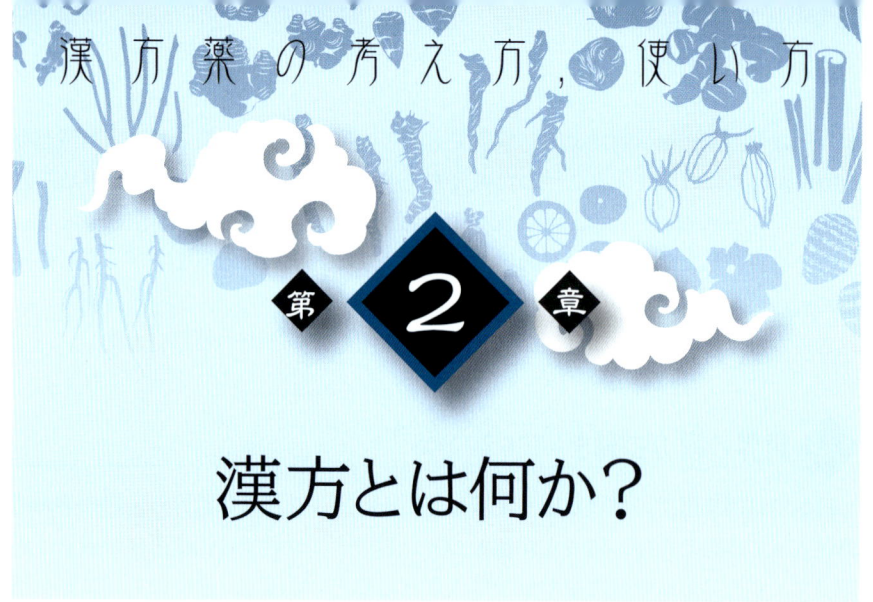

第2章

漢方とは何か？

　"漢方"というと何となく，漢字の"漢"がついているから，中国からきたものというイメージがつきますが，実際にその通りです．この意味は江戸時代後期にその当時に日本に流入したオランダ流の西洋医学を"蘭方"と表現したものに対して，もとよりあった医学を中国由来の医学という意味で"漢方"というようになりました．その前は方術とか単に医学といわれていました．また，中国由来だけれども日本で独自に発展したということを強調する場合には，"日本漢方"，"和漢"，"皇漢医

```
        漢方…中国由来の医学
         ↕
        蘭方…オランダ医学
```

図2-1 "漢方"の名前の由来

```
   日本    中国    韓国
   漢方    中医    韓医

   日本で独自に発達したことを強調する場合
   "日本漢方""和漢"
```

図2-2 各国での中国由来の医学の呼称

学"という表現をすることがあります．

　こう説明していくと皆様おわかりになるように，漢方という言葉は日本で用いられる言葉ですので，中国や韓国などの他の中国由来の伝統医学の系譜をひく医学をもっている国では違う名前でよばれています．中国では**中医学**，韓国では**韓医学**とよばれています．

　この本では，漢方または漢方医学を中国由来の医学の体系全体を指す言葉として使用します．また，特に日本で独自の形をとった漢方を特に日本漢方という言葉を用います．

漢方薬とは？

　ところで，皆さんは漢方薬というとどのようなものを思い浮かべますか？ 葛根湯は皆さん，どこかで聞かれたり，実際に飲まれたことがあるかもしれません．葛根湯は一つの薬物からできているのではなく，葛根，麻黄，桂皮，芍薬，大棗，生姜，甘草という7種類の生薬をブレンドして煮出す（この作業を「煎じる」といいます）ことでできています．また，**生薬**とは聞きなれない言葉かもしれません．草木の根や樹皮や花，葉，果実や種などの植物由来のものが大多数ですが，一部には鉱物や動物由来のものあり，これらの天然物を陰干ししたり，蒸したりなどの簡単な加工をしたものを言います．おそらく皆さんになじみがあるのは，T社の○番なんて書いてあるパッケージの製品でしょう．あれはエキス剤とよばれるもので，たとえば葛根湯でしたら，7つの生薬を水から煮出して作った煎じ液から抽出したエキスを粉状にしたものです．つまり，漢方薬のインスタントコーヒーとでもいえるものです．本来の漢方薬は，葛根湯などの「～湯」という名前のものは，中国語では「湯」はスープを指しますから，煮出した煎じ液状の薬を指します．最近，認知症の逸脱行動などの周辺症状（BPSD: Behavioral and Psychological Symptoms of Dementia）によく利用される抑肝散などの「～散」は生薬を粉末状にしたものです．また，婦人科などでよく用いられる桂枝茯苓丸などの「～丸」とは生薬を粉末にしたものを，蜂蜜や米粉などの賦形剤を加えて球状にしたものを指します．これらの形状の違いは，携帯のしやすさ，服用準備の手間を省く意味もありますが，煎じる過程で蒸散しやすい揮発成分に効果を期待している場合や緩やかに長時間作用させることを考慮した徐放効果を狙ったものもあります．ちなみに，エキス剤は「～丸」，「～散」でも全て一度煎じていますので，本来の丸や散ではなく，厳密には「～丸」と同じ組成の生薬を煎じたものは，「～丸料」，「～散」と同じ組成

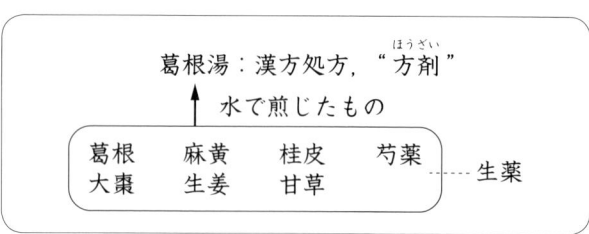

図2-3 漢方薬の組成

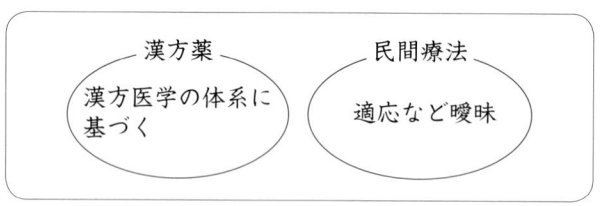

図2-4 漢方処方の剤型

図2-5 漢方薬と民間療法

の生薬を煎じたものは「〜散料」と伝統的には表記されます．一部のメーカーのエキス剤にはこうした表記をしているところもあります．

　生薬を使用したものは全て漢方薬または漢方の治療といえるのでしょうか？　ヨモギやドクダミなどは**民間療法**で使用されますが，これらは漢方でも利用される生薬でもあります．しかし，ヨモギやドクダミを民間療法的に使用することは，漢方治療ではありません．漢方には漢方医学に基づいた診断と，その概念に基づく治療の適応と禁忌などの体系が存在しています．つまり，漢方薬とは単に生薬でできた薬剤ではなく，漢方医学の体系に基づいた治療方針を実現化するために，構成された処方ということになります．最近はだいぶ減りましたが，民間療法や健康食品をなんでも"漢方薬"と間違えられて，私のところに，「アガリクスってどうなの？」とか言われることがありますが，せめて，カタカナではなく，漢字で書いてあるものを聞いてね!!! とお願いしたい気分になります．トホホ,, (;_;).

現在，日本に流通している漢方薬には，医療保険に収載されている医療用漢方製剤 148 処方（ごく一部の例外を除いてエキス剤です）と，保険適応生薬約 200 種類があります．また，医療保険には収載されず主に薬局などで市販される一般用漢方製剤があります．その他にも食品扱いで流通している漢方製剤や生薬が多数存在しています．たとえば，甘草などはその名前の通り，含有成分であるグリチルリチンが砂糖の何倍もの甘さを感じさせる甘味成分であるため，甘味料として伝統的に使用されており，味噌や醤油などの甘味付として多用されています．実は甘草は日本では漢方製剤としての消費量より，食品としての使用量がずっと多いぐらいです．また，健康食品の一部には我々漢方の専門家からみても結構強力な薬効が期待されたり，副作用に注意が必要な漢方製剤があったりします．

漢方の基本的枠組みとシステム

　漢方医学は約 2000 年の長い歴史と東アジアという広大な地域に広がった医学であるために，様々な流派や考え方が存在します．とくに日本漢方は独特の発展をみています．携帯電話だけではなく，**漢方もガラパゴス化**しているんですね！　漢方では独自の診断概念である"証"に基づいて治療を行います．何じゃ！　そんな古いものを使って診断するとは何事か！？　っという声が聞こえてきそうですが，実は"証"に基づいて漢方薬を使用することは，重要なことであると，国も認めたことなのです！　みなさん，漢方薬の添付文書を読まれたことがありますか？　すべての医療用漢方製剤の添付文書の"重要な基本的注意"の第一項目に「本剤の使用にあたっては，患者の証（体質・症状）を考慮して投与すること．」の一文が入っています．ということは，漢方薬を使用している患者さんで訴訟となった時に，証を考慮したことがカルテ上に記載がないと裁判で負ける可能性もあるとか，ないとか……．まさかそんな訴訟はないと思いますが，この漢方の証などの伝統的病態診断は現在，国際疾病分類（ICD: International Classification of Diseases）に収載すべく，作業が進んでいます．しかし，この『証』が実に問題です．それは証が意味するものが，流派によって異なっているのです．日本漢方の基本の診療の方法論は『方証相対』といわれるものです．これは，症状・症候（特に"腹診"：漢方

"証"：漢方の診断概念

図2-6 証とは

日本漢方	中医学
「方証相対」	「弁証論治」

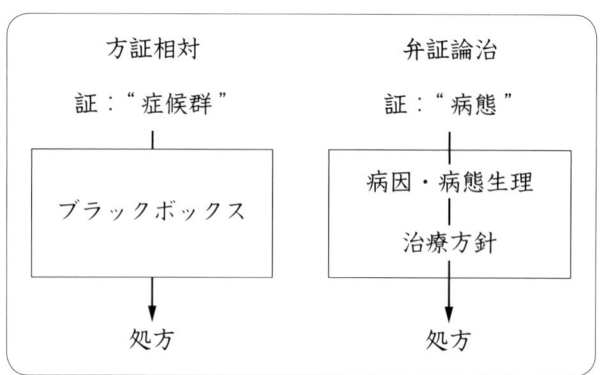

図2-7 日本漢方と中医学のシステム

図2-8 方証相対と弁証論治

独特の腹部所見の取り方を腹診といいます）の組み合わせに対して，処方が選択されるというものです．この処方を選択する基準となる症状・症候の組み合わせが日本漢方の“証”です．いわば，“**症候群的な証**”ということになります．では，なぜ，その症状・症候の組み合わせが重要なのか，どうしてこの処方なのか，また処方を構成している生薬はなぜその生薬を組み合わせるのかということはブラックボックスとして取り扱わない，基本的に議論してはいけないことになっています．一方で，日本漢方以外の漢方の代表である中国の中医学の方法論は『**弁証論治**（べんしょうろんち）』とよばれるものです．独自の病因論による観点から，発病因子への暴露状況を踏まえて発病の機序を考え，症状・症候を独自の生理論に基づいた病態生理で分析して，証を決定します．いわば“**病態的な証**”ということになります．解析によって把握された病態を改善するための治療方針を決定して，それにそった薬理機序をもつ生薬を組み合わせることで，処方が決定されます．このように日本漢方の方証相対の中でブラックボックスとして議論されなかった部分を伝統医学理論によって分析していく内容になっています．このように大きく異なる両者ですが，現存する漢方流派は全て，中国の**明代中期（1500年代頃）の医学**がベースとなっています．日本の漢方は独特の発展過程を辿ったというものの，使用する処方やその処方の適応の

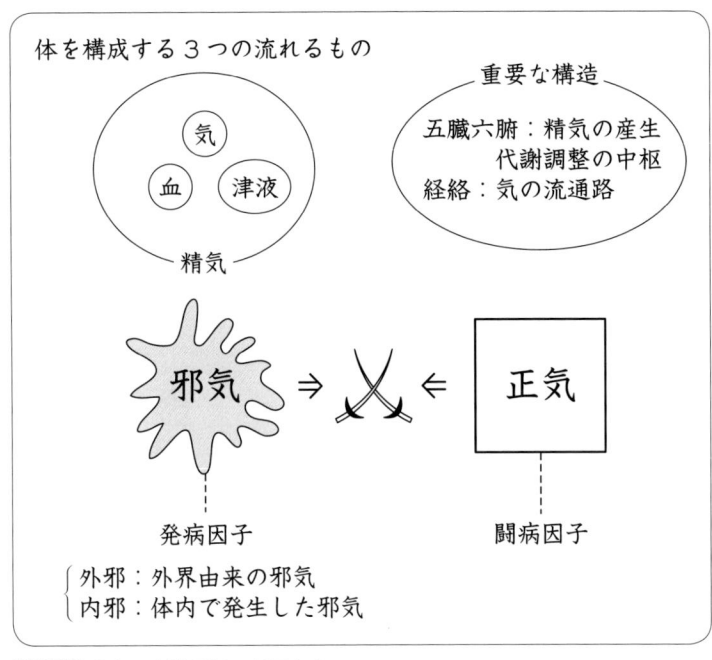

図2-9 漢方の病態理解に必要なもの

考え方などの基本は明代中期の医学を受け継いでいます．このため，典型的な症例では全く異なる思考過程を踏むにも関わらず，ほぼ同じような処方を使用することになります．面白いですね！　あたかもPCで情報処理を行うときに，基本的なことならばWindowsソフトでもMacソフトでも同じようなことができてしまうのに似ています．当然，高度なことを行おうとすると，得手不得手がそれぞれのアプリケーションソフトで出てきてしまいますが……．日本漢方の独自性の理解やその応用発展のためにも，また日本の長い漢方の歴史上の経験や他の国や地域の経験を理解する上でも伝統医学理論を知ることは非常に重要です．この本では，東アジア伝統医学の最大公約数的な内容を説明するために伝統医学理論を用いた解説を行います（結果として，中医学に類似した内容になりますが，韓医学も同様の体系ですし，後で述べます日本の曲直瀬流もほぼ同じ内容となります）．日本漢方の方法論とその意味と成果は一章を設けて詳しく議論してみたいと思います．

後の章でそれぞれの内容について詳しく説明していきますが，まずは簡単に漢方医学の基本的な内容を概観する形で少しご紹介してみたいと思います．漢方医学では人体を"気"・"血"・"津液"という3種のものでできていると考えています．こ

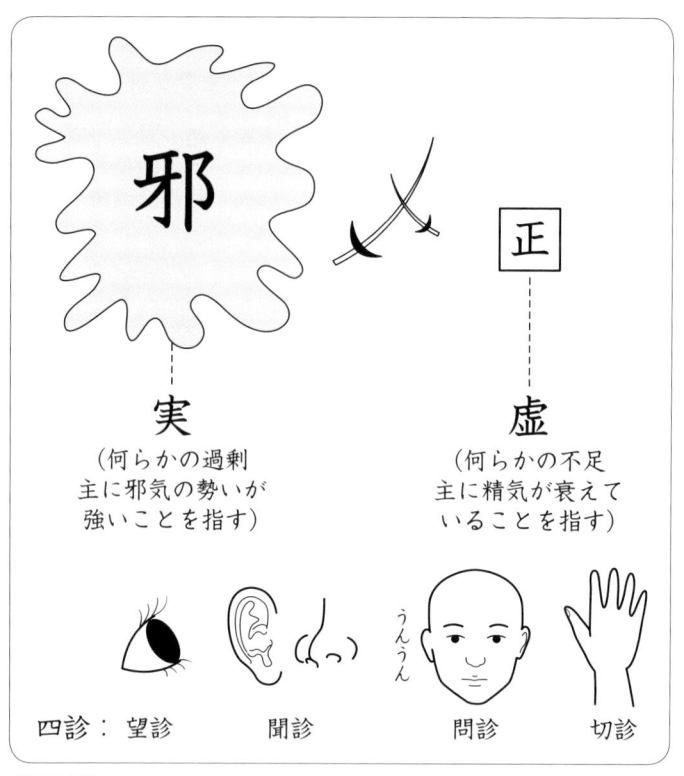

図2-10 四診：漢方の診察

の三つは体を構成しているのと同時に体を隅々まで流れ回っていると考えています．この人体を構成している要素を総称して"精気"と言います．この精気を生成して代謝・コントロールしている，つまりは生理機能の中枢を担う臓器に"五臓六腑"があります．また，気の流通路として"経絡"があります．いわゆるツボはこの経絡上に存在していて，経絡に流れている気の調整を行うことができる特殊なポイントと理解されています．疾病はこれらが何らかの障害をうけることによって起きると捉えられていますが，その原因として，発病因子（これを"邪気"または"邪"と言います）と生体の防御因子（これを"正気"と言います）の闘病現象によるものと，生体内でのバランスの崩れによるものとがあると考えています．体外から入ってくる邪の代表には"六淫外邪"とよばれるものがあります．これは風・寒・熱・湿・燥・暑と呼ばれる環境因子です．たとえば，麻黄湯や葛根湯など麻黄や桂皮が組み合わされている処方は，風と寒が合わさって体に入り，体表面のところで，

闘病反応が起き始めているときに，寒い性質を温めて発散させて，体から追い出そうという発想で使用されます．一方で，体内の構成要素である精気の一部が変性して，邪になったものも想定しています．たとえば，血が変性したものに"瘀血"があります．月経困難症や各種変性疾患などを引き起こすと考えられていて，婦人科などでよく使用される桂枝茯苓丸はこの瘀血を除くための代表的処方です．この時に重要な生薬は，桃仁，牡丹皮，芍薬などです．また，精気が不足した状況も想定されています．たとえば，気が足りない状況は"気虚"と言います．全身の活動性の低下が起きますが，このような時には，人参や黄耆といった生薬が配合されている処方を使用します．その代表が補中益気湯です．病態を分析するために必要とされる診察法は"望診"・"聞診"・"問診"・"切診"の4つのパートに分かれていて，合わせて"四診"とよばれます．望診は視覚による診察法で，独特なものに顔色をみたり，舌の状態を細かく分析する"舌診"があります．聞診は聴覚と嗅覚を用いた診察法です．声の高さや，声量，咳や喘鳴の性状，分泌物や排泄物のにおいなどを分析します．問診はずばり病歴聴取ですが，聞くべきポイントが独特の内容になっています．切診は，触覚による診察法です．独特のものには，脈の性状を事細かに分析する脈診や日本の漢方医学で発達した腹診があります．これらの情報を総合して，病態の分析を行っていきます．この時に特に重要視されるのが，寒熱と虚実です．寒熱は体温計の温度という意味だけではなく，本人の自覚する「さむけ」や「熱感」，冷やしたり温めたりすることが症状の増悪・寛解につながるか，粘膜皮膚の発赤の程度，分泌物・排泄物の色やにおいなども，この寒熱の分類の中に入れられます．虚実は，精気が不足しているのを虚と考え，消耗の病歴があるか，症候で精気の不足がないかなどをみていきます．実は何らかの過剰，発病因子（つまりは"邪"）の侵襲を意味しますが，どのような過剰があり，邪が問題を起こしているかを病歴・症候から分析していきます．っとまあ，こんな感じで漢方医の頭の中では考えています．この本の前半を読み終わるころには，今簡単に述べた内容の大まかなことが理解できるようになっているはずです．きっと，たぶん……．できていなかったら私の書き方が悪かったということになってしまいます……．(-_-;)

　ところで，漢方の原理は，ある種の概念を用いてイメージと連想によって生体現象を説明していく内容です．皆さんはシステム工学をご存知ですか？　完全に解明することができない複雑な問題を解決するために，数理モデルを利用して，システムとしてとらえることで応用する方法論ですが，漢方医学も独自の概念と方法を用いることで，非常に複雑な人体と，多成分系の薬剤の作用を説明することを目的としたシステム論といえるのではないでしょうか．一見すると，あいまいな内容のよ

うに感じるかもしれませんが，定まった論理の展開と解釈があり，それを逸脱することは十分な検証が要求されます．西洋医学の概念も考えてみれば同じです．動脈硬化が炎症であると最近よく議論されていますが，だからと言って，炎症を抑えるステロイド剤やNSAIDs，免疫抑制剤が動脈硬化を抑制・改善できるということにはなりませんよね．やはり，定まった論理の展開があります．また，医学が純粋な意味の生物学のような科学ではないのは，もちろん，自然科学より古い歴史を持っているというのもありますが，全ての人体現象を説明できているわけでも，単一物質の薬剤でも生理活性を完全に説明できていないにも関わらず，医学は人体への応用が求められている点だと思います．こんな不完全な状態にもかかわらず，生理現象と病態を解釈しなくてはなりません．厳密な証明によって成り立っている自然科学のあり方とは違っています．自然科学で最も行ってはいけないのは論理の飛躍ですから……．つまり，西洋医学もまたシステム論に変わりないのではないでしょうか？ 生物科学モデルによって証明されている・臨床疫学によって確立している内容は，より強固な因果関係・再現性があるシステムというわけです．しかし，これもいつ新しい説にとってかわられるかわからないのですから……．

　現在，西洋医学の進歩に伴い，漢方医学が気づいていた現象や漢方薬の薬理活性がわかってきているものもありますが，まだまだ極々一部にすぎません．なんと言っても無限大の化合物が含まれている漢方薬の完全な生理活性解明など，ほとんど困難です．西洋医学の発想とは異なる独自の視点で人体と疾病を観察して，それに基づいて作られた薬剤である漢方薬を十分に説明することができる自然科学的な解明は全くと言っていいほどできていません．少なくとも，それを今解明できている科学的な見地だけで説明できるとするのは，自然科学で最もやってはいけない"論理の飛躍"です．漢方薬を十分に応用するシステムとして，伝統的な漢方理論を学ぶこと非常に重要ですし，あるいは西洋医学とは異なる見地からの提言が西洋医学の発展にも資する可能性があります．慣れるまでは少し大変かもしれませんが，漢方独特の概念と理論を知って応用して頂ければ，皆さんも何千年にもわたって培われてきた英知を応用することができるようになります．

漢方の歴史

　漢方とは何かという話の最後に，漢方の歴史の話をしたいと思います．歴史の話というと理系の皆さんは毛嫌いされるかもしれません．また，なんでそんな面倒くさいことを学ばなくてはいけないのかと考えられるかも知れません．歴史を知ること

で，その学問がどのような構造的な特徴を持っているかがよくわかるようになるものです．また，多くの難解な問題はやはり複雑な歴史的な背景を持っているものです．西洋医学でもリウマチ性多発筋痛症・リウマチ熱・関節リウマチという大きく病態が異なる疾患の全てに"リウマチ"という言葉がつくのは，筋骨格の腫脹・疼痛・こわばりをきたす炎症性疾患群はギリシャ医学以来の概念である"リウマチ性疾患"でまとめられてきたからです．また，毎回の GOLD (The Global Initiative for Chronic Obstructive Lung Disease) で慢性気管支炎と肺気腫が同一疾患であるか，違う疾患であるかの議論がありますが，これも慢性気管支炎という概念がイギリスで確立したのに対して，肺気腫という概念がアメリカで確立してきたというように歴史的な経緯に基づくものであり，一方が症状診断に立脚したものであり，他方が病理診断に基づくもので全く異なる視点で確立したためです．Overlapするものがあるのは当然ですね！

　少し脱線が過ぎましたが，漢方の歴史の話に戻ります．漢方は皆さんご存じのように古代中国に淵源を発した医学です．中国の医学が日本に伝わり始めたのは，中国と日本がヒト・モノの交流が始まったところまでさかのぼることになりますので，正確なところは不明です．正倉院には中国から持ってこられた薬物が宝物として所蔵されています．国として正式に中国と交流し始めたころから，最も熱心に中国からの導入を目指したものに医学があったことがうかがわれます．こうして日本は他の学問や技術と同様に常に中国の医学を積極的に受け入れて，それを自分たちのものに変えて研究応用してきました．日本の漢方医学を理解するためにも，まずは，中国の漢方の歴史を紐解いて，その後で日本の漢方の歴史を見ていきたいと思います．

中国編

　中国の漢方の始まりは約 2000 年前の漢の時代までさかのぼります．この時代に漢方医学の理論および鍼灸療法を確立した『黄帝内経（こうていだいけい）』が成立しました．この書物は主に漢方医学理論を説いた『素問（そもん）』と，一部を引用し再編され，鍼灸理論を説いた『霊枢（れいすう）』として現在に伝わっています．ほぼ同じころに薬物学である本草学（ほんぞうがく）を確立した『神農本草経（しんのうほんぞうけい）』が成立しました．また，映画レッドクリフや三国志で有名な三国代の頃に原型が成立した本に，『傷寒論（しょうかんろん）』，『金匱要略（きんきようりゃく）』があります．『傷寒論』はほぼ 7 日で人がバタバタと死んでしまうような現代の新型インフルエンザのような重症の伝染性疾患（傷寒（しょうかん））に対する感染症マニュアルとして書かれた本です．一方，現在の『金匱要略』は感染症の合併病態と非感染性疾患（雑病（ざつびょう））に対する本で

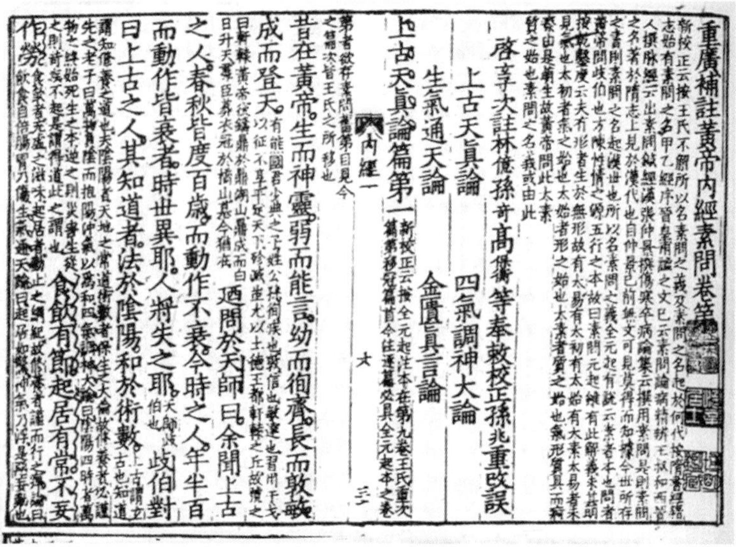
重廣補註黃帝內經素問卷第一

啓玄子次註林億孫奇高保衡等奉敕校正孫兆重改誤

上古天眞論　四氣調神大論

生氣通天論　金匱眞言論

上古天眞論篇第一

昔在黃帝生而神靈弱而能言幼而徇齊長而敦敏成而登天迺問於天師曰余聞上古之人春秋皆度百歲而動作不衰今時之人年半百而動作皆衰者時世異耶人將失之耶岐伯對曰上古之人其知道者法於陰陽和於術數食飲有節起居有常不妄作勞

図2-11　黄帝内経素問

傷寒卒病論集

論曰余每覽越人入虢之診望齊侯之色未嘗不慨然歎其才秀也怪當今居世之士曾不留神醫藥精究方術上以療君親之疾下以救貧賤之厄中以保身長全以養其生但競逐榮勢企踵權豪孜孜汲汲惟名利是務崇飾其末忽棄其本華其外而悴其內皮之不存毛將安附焉卒然遭邪風之氣嬰非常之疾患及禍至而方震慄降志屈節欽望巫祝告窮歸天束手受敗賫百年之壽命持至貴之重器委付凡醫恣其所措咄嗟嗚呼厥身已斃神明消滅變為異物幽潛重泉徒為啼泣痛夫舉世昏迷莫能覺悟不惜其命若是輕生彼何榮勢之云哉而進不能愛人知人退不能愛身知已遇災值禍身居厄地蒙蒙昧昧惷若遊魂哀乎趨世之士馳競浮華不固根本忘軀徇物危若冰谷至於是也余宗族素多向餘二百建安紀年以來猶未十稔其死亡者三分有二傷寒十居其七感往昔之淪喪傷橫夭之莫救乃勤求古訓博采衆方撰用素問九卷八十一難陰陽大論胎臚藥錄并平脉辨證為傷寒雜病論合十六卷雖未能

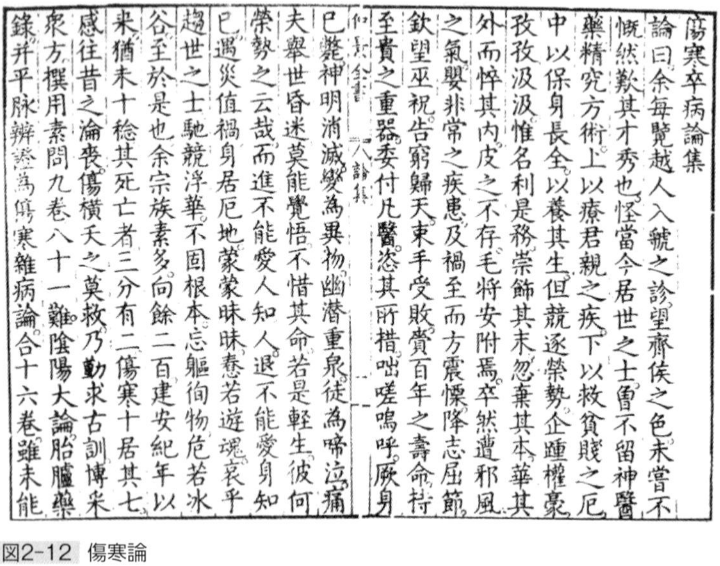

図2-12　傷寒論

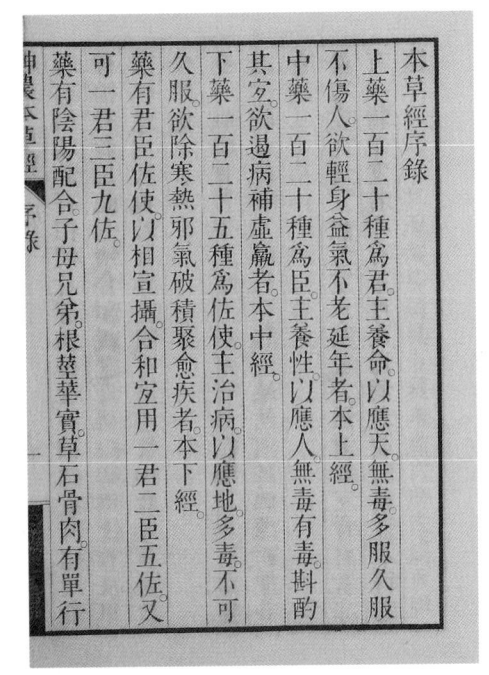

図2-13 神農本草経

す．この両方の本はともに『張仲景』と呼ばれる人物によって原型が作られたとされています．この張仲景の著作は処方学の規範としてとらえられるようになりました（傷寒と雑病の両方が記載された『傷寒雑病論』という書物があったとされており，現在の傷寒論はこの傷寒雑病論という本から傷寒に対する部分が分離されたといわれています）．みなさんも一度は耳にしたことがある葛根湯，麻黄湯はこの傷寒論を出典とする処方です．ただし，現在の医療用漢方製剤で使用される量の約13〜15倍程度の量を1回に使用していました．激烈な感染症に対抗するにはこれぐらいの用量が必要なんでしょうね．何と言っても，敗血症性ショックなどに用いる処方なんかが出てきますから……．こうして，理論と鍼灸を確立した『黄帝内経』，薬物学を確立した『神農本草経』，処方学の規範となった張仲景の著作と，この3つの書物は漢方の3大古典とされています．このように漢代は漢方医学が成立した時代です．卑弥呼が使者を送ったのは漢代末の三国代の魏ということを考えると，この頃にすでに現代にまで応用できる医学を作ってしまうとは，いやはや中国は恐ろしい国ですね．

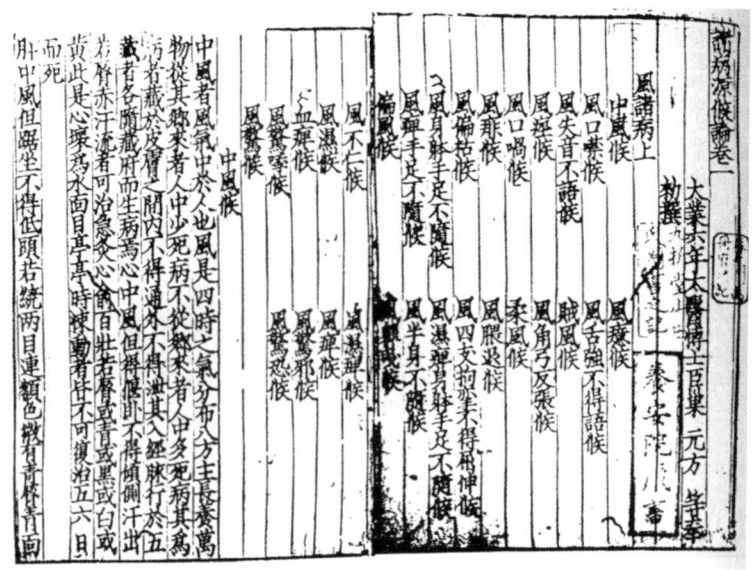

図2-14 諸病源候論

　中国ではその後，六朝とよばれる戦乱の時代が続きました．この時代にも数多くの医学書が書かれましたが，特に大きな影響を後世に残した本といえば，『小品方』があげられます．後の唐の時代では国で定めた医師の教科書に，傷寒論と並んで指定されていました．また，同時期には仏教とともにインドの医学が中国に大きく流入しています．この混乱の時代を統一したのは隋でした．わずか50年程度しか続かなかった王朝でしたが，『諸病源候論』という本が皇帝の勅命のもとで書かれました．この本は，病態症候論の専門書で，その後，北宋時代までの病理理解の基本となりました．唐の時代には，なんと100歳近く生きた中国三大名医にも数えられる孫思邈（もっとも短い説でも90代後半，最も長生きした説ではなんと120歳近く生きたという仙人です）が著名な医学全書である『千金方』を書いています．この『諸病源候論』と『千金方』は非常に重要視されて，唐の時代の医学書の基本とされ，中国およびその医学が流入した多くの国で宮廷につかえる医師の教科書として指定されていました．また，中国が広大な領土と国力を有していた時代ですのでヨーロッパや中東から様々な文化や薬物が流入してきました．次に五代十国とよばれる戦乱の時代の後に宋によってふたたび中国が統一されました．宋は中国全土を支配していた北宋と，北方の異民族の王朝である金によって南方に移転した南宋に

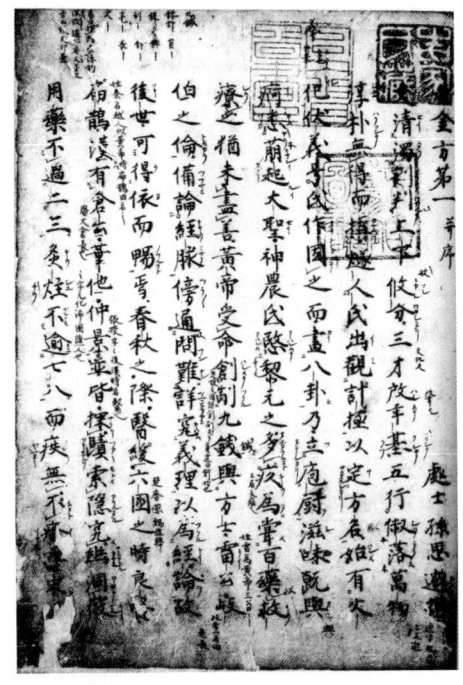

図2-15 千金方

分けられますが，医学の歴史では北宋が非常に重要な時代となりました．北宋では医学と医療政策に熱心な皇帝が多く，皇帝の勅命で医学古典の校正作業と，その本の国立出版所からの印刷出版作業がなされました．中国では出版技術が開発されたのは唐の末で，印刷出版が盛んになったのは北宋になってからでした．やはり，医学は最重要学術分野ということでいち早く，最先端技術であった印刷出版を国家事業として行われました．それまでは，『黄帝内経』が成立して北宋まですでに700年以上の時間が経過していて，しかもそれを手書きで書写することで，伝えられてきたのですから，当然，写し間違いや，途中の人のメモなどが文書の中に混じりこむなんてことはたくさん起こっていました．皆さんも学生時代に授業ノートや試験対策ノートを複数の友達から借りてくると，同じ内容だったはずの文書が，経由してきた経路で大きく内容が異なっていることは一度や二度は経験されたことがあるんじゃないでしょうか？　まさに北宋までの医学書はこの世界だったのです．これを皇帝から命じられた一流の学者兼官僚が最高の資料を集めてきて，本来の医学古典の形を復活させるためにいろんな手書きの写本を見比べて校正作業を行って，し

かも印刷出版で普及させたのです．それまでは長年，お師匠さんに弟子入りして仕えて，ようやく秘伝の医学古典を見せてもらって，書写することしかできなかったのが，皇帝の承認という最大の権威のお墨付きがついた決定版をしかも数多く一度に読むことができるようになったのですから，実に画期的です．現在，私たちが目にすることができる，北宋より前の本のほとんどは，この時の校正出版作業を経た本です．この事業がなかったら私たちは昔の本を見ることができなくなっていた可能性もあり，この意味でもとても重要な事業だったのです．しかし，一方でその当時手に入った資料と考え方で，古典の昔の姿を復元する作業がされていますから，かえって古典の本来の姿を改変させてしまった可能性もあります．また，皇帝のお墨付きの立派な本が手に入ったら，それまでの手書きの写本なんて途端に顧みなくなって捨ててしまうということも起こってしまいます．こうして，古典の本来の内容や来歴を研究する上で貴重な資料が多数なくなってしまった可能性も指摘されています．そのため，漢方の医学の歴史を研究している研究者からはこの北宋の校正出版事業は通称，宋の時代の改変という意味で"宋改"とよばれています．北宋時代，医学制度の歴史の上で，重要なものに"局方"の成立があります．これは，国が全国の医者に対して有用な処方を提出させて，吟味した上で，国の処方として管理，流通させるというものです．この時に作られた国定処方集が『和剤局方（わざいきょくほう）』です．現在，日本でも日本薬局方など世界中の主だった国々で自国の国定の薬剤目録が作られていますが，これらの"局方"の初めが，この和剤局方で，この"局方"という言い方も，和剤局方からとられたよび名です．また，この時代に大変流行して，後の医学に大きな影響を与えたものに"運気論（うんきろん）"と，それに付随した概念でもある"相火論（そうかろん）"があります．運気論は，四季の移ろいなどの恒常的な季節の変化と，猛暑，厳寒，大雨と言った毎年異なる気象の変化を，気の変化の法則から分析，予測して流行しやすい疾病まで予測しようという学問です．大寒，啓蟄などの二十四節季は運気論の恒常的な季節の変化を表す用語です．また，丙午（ひのえうま）などで有名な十干と十二支で表される干支を利用して，毎年変化する気象の変化を予測していきます．相火論は，恒常的な熱エネルギーと代謝や炎症で起こる熱を分析する学説です．

　その後，中国は北方異民族による国（金・元）に占領されるようになりました．この時に，活躍した4名の有名な医師がいます．これを称して"金元四大家（きんげんよんたいか）"といいます．歴史上に登場した順番に，劉完素（りゅうかんそ），張従正（ちょうじゅうせい），李東垣（りとうえん），朱丹渓（しゅたんけい）です．この4人に共通した考え方は，運気論と相火論をベースに多くの疾患の基本病理に熱が重要としたことです．特に前半の2人は漢方の急性感染症疾患の概念である"外感病（がいかんびょう）"による熱を中心に議論しています．ちなみに劉完素は今や，漢方のやせ薬・メタボ

対策薬で有名な防風通聖散を発明した人です．本来は，ペストにも類似する重篤な感染症に対する処方なのですが，日本の明治〜大正時代にごく少量使用することで，今の日本の使い方のもとになる方法が開発されます．残る2人，李東垣・朱丹渓は急性感染性疾患でなくても，多くの疾患で体の中のバランスの崩れで熱が生じて，これが多くの病理現象を引き起こすとした考え方を示しています．李東垣はみなさんも一度は耳にしたことがあるかもしれない有名な補中益気湯を発明した人物です．この4人の考え方を違う角度から分類すると，劉完素・張従正は疾患の原因になっている発病因子（つまり"邪"）を取り除くことを中心にして，また病理の中心である熱を冷ますことを強く行います．一方で，李東垣は発病因子の排除も適度に行いますが，身体の弱った機能を高めることを治療の中心に据えた考え方で，体内に生じて問題を起こす熱も直接的に熱をとるより，熱の統制を行う機能を回復させることで，間接的に制御する方法をとります．最後の朱丹渓は積極的に熱を取りながらも，ラジエターの水のように熱を抑制する物質を体に充填する方法論を行っています．みなさんもおわかりのように，疾病を治療する時に発病因子の排除を中心とするか，生体の機能の保持・増強を中心とするかは永遠のテーマです．がんの治療でも，抗がん剤や手術，放射線療法などのがんを直接排除する治療と，最近，流行のがん免疫療法のように生体の闘病因子を増強する治療を行う考え方がありますよね．このようにかなり異なった医学が出現し激しい論争が展開されて，医学界が混乱しましたが，やがて金元四大家の最後で，それぞれの考え方をある程度踏まえた内容（攻撃・補充に偏らない）朱丹渓の考え方をベースに他の考え方を折衷する形で明代中期に医学の統合が図られます．これが，現在の中国の中医学，日本の漢方医学，韓国の韓医学などの現存する東アジア伝統医学の基本の考え方となりました．

　また，同時期に薬物学にも大きな変革が起きました．中国における薬物学（通称，本草学）は前述の漢代の『神農本草経』によって確立されました．しかし，これが唐の時代には薬物学的な意味を超えて，およそ薬物的な価値の低いものまで本草の枠組みで分類著述する形になり，西洋の博物学に類似する内容になっていました．ギリシャ以来，西洋の学問で最重要視されたものが，この世のすべてを形の類似性で分類する博物学であったのに対して，中国では本草学がそれに対応するものとなっていました．本草学では，鉱物・植物などの基本の分類はありますが，その先は食べた時の味と身体における効能に代表されるような"働き"，"用途"が中心に著述されています．まさに「翼があって食べないのは飛行機だけ，4本脚で食べないのは椅子だけ」というのを地で行くような，まずは口にいれてなんぼというあり

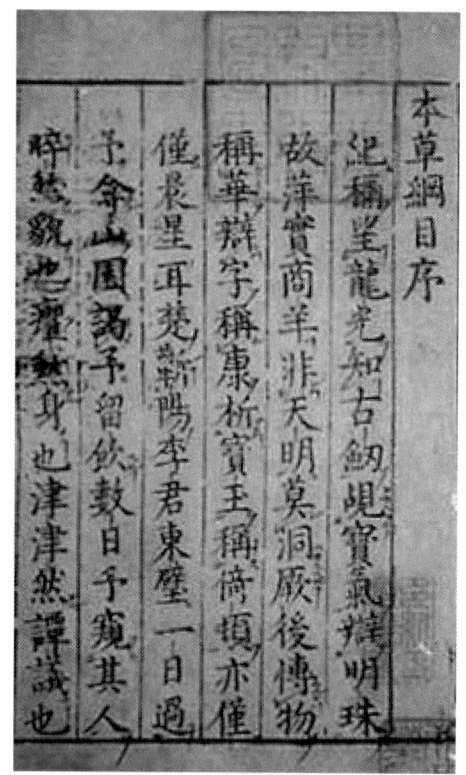

図2-16 本草綱目

方です．西洋人が視覚的情報による形を重視し，形態が機能を支配すると考えていたのに対して，中国人は食べてみたことによる反応と機能を重視する考え方で世界を見ていた現れです．この違いは漢方医学と西洋医学の違いのある部分を端的に表しています．話が少々脱線しましたが，こうして博物学的な内容に変質していた本草学でしたが，明代中期に『本草綱目』が書かれ，大きく変化します．この本は基本的な本草の分類法を踏襲しながら，明代中期の医学理論によって薬物の効能効果およびその薬理を説明する内容となっており，臨床と乖離していた本草学を再び薬物学に戻した本といえます．この本が現存する漢方諸流派の薬物学の基本となりました．

　もうしばらく，中国の漢方の歴史をみてみたいと思います．北宋時代に校正医書出版事業で後漢の末にできたとされている『傷寒論』が出版され，それ以降，非常

に高く評価され，熱心に研究がなされました．都合3回の傷寒論の研究ブームが起こりました．これらのブームは，傷寒論のテキストの再版がなされたことに端を発しますが，同時にこの時期に重症感染症の大流行が起こり，伝説的な治療成績を誇った『傷寒論』を発掘・再評価が求められたことによります．中国の歴史をみるとある都市で，一日に数百人～千人の遺体が城門から運び出されるような疫病が何度も発生していたようですから，強烈ですね．『傷寒論』の研究ブームの第2回目には現在の『傷寒論』の解釈の基礎を作った『注解傷寒論』（南宋1144年）ができました．また，第3回目に『傷寒論』の方法論では，うまく分析・治療が困難な重症感染症があることを指摘して，それまでの疫病は基本的に"傷寒"という疾患とされていたものを，"温病"という病因の異なる疾患があり，多くの疫病は温病だと唱えた人々が出現しました．これらの人々を"温病学派"と言います．代表人物は，明末～清初期に活躍し『温疫論』を書いた呉有性，その後清代中期に活躍し，現在の中医学で重要視される葉天士，『温病条弁』を書いた呉鞠通が有名です．以降，この温病学派と，従来の傷寒論の方法で全ての疫病に対処できるとした"傷寒学派"が延々と論争を行うこととなります．傷寒学派にしてみれば，温病学派は傷寒論の本質がわかっていないから変な説を唱えているというように言います．一方，温病学派は自分たちこそ傷寒論の研究を行ってきたからこそ，それで対処できない疫病が存在していて，傷寒論の方法論を応用変化させることで温病学を作ったと主張しています．相容れない，不毛な論争にみえますね……．しかし，この論争は現代にも続いていて，インフルエンザなどの流行性感染症が起こると，それが温病なのか傷寒なのかという議論が毎回起こります．たとえば，2002～2003年に猛威を振るったSARS（Severe Acute Respiratory Syndrome）でも問題になりました．中国政府は当初，高等な西洋医学がないから漢方に頼っているのではないかと諸外国にみられたくないために，漢方薬での治療は推奨していませんでした．この時期に傷寒学派が治療を試みていますが，治療成績が芳しくありませんでした．しかし，中国南部の広東省の温病学派のグループが治療を行うと非常に高い治療効果を示しました．中国政府も西洋医学ではかばかしい効果が得られなかったために，ついに，公式の推奨治療法としてこの時に使用された温病の処方を認定しました．また，WHOもその治療効果の高さに注目して，広東省に調査団を派遣しレポートを出しています．こうなれば温病学派の勝利のようにみえますが，一部の地域では傷寒学派の治療が高い治療成績があったとの報告もあって，なかなか単純ではありません．

清の末から孫文による辛亥革命で中華民国が成立したころは，中国にも西洋医学が流入されました．こうしたなかで，西洋医学を流入させた考え方の一派も誕生し

ました．たとえばアスピリンを一つの生薬として，加えた処方なども開発されています．また，伝統医学を学校教育するために，西洋医学の医学校の教育ステムにならって伝統医学のカリキュラムを作って教える試みもなされています．第二次世界大戦後に共産党による中華人民共和国が成立し，正式に国家の主導で伝統医学の医師免許システムと大学教育が行われるようになりました．その当時，存在した代表的な流派の人々が，南京に集められ最大公約数的に教科書の編纂がなされました．こうしてできた医学を中国の医学ということで"中医学"とよびます．中国では中医の医師（中医師）になるためには，西洋医学の医師（西医師）とは異なる専門の大学で6年制のカリキュラムと国家試験をパスしなくてはならず，医師免許も当然，異なっています．中医学は中国の様々な流派を短期間のうちにエイ！ヤッ！という感じでまとめて作られたため，様々な内部矛盾を持ってはいますが，伝統中国医学を概観するのには便利な内容となっています．

日本編

　今まで中国の歴史をみてきましたが，これから日本の歴史をみていきたいと思います．日本の漢方の歴史の始まりはすなわち，大陸と日本の交流の歴史の始まりまで遡ることになりますので，はっきりこの時からということはできません．当初から日本が大陸と交流する最も重要な目的の一つが，医学知識・技術と薬剤の輸入であり，非常に貴重なものだったことが様々な資料からうかがえます．たとえば正倉

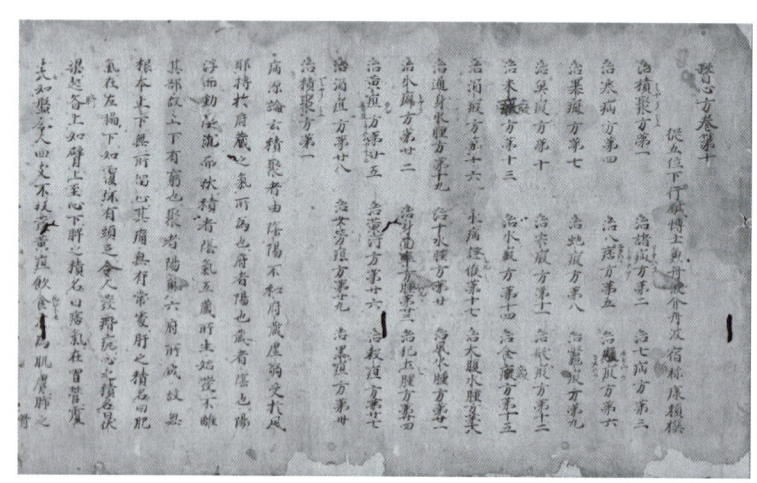

図2-17　医心方

院の中に大量の輸入薬物が宝物として収められています．また，中国ではすでに失われてしまった，1000年以上前の書物が日本では現存しているものも多数あり，命がけで持ち帰った貴重な資料を大切に保存しようとした我々の祖先の思いを感じることができます．

　現存する最古の日本の医学書は平安後期の『医心方』(984年)です．ちょうど中国では北宋初期にあたっています．中国編の中で述べた，『諸病源候論』で病態を論じた後で，主に『千金方』を中心に治療を展開していますが，その他にも，100以上の六朝〜唐代の文献を引用する形で著述されています．すでに失われた医学書の内容をみることができる意味で非常に貴重な文献ですが，同時に日本人の中国医学の受容の仕方を知ることができるという意味でも興味深いものです．内容をみると，引用元の理論的な部分はあまり引用しないか省略し，具体的・直接的な内容の記載が中心となっています．ちなみに医心方を編纂した丹波康頼は，この功績が認められて，子孫が代々，朝廷における医師の最高位である典薬頭になる家系になりました．ちなみにこの丹波氏は伝説によれば，後漢末期の皇帝で暗愚で有名だった霊帝(156-189年)が遠祖とされており，その直系の子孫にはGメン75(古いか…汗)，大霊界でしられた映画俳優の丹波哲郎氏などがいます．多彩な一族ですね．

　鎌倉時代には『万安方』(1315年)，『福田方』(1363年)などが書かれています．この当時は医学は多くは僧が担っており，これらの医学書も僧が著述しています．江戸時代中期までは医師の正式な装いは，僧のように頭を剃って，僧衣を着て，正式な官位も"法眼"という僧の位でした．

　なんといっても日本の漢方医学の一大転機は，室町末〜安土桃山時代に活躍した曲直瀬道三の出現です．くれぐれも「きょくちょくせ　みちぞう」なんて読んではいけませんよ,,,．そんな人はいないか．曲直瀬道三は非常な名医として知られ，織田信長や豊臣秀吉などの名だたる戦国武将も治療し素晴らしい成績を残しています．また，当時すでに非常に有名で，知識人としても超一流．イエズス会の宣教師ルイス・フロイスの『日本史』の中でも，上流階級の連歌の会や茶の湯の席で常に上座に座り，様々な意見を有力者から聞かれていたと書かれています．この曲直瀬道三は，中国の同時代の明代中期の医学をダイジェストする形で自身の医学体系を形成しました．その方法論を自ら"察証弁治"と名付けていました．察証弁治は明代中期の医学理論を用いて，症状・症候を解釈し病態を究明して，それに対して治療方針を立て，さらにそれに合わせて生薬を組み合わせて処方を構成するという方法論です．この内容は現代中国の中医学とほとんど同じ内容となっています．実際に弟子たちに教えていた内容では，当時の疾病分類の病態説明をした後で，具合的

第2章　漢方とは何か？

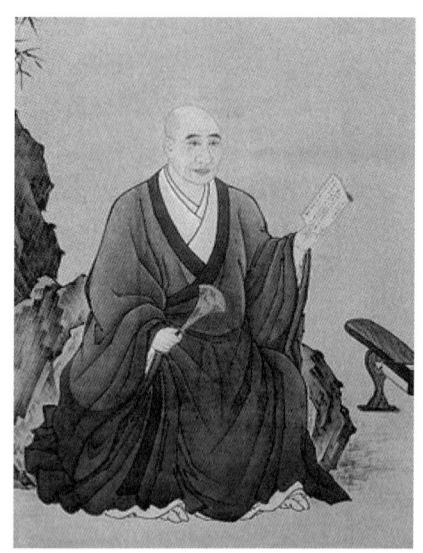

図2-18 曲直瀬道三

な症状や症候の記載があって，それに対応する病態と治療するための生薬を直接結びつける形の教え方をしていたことが記録に残されています．たとえば，中風（現在の脳卒中に相当）の病態総論と基本の治療法を説明した後で，高齢であるか，痩せているか，皮膚の乾燥の程度，脈の強さや呼吸の状態などの注意すべき症候ごとに，起こっている病態のパターンが記載されていて，その横に使用すべき生薬が書かれていて，全て集めると処方ができ上がるというものです．なんとマニュアル化されていることか！　まるで，ハリソンと，ワシントンマニュアルの内容がすごく丁寧に症状ごとに一対一で書いてあるという，現代のマニュアル本でも欲しくなるような編集方針です．この曲直瀬道三が開いた曲直瀬流がその後，江戸時代中期までのおよそ200年間，日本の漢方界を席巻していました．後に，この曲直瀬流は"後世派"としばしばよばれます．ところで，この曲直瀬流は初代の道三のときからマニュアル化が始まったと述べましたが，世代を経るごとにその方向性が顕著になってきました．徐々に病態理解は省略されるようになって，特徴的な症状・症候のポイントで薬を選ぶやり方になってきました．こうしたポイントのことを"口訣"と言います．私たちも自分の専門以外の分野では思わず，病態生理などの勉強をせずに how to のマニュアルだけを見てしまいますよね．こうした中で江戸時代に大ベストセラーになった中国からの輸入図書に『万病回春』があります．明代後期の

医学書で中国で出版されて間もなく日本に輸入されましたが，疾病分類の上で，簡単な症状・症候のポイントでいくつもの複雑な構成の応用処方が選択できるような内容になっています．まるで，それまでが，基本処方の構成をマニュアルで選択していたのが，一気に約束処方で高度な内容ができるようになるのですから，みな注目しますよね．たとえるならば，心筋梗塞患者に，それまでは，一つ一つの症候・症状からアスピリン・モルヒネ・亜硝酸剤・酸素投与と処方の選択をしなくてはいけなかったのに，注意すべきポイントさえ押さえれば，いきなり心筋梗塞セットとしてこれらをミックスして処方できるようになったようなものです．ついでに心不全合併例では強心剤や利尿剤・降圧剤までセットで組み合わせられた約束処方なんて形です．江戸時代に非常によく読まれ使われたために，現在の保険適応となっているエキス剤の中にも滋陰降火湯，疎経活血湯など万病回春を出典とする処方が数多くあります．また，医学の経典に関してもわかりやすい口語の日本語で説明する"諺解"での解説本が流行しました．この本も諺解本といえるかもしれませんが…(^_^;)．私たちも原書の英語の教科書や文献より翻訳本や解説本をついつい読んでしまいますよね．それと同じ現象が起こってしまって，新しい情報と1次資料へのアクセス低下に基づくレベルの低下を招いてしまいました．もちろん，この当時でも中国の医学を直接理解した人々や，医学の原理を探るために，自分たちの学んでいる明代中〜後期の医学の源流となった，金元代の医学を研究するなど学問的に中国より優れた研究を行った人々や，臨床的に卓越した技術を磨いて，目を見張る成果を上げる名医は一部にはいました．このころの代表的な名医として有名な人物に北山友松子がいます．彼は中国で明が異民族である清によって滅ぼされた時に，長崎に逃げてきた中国人医師を父に，長崎円山の遊女を母に誕生しています．日本語と中国語のバイリンガルで，医学も中国から逃げてきた，あの万病回春の著者である龔廷賢の弟子と，日本の医師の両方から学んでいます．高度な学問的知識と卓越した臨床力があり，庶民から大名，徳川御三家に至るまで彼の治療を受けるために並んで待っていたといわれています．皆さんは大阪の道修町を知っていますか？武田薬品や塩野義製薬などの日本の製薬メーカーの本社のほとんどがここに集中しています．実はこの場所は北山友松子の住んでいた場所の近所で，彼の評判を聞きつけて，沢山患者がいるから生薬を多く使うだろうということで，生薬の卸問屋が彼の家の周囲に集まって店を開いたことに始まります．日本の製薬企業の多くが，これらの生薬卸問屋の子孫なので，そのままここに本社があります．ちなみに，道修町のすぐ近所に北山不動という名の不動明王が祭られていて，病気平癒に霊験あらたかとされていますが，実はこの北山不動こそ，何を隠そう北山友松子のお墓の

墓標そのものです．死んでからも病気の治療にあたっているとは頭が下がります．
このような名医もいましたが，全体的には安直な医学の広がりは，硬直化したマニュアル化した医学を生んでしまい，応用が利かなく，安易で大きな副作用も起こさない代わりに効果もイマイチな治療ばかりを行うようになってしまいました．

　こうして時代が進んで江戸時代中期に大問題が起きました．町人文化が成熟して，一般人も経済力を持つようになって，それまで一部の特権階級しか受けることができなかった，正規の医療である漢方を町人も受けることができるようになりました．患者層が広がると治療対象となる疾患も大きく変化していきます．一部の特権階級の治療を行っていれば，栄養状態もよく，衛生状態もよいのですから，問題になる疾患もストレス性の疾患や，心血管病などが主になりますが，一般大衆となると感染症や大きな怪我などが対処する相手になりますし，また，かなりひどくなくては，高価であった薬物治療を受けませんから，当然重症患者を相手にする機会が増えます．さらに，この時期に天然痘と梅毒が大流行をみせて，それまでの方法論ではなかなか太刀打ちできなくなりました．現在の梅毒は，症状があまりひどく出る例は少ないですが，このころの記録では非常に強い症状が出ていたことがうかがわれます．梅毒第1期でもひどい潰瘍ができて，女性では膀胱膣瘻ができたり，第2期で関節痛のために動けなくなったり，第3期で顔や四肢の変形など，第4期の神経梅毒や血管梅毒に至らなくてもかなり強烈な症状が出ていたようです．しかも流行の仕方が，半端じゃなかった．解体新書で知られる杉田玄白（1733-1813年）は，一時期江戸で開業して町医者をしていましたが，な，なんと！　年間1000人診療するうちの700～800人は梅毒だったと書き残しています．ほかの当時の医者の記録でも同じようなことが書かれていますから，どれだけ梅毒の患者さんが多かったことか！！　実は，このような事態は日本だけではなく，世界中でみられていて，ヨーロッパや中国でも大問題になって，梅毒専門の医学書が数多く書かれています．御存知のように梅毒は現在，ペニシリンなどの抗生物質を使用すれば，治療が可能ですが，その当時には抗生物質はありません．では，どうしたかというと，日本を含めて世界中で水銀製剤で治療をしていました．当然，水銀ですから，猛毒です．梅毒で苦しむか，水銀中毒で苦しむかという命がけの治療がなされていました．こんな状況を応用が利かなくなった医学で治療するのは土台無理な話ですよね．そんなこんなで，応用が利かなくなってしまった曲直瀬流の医学理論は役に立たないとしてより実践的な医学を望む人々が現れました．この考え方には，より現実的で具体的なものを好む日本の漢方医学の伝統的な方向性が強く表れています．
　当時，流行ったスローガンに"親試実験（しんしじっけん）"があります．これは，一つ一つを実際に

試してみて本当に効果があるものを受け入れるという内容です．極めて実証主義的な方向性でした．でも，現在の科学論的に言えば，何を真実の基準とするか，どのような概念を用いるか，どんなスタディデザインを組むか，によって結果も解釈も大きく変わりますから，単純に現実をそのままに評価することはそう簡単ではないのですが…．こうした考え方を先導した背景があります．それは，儒学です．古今東西，医学が行き詰ると周辺学問の影響を強く受けます．現代の西洋医学が画像技術の発達やバイオ技術などの周辺科学の進歩で技術革新や世界観が一変して，ブレイクスルーが起こるようなものです．江戸時代の中心的な学問は儒学でした．この当時の医者は当然の常識として儒学を学んでいるだけではなく，儒学の研究者だった人も数多くいます．ちょうどこの頃，すなわち，江戸時代中期〜後期には幕府公認の儒学である朱子学を否定する儒学の一派が現れました．朱子学は中国，宋の時代の朱子が体系化した儒学を引き継いでいますが，抽象的な形而上学的な内容も多く含んでいます．本来の儒学はもっと具体的なものだとして，孔子や孟子といった儒学の元となる考え方に復古しようとしました（復古儒学）．また，ちょうど中国では3回目の『傷寒論』の研究ブームが起きていて，その研究図書が日本でも読まれるようになって，『傷寒論』の研究が盛んに行われるようになりました．『傷寒論』は明代中期の曲直瀬流の医学より約1300年も古い漢の時代の医学ですから当然，曲直瀬流の考え方だけでは十分に説明できるわけではありません．こうして，朱子学と同じ時代の理論を用いる曲直瀬流を否定して，より古くて，理論的なことがほとんど書かれていないために，本来の中国医学の源流の性質を保っていると思われる（ここら辺が復古儒学と同じニュアンスです）かつ，強力な治療を多く含む『傷寒論』を重んじて，『傷寒論』の中に存在する法則で医学を再構築しようとした人々が現れました．この人々を"古方派"とよびます．前に曲直瀬流は別名，"後世派"と呼ばれるという話をしましたが，これは，古方派が，自分たちは漢の時代の医学をしていて古い，"本来の姿を復元した医学"をしているのに対して，曲直瀬流は明の時代の医学をしているという意味で後世の医学という意味で名づけられました．しかし，ここで問題が起きました．『傷寒論』は具体的な症状・症候に対して処方を実にこと細かく指示をしているのですが，理論的なことに関してはほとんど何も書かれていません．当然，古方派の中で『傷寒論』を支える理論を復活させるための研究を行った人がいます．その代表が，山脇東洋です．『傷寒論』と近い時代に書かれた『黄帝内経』などの中にはかなり詳細な解剖の記録が存在しています．しかし，その後の時代はあまり解剖がなされておらず，臓器の概念を具現化させたシェーマ的な解剖図が医学書に乗せられている程度でした．このため『傷寒論』の理論背景

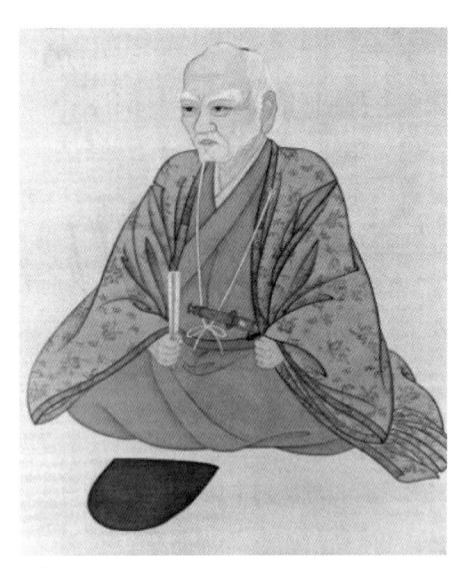

図2-19 吉益東洞
宗田　一著『図説・日本医療文化史』-p158-より

にもこうした実際の解剖があり，その知識が失われたために『傷寒論』の理論もわからなくなっていると考え，彼は当時タブーとされていた人間の解剖を行い，日本初の解剖書である『蔵志（ぞうし）』を刊行しました．蔵志の内容がオランダ経由の医学書の内容と一致する部分が多いことで，古方派の一部から蘭学を学ぶ人々が現れるようになりました．

　一方で，『傷寒論』を支える理論の復活ではなく，その中の治療法の法則性を抽出することに集中した人々がいます．その代表であり，日本の漢方医学の最大の革命児が**吉益東洞**（よしますとうどう）です．かれは，伝統的な医学理論の全てを否定しました．また，『傷寒論』の中に説かれている疾患のステージングなどの理論的なものの断片ですら，『傷寒論』の原文を書いた人のものではなく，後の人の解説が混じりこんで本来の内容を歪めていると主張して，排除しています．その代り彼が主張したのは"**方証相対**（ほうしょうそうたい）説"と"**万病一毒説**（まんびょういちどく）"です．方証相対は症状と症候の組み合わせから処方が選択できるという考え方です．万病一毒説は，全ての疾患は現れ方は違っても，ただ一つ不可分の"毒"という発病因子によって引き起こされるという考えかたです．結局，どちらも疾患の原因や病態を追求しないという意味では同じことといえます．これは曲直瀬流の医学が伝統理論によって分析された発病因子を治療対象として最も重視していたのに対して，症状と症候の組み合わせによってそれに対応する処方が選

択できるとし，病因や病態の追及などは人間の憶測が入り込むため，一切議論しないという立場です．また，医学の中に原理が存在する可能性は否定していませんが，そんなものは人間の推測部分を排除できないために，追求せず，医学は純粋に具体的な症状・症候と治療法の関係性のみを追求すべきと主張しています．病因などの病態概念を持たなければ，疾患の進行の推移の把握や，予防ということはできなくなってしまいますが，東洞はこれらも人間の思考の産物として行うことを否定しています．つまり，ただ現症を治療することに集中するということを求めています．薬に関しても，発病因子である"毒"を排除するために強烈な作用をもつ"毒薬"を使用するとして，生体の機能を高めたり補ったりする効果（伝統的にはこれらの作用を"補"といいます）は薬には存在しないとしています．激烈な治療を行うので，当然，副作用も発生しますが，東洞は副作用のないような生ぬるい治療では効果が出ないといい（「瞑眩せずんばすなわち効かず」），予後も医師の感知するところではない（「天命は医の知るところにはあらず」）として症状・症候-治療法関係から導き出される方法を行えばよいとしています．彼は，言うだけではなく実際の診療で，水銀剤を多用し，強烈な下痢を起こさせる薬や吐かせる薬をほとんどの場合に使用しています．実際に自分の子供が幼児期に天然痘になった時にも，強烈な下痢を起こす治療を行い結果，亡くなってしまいました．その次の子供がおなじように天然痘になった際にも，同じ治療を行おうとしました．周囲から「自分の子供をまた殺す気か?!」と，止められても，その治療を遂行して，今度は治癒させています．まあ，なんと無茶苦茶!!　過激な説でしょう!!!（*_*）しかし，当時この考え方が受けて大はやりしました．理由としては，強力な治療をしなくては治療ができない疾患が流行していたこと，副作用や予後を気にしなくても済むような理論が与えられたこと，曲直瀬流がすでに"口訣化"で理論部分をあまり重視されなくなったとはいえ，ベースとして高度な伝統理論の理解が求められていたことからの解放などがあげられます．でも，みなさんがお気づきのようにすべての概念を捨て去ってしまったら，どのように症状・症候の組み合わせを分類したりするかもわかりません．現代の認知心理学の研究結果でも人間は，概念化できていることしか，認識できないことがわかっています．吉益流も同じ問題を抱えて，東洞の次の世代には，彼が否定したはずの分類概念の復活がはかられます．ここで重要なのは，本来病態の説明概念として使用されていた概念が，説明的意味はほんの少しとなり，症状・症候の分類概念として復活させられたということです．

　とにもかくにも，吉益東洞の出現によって日本の医学界は大混乱に至りました．それまでよって立っていたバックボーンとしての理論や概念が完全否定され，いま

までになかった治療体系が構築されたわけですから，当然ですよね．東洞の考え方を踏襲した人，反発した人，他の方法と折衷した人と様々な医学が出現しました．
　東洞の考え方とは別の方向性に進んだ人々の代表は"考証学派"とよばれる人々です．もう一度医学の根本理論の検証・復活を目的に，宋の時代以前の医学書を丹念に考証して，本来の姿を復活させ，その解釈を文献学的に行って本当はどのようなことが述べられていたかを解釈しなおす作業が行われました．漢方医学の根本テキストである，『黄帝内経』や『傷寒論』は江戸時代後期からみても約1600年以上前の文献ですから，文字や言葉の意味を正確に解釈するのは非常に難しい作業になります．たとえば，現代語で「時に○○する」といえば，2～3割の頻度という意味ですが，1000年以上前の漢文では7割程度を意味する言葉になってしまいます．このような言葉の用例を文献が書かれた前後の時代の膨大な資料を用いて正確な解釈を行おうとする試みでした．この方面では彼らの行った研究は量・質ともに今に至るまで世界最高の業績となっています．この学派の代表人物は多紀元簡，多紀元堅親子，森立之などがいます．多紀氏は何と，平安時代の医心方を編纂した丹波康頼の子孫です．暗愚な皇帝の一族が，なぜか日本では超一流の学者を数多く輩出しています．森立之は明治〜大正の文豪・軍医で有名な森鴎外の一族です．やはり言語的能力は遺伝するのでしょうか…!?　曲直瀬流を徹底的に追及した人々も当然おり，その代表は津田玄仙です．臨床医としての腕も有名でしたが，教育として理論部分まで口訣化を行ったシステムを提示しています．
　東洞の考え方を比較的忠実に引きついた代表的な人物には江戸末に活躍した尾台榕堂がいます．彼は非常な名医で知られた人物ですが，その治療内容は東洞ほど強烈なものではなく，その臨床が後の世の古方派に最も手本とされた人物です．
　東洞の方法論を一部受け入れながら，他の方法と折衷した人々がいます．曲直瀬流などの東洞流以外のやり方も有効な方法論があったのは当然ですね．いわゆる良いとこ取りです．曲直瀬流を主軸に東洞の方法を折衷した代表的人物には和田東郭がいます．また，江戸末〜明治期に様々な方法論を折衷して巧みに用いた代表的人物に浅田宗伯がいます．浅田宗伯は非常な名医として知られていて，幕末にフランス公使ロッシュの病気の際に，フランス人のおつきの医者が治せなかったものを浅田宗伯が幕府の命令で治療にあたって治癒させて，後にフランスの皇帝ナポレオン三世から感謝の勲章をもらっています．明治時代になっても，明治天皇は若いころ病弱でしたが，主治医は浅田宗伯が務めていました．ちなみにのど飴で有名な浅田飴は宗伯の処方から作られたものです．また，主に古方派の方法とオランダ医学である蘭方の特に外科を組み合わせた医療を行った人々がいます．代表人物は華岡青

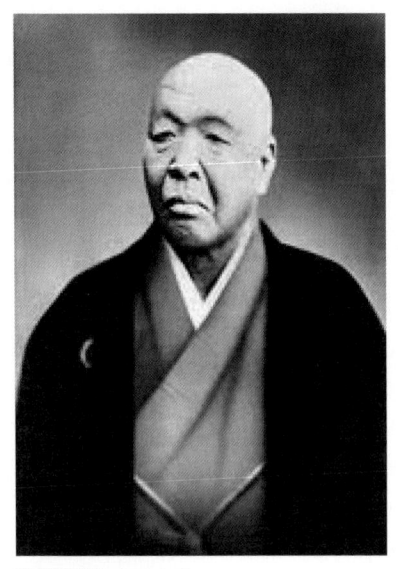

図2-20 浅田宗伯

洲とその弟子の**本間棗軒**です．華岡青洲は中国の書物などを参考に，確認が取れる世界初の全身麻酔を完成し，乳がん手術などを行っています．本間棗軒は，脚壊疽の患者に対して全身麻酔下で大腿離断術を成功させています．輸液も輸血も，抗生剤などもない時代に，漢方薬を支持療法として使用して彼らは，数々の手術成績を収めています．

　薬物に関しても江戸時代中期に大きな変化が起きます．この時代幕府の鎖国政策が拡大されて，中国との貿易も制限されるようになっていきます．中国と日本の交易で最も重要なものの一つは漢方薬の原料となる生薬の日本への輸入でした．この際に諸外国では金が銀の2倍で取引されていたにも関わらず，日本は金と銀が同価値であったために，生薬の取引の際支払いを中国が金で行うように求めて，どんどん日本の金が流出する事態となってしまいました．つまり貿易収支の赤字拡大です．この為替問題で中国との貿易規制が強化されましたが，結果として問題になったのは，生薬供給の不足という事態です．この時に，全国の諸藩に呼びかけて，それぞれの地域に自生する薬用植物を今の上野公園に集めて大規模な見本市が開かれました．これを企画したのが，エレキテルで有名な平賀源内です．当時，諸藩は参勤交代などの支出，貨幣経済の発達に伴う相対的な米の価値低下，度重なる天災での飢饉によって，年貢米に頼っていた藩の財政はどこも逼迫していました．少しで

第2章　漢方とは何か？

も藩内の産業振興を行い，現金による税収を増やしたいとの思いが強く，この話に藩を挙げて参加しています．こうして集められた日本中の生薬をそれまで中国から輸入していた生薬と比較して，代替品として使用できるものが選ばれていきました．結果として，現在日本で使用される生薬のうち，同じ名前で呼ばれるのにも関わらず，中国の生薬とは由来となっている植物が異なるものが数多く存在する事態となっています．例えば，独活・羌活は本来違う植物ですが，日本ではどちらもヤマウドを使い，使用する部位を変えて使い分けています．その他にも防風，当帰などなど．生薬の問題をお話しましたが，実は医学書の流入も極端に減ってしまっています．中国との交易の低下や，吉益東洞の出現以降の混乱・蘭学のブームと，中国の最新医学への関心どころではなかったということなのでしょう．このために，清代中後期の医学書の日本への流入はきわめて限られています．温病学も比較的早期に成立した『温疫論』はある程度研究されましたが，現代中医学の温病学で主流の葉天士や呉鞠通の学説などは入ってきませんでした．

　こうして，日本の独自性の高い医学の形成が江戸時代中期〜後期になされましたが，残念ながら幕末〜明治維新が起こりました．明治政府は全ての技術を西洋化することを求めました．医学もその例外ではありません．『医制』を発布して西洋医学の教育を受けていなくては医者として認めないこととなりました（政治闘争の結果，漢方医が1代に限り認められるとの例外事項が後に加えられます）．もちろん，江戸末から明治にかけて流行したコレラの衛生管理などでは，西洋医学が大きな力を発揮していますが，通常の内科治療では西洋薬に比較して漢方薬の効果の高さが知られていました．病弱だった即位前の大正天皇の緊急事態を浅田宗伯が漢方薬で治癒させたなど，有力者の多くは漢方薬の効果を十分に認識していました．全国の漢方医が漢方を正式の医学として認めるように，学校教育を行うようにするための政治運動を行い，第8回帝国議会で医師免許規則の改正案を提出しましたが，27票差で否決されてしまい，この政治闘争は終焉を迎えてしまいました．いったん断絶した，漢方の歴史は，明治末から大正期に西洋医学を学んだ医師の中から漢方復興運動が始まります．後の時代に大きな影響を与えた代表人物を紹介します．湯本求真は当初通常の西洋医学での診療を行っていましたが，ある時の流行性疾患で西洋医学でやれる最善を尽くしたにも関わらず，多くの患者と自分の家族を亡くして，漢方診療に目覚めた人物です．その著書である『皇漢医学』は非常によく読まれた本で，中国でも出版されました．当時の中国は日本の明治維新にならった辛亥革命の直後で，日本同様，漢方医学の弾圧が展開されていましたので，先に西洋化した日本で漢方医学の復活の狼煙が上がったのには刺激されたようです．湯本求真が

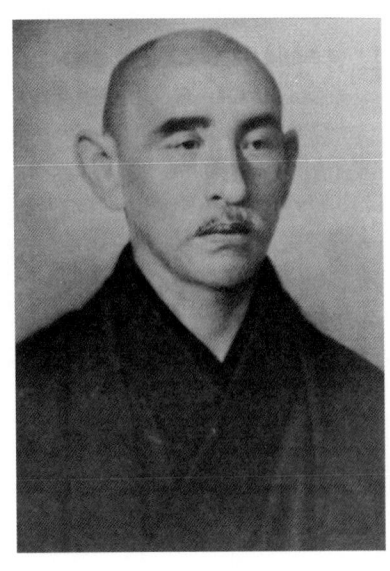

図2-21 湯本求真
湯本求真肖像画.『湯本求真先生顕彰記念文集』(1983年) より.

行った医学は古方派の内容でした．次に，四国の代々古方派の漢方医の家系に生まれて，西洋医学の教育で医師免許を取得した後で，古方派の医学を実践した医師に奥田謙蔵がいます．彼は千葉大学医学部の医師や学生に漢方を教えることとなります．森道伯は正式な西洋医学の教育は受けていませんが，独自の体質分類に基づいて後世派の処方を使用する"一貫堂医学"を展開した人物です．また，浅田宗伯の教えを受けた木村博昭，新妻荘五郎などがいました．

　この人々の弟子たちが現在の日本漢方を形づくっていきます．湯本求真の弟子には昭和の漢方の立役者であった大塚敬節（通称　大塚敬節），奥田謙蔵の弟子の系譜は千葉古方とよばれ，藤平健，小倉重成などがいて，今の千葉大学や富山大学系の漢方診療を行う人々につながっています．森道伯の弟子には矢数道明，新妻荘五郎の息子に良輔がおり，その弟子には細野史郎などがいます．特に1941年に古方派である大塚敬節，浅田宗伯の弟子の系譜である木村長久，後世派である矢数道明，薬学者で大塚敬節と同じ湯本求真の弟子である清水藤太郎が共著で，『漢方診療の実際』という金字塔的な本を出版します．この本の序文にあるように，全く予備知識ない医師がそのまま漢方薬を応用できるようにすることを目的として書かれています．ここまで読んで下さった皆さんならお気づきと思いますが，全く矛盾する内容を含んでいる古方派と後世派と折衷派が矛盾を表に出さないように作ったわけで

第2章　漢方とは何か？

33

図2-22 矢数道明　　　　　　　　図2-23 大塚敬節

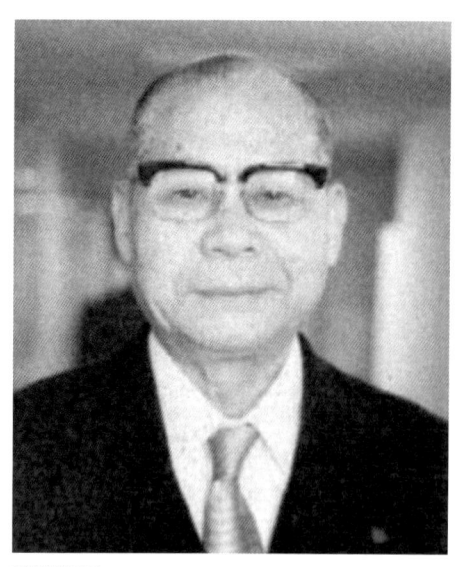

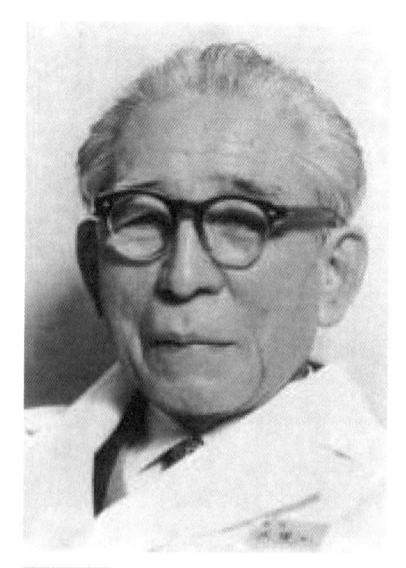

すから，大変です．第1版は全く漢方用語を使わず，西洋医学の疾患名にこの漢方薬を使うという書き方になっていますが，第2版（1954年出版）ではさすがに漢方の本なのに西洋医学の用語だけでは問題だということなって漢方用語の解説がみられます．ここまで読んで頂いた方ならばもうおわかりと思いますが，古方派は後世派の理論を否定することで生まれているわけですので，著者らの立場があまりに異なっています．そこで，全く立場が異なる各流派の考え方の矛盾を超えるために，伝統的な用語の意味の再定義を行っています．この本の編集方針と用語の定義が現在の日本漢方の基本的スタンスと漢方概念の元となっています．このため漢方の歴史の研究家の中には，『漢方診療の実際』をもって現在の日本漢方の成立と考える人もいます．著者の構成をみてもわかるように，古方派の影響が強く表れています．この本に限らず，大正から昭和にかけて形成されてきた現代の日本漢方は古方派の考え方を強くうけ，他派と大きな矛盾を生じないように伝統的な概念を再定義することで折衷して生まれたものと言えます．現在の日本の漢方の特徴はエキス製剤を中心とした診療ですが，エキス製剤は，1957年に一般用として製造・販売を開始しました．これが，1967年に初めて，1976年に本格的に，一般用漢方製剤として流通していたエキス処方のうち，選ばれたものが医療保険に収載されるようになり現在に至ります．

第3章 漢方では人体と病気をどうみているの？

　これから漢方医学の伝統的な概念・理論を説明していきたいと思います．そのなかで一つお願いがあります．内容をみていると皆さんのように西洋医学のプロであれば，内容を西洋医学の概念で当てはまるものに翻訳して読んでしまわれたり，その独特の論理展開を批判しながら読み進められるかもしれませんが，是非，具体的な疾患各論のところまでは翻訳や批判的に読むことを避けてください．翻訳をしながらでは時間がかかりすぎますし，違う言語を翻訳してもなかなか正確な意味が伝わらないのと同じように，まずは漢方医学を漢方の文脈で理解することが実は近道になるからです．また，批判的に読んでいてもなかなか使える概念として身に着けるまでは時間がかかってしまいます．これから説明していく漢方の伝統的概念は人体をある種の方向からみたときに，システムとしてそのように理解した方が，よく人体の現象を理解できたものと考えていただけるとわかりやすいと思います．

　まずは，漢方医学の独自の生理論を説明したいと思います．ところで，漢方医学の最大の特徴は他の医学と異なり，発生した当初から生理論が非常に重視され研究されていたという点です．西洋医学では，生理学と解剖学や病理学，臨床各科が異なる学問的背景をバックボーンとして発達したことと比較すると，現在まで応用される生理論の基本が，約2000年前の最古の古典である『黄帝内経』でほぼその原型ができ上がっていることは，驚嘆に値すると思います．これは，漢方医学の目的が単なる病気の治療に止まらず，究極的目標が"未病を治す"こと，その発展型として不老長寿という生理機能の増強にあったためと考えられます．

| 人体の構成成分
（精気）
流れる存在 | 気："はたらき"
血：血液
津液：血以外の体液 |

図3-1 精気

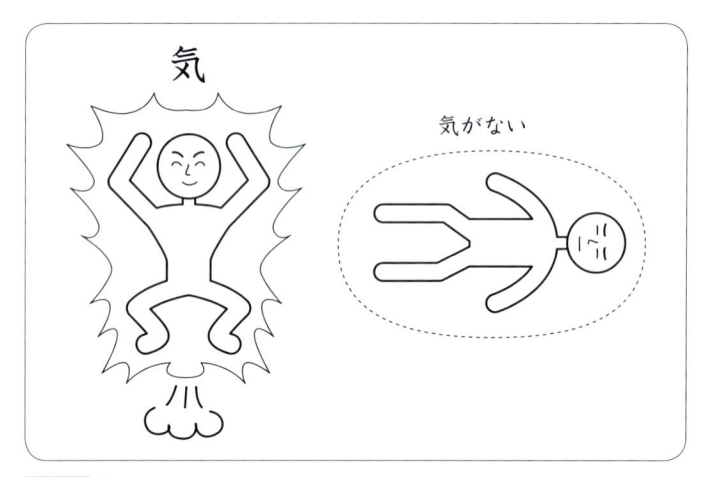

図3-2 気

| 気の作用 | ① ものを動かす作用
② ものを一定の場所に留め置く作用
③ 発病因子（邪）と戦って体を守る
④ 体に熱量を与えて組織の活動のもととなる作用
⑤ 代謝し必要なものに体内のものを変化させる作用 |

図3-3 気の作用

漢方の生理論

　前置きが長くなりましたが，まずは生理論のはじめとして漢方では人体がどのようなものによってできていると考えているかを説明したいと思います．人体の構成成分として，"気"，"血"，"津液"の3大要素が想定されています．こうした，体の構成要素の総称を"精気"とよびます．

```
┌─────────────────────────────────────────────────────────┐
│         衛気（えいき）：血管外の気，邪と戦って体を守る作用が強い │
│ 気       　　　　　　　発汗して強い影響をもつ．                │
│ の       営気（えいき）：血管内の気，組織に栄養を与える作用が強い │
│ 主       元気（げんき）：生命の根源のエネルギー，"腎"の項を参照  │
│ な       陽（よう）(火)：熱エネルギーに特化した気              │
│ 種       神（しん）：統合・制御作用，意識を生みだす気，"心"の    │
│ 類       　　　　　　項を参照                                │
└─────────────────────────────────────────────────────────┘
```

図3-4 気の主な種類

```
┌─────────────────────────────────────────────────────────┐
│           血 ← （営気） ＋ （津液）                       │
│                                                         │
│     血の作用：うるおいを与えて機能を円滑にする             │
│              （気の運動）                                 │
└─────────────────────────────────────────────────────────┘
```

図3-5 血

精気

　"気"とは：まず，気と聞くと，ここから漢方がわからなくなってしまう，つまずいてしまうという声をしばしば耳にします．じつは気とは体の中のすべての機能を支えるエネルギーを指しています．また，体内の気体も指す場合があります．しかもそれが流れる存在とされています．古代人が人間が生きているか，死んでいるかの違いをみると，生きている人間は動いて，息をして，脈があって，体が温かく，反対に死んでいる人間は，動かず，息をせず，脈がなく，体が冷たい．この生きている人間の特徴こそが気の生理作用そのものです．同じことを言っているのですが，比較的わかりやすいので中医学で気の生理的な働き5つにまとめている内容をご紹介します．①体のものを動かす作用．血液などの体の中の全てのものと，腕や脚などの体そのものが動くのは気のためと考えています．②体の中でものを一定の場所に留め置く作用．尿や汗などの体液が体から勝手に漏れたり，子宮脱や直腸脱のように臓器が勝手に脱出したり下垂したりしないのは気のためと考えられています．③発病因子と戦って体を守る，つまりは闘病反応を起こす作用．④体に熱量を与えて組織の活動のもとになる作用．組織が生体活動を行えるのは気のおかげと考えられています．⑤体内のものが代謝され必要なものに変化させていく作用．飲食物から血液が作られたり，気そのものが作られたり，尿や汗が作られたり，と体内

```
           血管      間質      細胞

                    津液       陰
            血       ‖        ‖
                   細胞外液   細胞内液
```

図3-6 血・津液の局在

のものが代謝され性質が変化するのは気のこの作用によるものです．これらの気の作用の一つの現れですが，人間の感情や思考なども"働き"ですから気の現れの一つと考えられています．また，気にも様々な種類が想定されています．代表的なものをいくつかご紹介しましょう．血管の外を流れている気に"衛気(えき)"があります．③の発病因子と戦って体を守る作用が特に強く，発汗にも強い影響力をもっています．血管の中を流れる"営気(えいき)"は特に④の組織に栄養を与える作用が強いと考えられています．また，熱エネルギーに特化した気も存在しています．これは"陽（陽気）"または"火"とよばれます．爬虫類などの変温動物は体を動かすことはできますが，体温を保つための熱源がありません．つまり，通常の気はあるけど，陽がないということになります．一方で哺乳類などの恒温動物は熱源を体内にもっているわけですから，陽を持っているということになります．この陽は代謝機能にも強い影響を持っています．

"血"とは：次は，"血"について説明します．血は物質としては，血液そのものですが，独自の概念で説明されます．血は後で説明します津液と，気の一種類である営気が合わさってできていると考えられています．つまり，赤血球の酸素運搬能や熱伝導能力は「はたらき」ですから，気が担当して，栄養を含んだ水分は後で説明します血液以外の体液の総称である津液と考えています．その両者が合体したものが血ということになります．血の想定されている働きも西洋医学の概念とは異なっています．血は体を栄養して働きを潤滑にする作用をもっていると考えられています．気の栄養作用が組織の活動力そのものを与えるのに対して，**血の栄養はうるおいを与えて機能（つまり"気の運動"）を円滑にするものです**．そのため，血が足りなくなったり，うまく循環しなくなって組織に供給される量が減ると，筋肉のこわばりや皮膚や髪のうるおいがなくなります．もう一つの作用が精神活動を安定化させる作用です．血が足りなくなると，情緒の不安定や熟眠できないなどの症状

がでるようになります．これも精神活動という気の働きが円滑にできていないと考えるとわかりやすいと思います．また，気を効率よく組織に供給するためにも血が必要と考えられています．実は気は単独では，存在することができず必ず何らかの物質をよりどころにしていると考えられています．考えてみれば「はたらき」だけあって，物質がない体があるとするとそれは，幽霊！？　っていうことになってしまいます．閉鎖循環系の血管の中を移動することで，より効率的に速やかに気を全身に供給できるシステムというわけです．

"津液" とは：最後の"津液"についてお話したいと思います．間違っても「つえき」なんて読まないで下さい！「しんえき」です！！　津液は体内の血液以外の正常な体液の総称とされています．その働きは，ずばり身体への水分供給が中心です．この津液のうち，西洋医学の細胞外液や粘膜の粘液，外分泌腺の分泌液などを主に津液という表現をとって，細胞内液に相当するものを陰（陰液）と表現することがあります．つまり，津液の不足では粘膜の乾燥症状が中心ですが，陰の不足では組織の萎縮や熱感ホテリが出現するようになると考えられています．津液も血と同様，気と結びついています．つまり血管の中では血と営気が，血管外では津液と衛気が結びついて体の中を流通しています．気だけでは存在できませんし，血や津液だけでは動くことができません．日本漢方のテキストを読まれた方は，現代の日本漢方の気血水の考え方の，水と津液を同じものと思われたかもしれません．同じもののように書いている解説書も時々目にしますが，厳密には同じものではありません．その違いと意味については，第6章の日本漢方の解説のところで詳しく述べたいと思います．

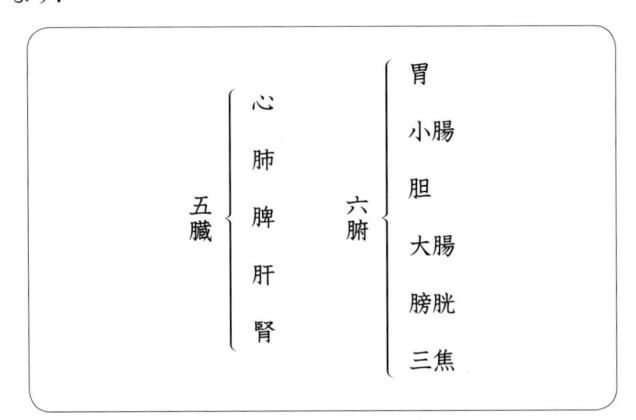

```
          ┌ 胃
          │ 小腸
      六腑 ┤ 胆
          │ 大腸
          │ 膀胱
          └ 三焦
     ┌ 心
     │ 肺
五臓 ┤ 脾
     │ 肝
     └ 腎
```

図3-7　五臓六腑

臓腑

次に，臓器の話をしたいと思います．漢方の臓器の概念は，解剖学的な意味というより，ある種の機能単位として理解してください．その中でも特に重要なものが"五臓六腑"です．そう，皆様ご存じの，夏のビアガーデンで生ビールを一気に飲んだ時の，「ぷふぁ！　五臓六腑に染み渡る〜！！」の五臓六腑です……．最近，こんなオヤジも少なくなったか…(〜_〜;)．臓は主に実質臓器，腑は主に管腔臓器を意味しています．五臓は心・肺・脾・肝・腎，六腑は胃・小腸・大腸・胆嚢・膀胱・三焦です．三焦？？！！　何じゃこりゃ(?_?)と思われたかもしれませんが，これは後で述べます．ところで，五臓の中に，現代の解剖学で臓と名前のつく臓器が一つ抜けています．おわかりになりますか？　そう，膵臓です．実は膵の文字は日本で作られた国字です．オランダの解剖書を読んでいた江戸時代の蘭学者がおなかの中に，脂のようにみえる小葉構造が集まっているという描写（つまり腺組織の小葉構造が集まってできているという膵臓の肉眼像です）をみて，知っている臓器の概念で当てはまるものがなくて，作った文字です．「萃」は葉型の水草が集まっている様を表す漢字で，「ニクヅキ」は脂肪を意味しますので，まさに描写にうってつけの文字です．実は，『黄帝内経』の中をみると脾が本来，膵臓などを指していたものとおもわれますが……．Spleenを脾と訳したのはあるいは誤訳かもしれません．このように，現在の解剖学名はあくまで，西洋医学の概念をそれまで知られていた漢方の概念で翻訳したものです．概念の意味のずれが生じてしまうのはある意味仕方があ

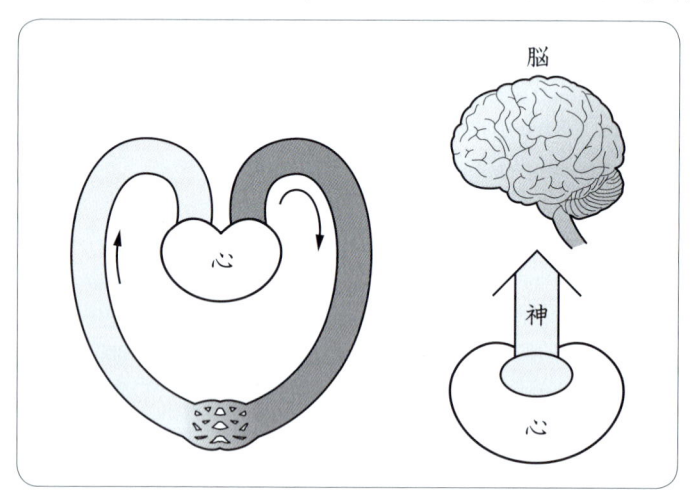

図3-8 心のはたらき

りません．では早速，五臓から説明していきたいと思います．

"心"

　トップバッターは心です．心には2つの機能があります．1つは，西洋医学の心臓と同じように**血液循環**のポンプとしての機能です（中医学ではこの機能を"血脈を主る"といいます）．もう一つは**意識や思惟活動の根源**となる機能です（中医学ではこの機能を"神志を主る"といいます）．このような意識や身体を統合する機能のことを漢方では"神"と表現し，ある種の気の形と考えています．ちなみに，「神経」はなぜこの文字が当てられたと思われますか？　漢方では気の流れる流通経路のことを"経絡"と言います．もうお気づきですね！　西洋解剖の本を読んでいた時に，体を統合するための連絡線のような構造物を，神気が流れる経絡ということで，頭文字をとって「神経」という造語がなされました．心はこの神の発電機のような働きをしていて，神が，脳へ出力されることで意識が生み出されると考えられています．このため，心から脳へ神が向かう通り道が何らかの理由で障害されると，意識障害や思考内容の異常などが現れるようになります．まとめると，心の機能は以下のようになります．

心の主な機能
　1）血液循環のポンプ
　2）神を出力して意識と思考の根源となる

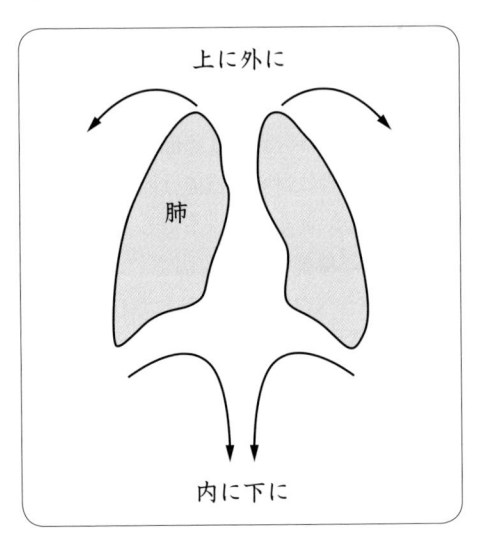

図3-9　肺の気の動き

"肺"

　肺に宿っている気は上に外に広げるベクトル（このことを中医学では"宣散"といいます）と内側に下に引き込み降ろすベクトル（中医学ではこれを"粛降"といいます）をもっているものとされています．上に外に広げるベクトルで呼気を，内に下に引き降ろすベクトルで吸気と呼吸運動が最もこの作用が端的に現れたものと理解されています．肺は大気中の気を呼吸して，体内の気の原料と合わせることで，気の産生の場となっていると考えられています（中医学ではこの機能を"気を主る"といいます）．また，気の運動するベクトルを用いて，上に外に広がるベクトルで津液と気を全身へ送り出し，内に下に引き降ろすベクトルを利用して，津液と気を後で説明する腎へ送り込むはたらきを担っています（中医学でのこの機能を"通調水道"といいます）．その他に，肺は衛気の産生・コントロールに強い影響をもっていたり，心の血液循環のポンプの補助を行う機能をもっています．また，皮膚や鼻への影響が強いとされています．まとめると，肺の機能は下記のようになります．

肺の主な機能

　肺の気は①上に外に広がるベクトル，②内に下に引き降ろすベクトルをもつ．
　1）呼吸を行い，気の産生の場となる．
　2）気・津液を全身に分布させて最終的に腎に送り込む
　3）衛気の産生・コントロールに強い影響をもつ

"脾"

　脾には主に2つの機能があります．1つは腸管を制御して，消化吸収をコントロールし，**必要な栄養物を作り出して必要な場所に届ける機能**です．この機能に附随して，間質などで津液と気の流れを調整する働きがあります（中医学ではこの作用を"運化"といいます）．消化器に対する機能は西洋医学の膵臓の外分泌やインスリン・グルカゴンの内分泌機能によく似ているでしょう？　もう一つは，**血管の外に血液が漏出するのを抑制する機能**です（中医学ではこの機能を"統血"といいます）．また，脾の気は上に向かうベクトルがあるとされていて，この機能が低下すると子宮脱や直腸脱などの内臓下垂を起こしたり，下半身の浮腫を起こしたり，頭に気が届かなくなって浮遊感が出現したりします（中医学ではこの作用を"昇清"といいます）．また，口や唇，皮下脂肪に強い影響をもつとされています．四肢を動かすことが脾の働きを活発化させると同時に，脾に問題があると四肢のだるさが起こるとされています．

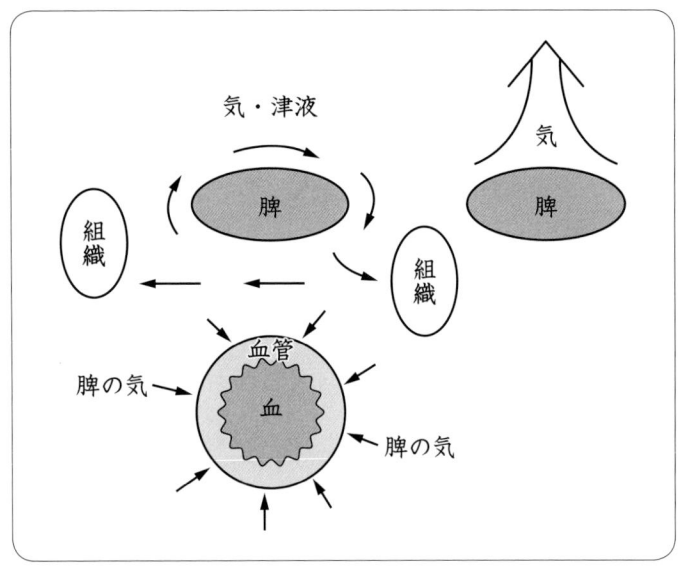

図3-10 脾のはたらき

脾の主な機能
1）消化吸収をコントロール，栄養物を代謝し全身へ送り届ける．津液と気の流れの調節も行う．
2）血管外への血の漏出を防ぐ
3）脾の気は上向きのベクトルをもつ

"肝"
　肝の主な機能は，**気の流れをスムーズに流れるように調整する機能**（中医学ではこの機能を"疏泄"といいます）と，体内で必要とされていない**血を貯蔵して，栄養にする機能です**（中医学ではこの機能を"蔵血"といいます）．肝の気をスムーズに流れるように調整することによって，情緒に対して強い影響をもっています．現在，BPSD（Behavioral and Psychological Symptoms of Dementia）に対して，抑肝散がしばしば使用されますが，この抑肝散の「肝」はこの肝の意味を表しています．人体は安静時や入眠時には骨格筋の血流量を減らして，余った血液は西洋医学では下大静脈や門脈に貯留されることが知られていますが，漢方医学では肝に貯蔵させると考えています．こんなことを約2000年前の『黄帝内経』にすでに書かれていますから，恐ろしい限りですね．この血液を貯蔵する機能によって，月

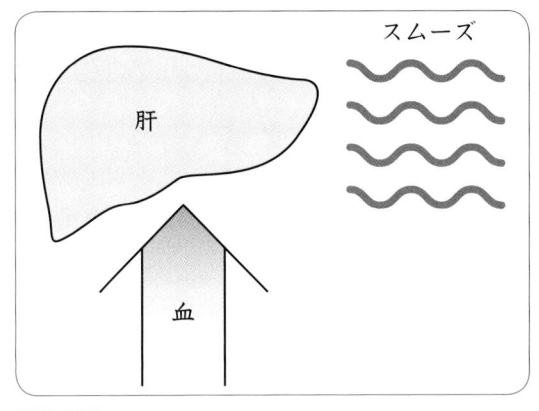

図3-11 肝のはたらき

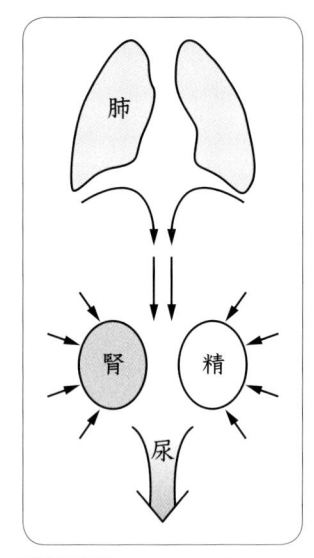

図3-12 腎のはたらき

経に対しても大きな影響力をもっています．つまり，月経血は肝に貯蔵されている血から供給されていると考えられています．また，肝は眼や腱・筋膜・髪に対して強い影響力をもっていると考えられています．

肝の主な機能
  1）気の流れをスムーズに整えて，感情に強い影響を与える
  2）使われていない血を貯蔵して，栄養する．このため月経に強い影響をもつ．

"腎"
　さて，いよいよ五臓最後の腎にたどり着きました．腎の主な作用は，3つあります．一つ目は，必要な津液と不必要な津液を選り分けて，不必要な津液から尿を作り出して捨てる作用と，必要な津液を全身の津液の循環路に戻す作用です（中医学ではこの機能を"主水"といいます）．2つ目は，"精"と呼ばれる精気の源となるものを蓄えて，必要に応じて体内に供給する機能です（中医学ではこの機能を"蔵精"といいます）．精は精気のエッセンスのような存在で，両親から受け継いだ精が展開して精気になることで人体が作られて，誕生すると考えられています．そして，成長するのも精が展開していくおかげと考えられます．生殖ができるようになるのも精がある種の形態になると，可能になると考えられています．人は一生をかけて

生まれ持った精を消耗していくわけですが，精気を消耗する事態になると精がより早く消耗されてしまって，老化が進むと考えられています．精は一方的に消耗するだけかと言えば，そうでもなくて，生まれた後，日々の生体活動の中で精は少しずつ作られて，腎に供給される分もあると考えられています．しかし消耗の方が圧倒的であるために，老化を完全に防ぐことはできないとされています．ちなみに"元気（げんき）"とは本来，この腎の精から展開された根源の気のことを指す言葉です．ということで，日常語の「元気ですか？」とは「あなたの根源的生命力は保たれていますか？」という問いかけになります．最後に腎の気は内側に引き込んで溜めこむ性質がありますが，この性質が，呼吸に対しても作用します．つまり，肺の気の性質で説明しました内側に下に引き降ろす性質をバックアップする機能を腎がはたしています（中医学ではこれを"納気（のうき）"といいます）．また腎は生殖器，耳，骨，歯，脳に強い影響力をもっていると考えられています．

腎の主な生理作用
　　1) 必要な津液と不必要な津液を分けて，尿をつくる
　　2) 精を蓄えていて，成長・老化・生殖に強い影響力をもつ
　　3) 肺の「内側に下に引き降ろす性質」をバックアップする

"六腑"

　五臓に引き続いて，六腑の解説に入りたいと思います．六腑は消化管ですから，漢方では食物がどのように消化・吸収されると考えられているかを見ていきたいと思います．口から取られた食物は食道を通って，胃の中に入っていきます．この時に胃の機能は食物を受け入れて，下に向かわせる（すなわち小腸→大腸→肛門）働きと，食物を細かく砕く作用があるとされています．と，ここまでは西洋医学とほぼ同じですが，漢方独特の考え方としては，消化管で下向きのベクトルを与える機能は基本的に全て胃がもっていると考えていますし，胃と脾は密接に関係していると考えられています．次に小腸にきた食物は栄養分とカスに分けられて，必要な栄養分は脾によって吸い上げられて，体の中で必要なものへと変化させられます．腎から上ってきた，精から生み出された元気と一緒になって，脾によって上に向かわされて，肺にたどり着いたところで，大気中の気と合わさって気が生成されます．この胸部の気は対で心に行って血管の中に入った気が営気，血管の外を流れるのが衛気になります．話を消化管の中に戻そうと思います．胆はもちろん，胆汁を蓄えて，消化液として小腸に出しているのですが，同時に人間の決断力や驚きやすさなどの情緒に対する影響ももっていると考えられています．いわゆる「胆が据わって

第3章　漢方では人体と病気をどうみているの？

45

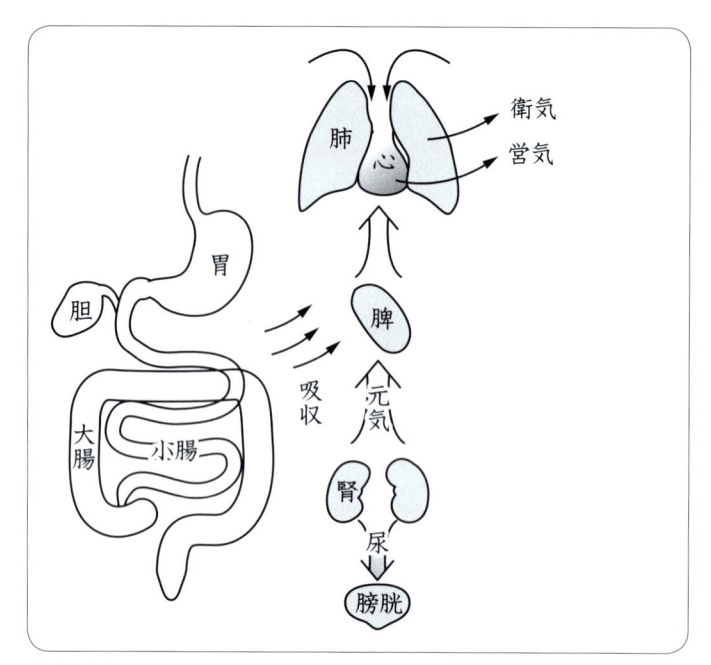

図3-13 気の生成

いる」というときの胆の意味です．小腸を出た食物のカスは大腸でさらに水分を抜かれて最終的に便として肛門にたどり着きます．残るは膀胱と三焦ですが，膀胱は尿を蓄えて出すところと考えられています．最後の三焦は，古来その実態が何なのか様々な議論があります．おそらく，最初は腸間膜やリンパ管・胸管・尿管などを指していたものと思われますが，現在は，体腔で衛気や陽・津液の流通するための通路と考えられており，横隔膜に相当する"膈"，腸間膜に相当する"膜原"や縦隔も三焦を構成する一部と考えられています．血管系が閉鎖循環系ならば，三焦は解放循環系です．また，上焦・中焦・下焦と区分して表現するときには，上焦は横隔膜より上を，中焦は胃以下の消化管と脾と，同時に体表解剖学的には心窩部～季肋部から臍までを，下焦は腎・膀胱を指すのと同時に，体表解剖的には臍より下を指す言葉として用いられます．

経絡

その他の代表的な人体の構造として，"経絡"というものがあります．当初は，血管として発見されましたが，気と血が流れる通路として理解されるようになりまし

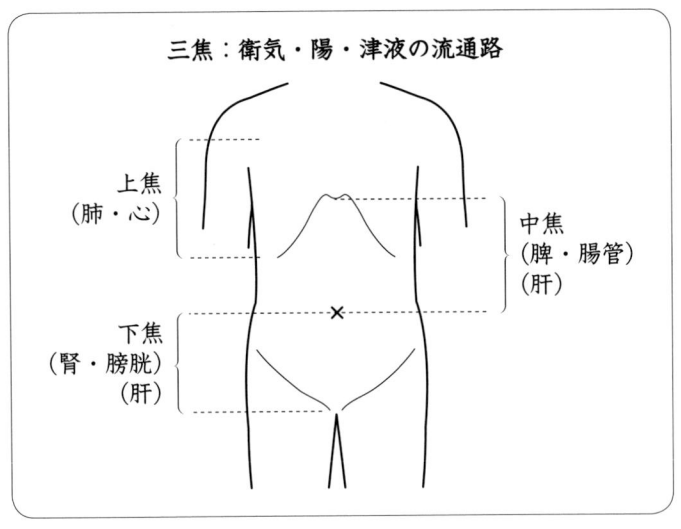

図3-14 三焦

た．鍼灸や按摩で使われる"ツボ"も正式には"経穴"とよばれて，経絡の気の調整を行うことができる調節点として理解されています．例えば，歯の痛みを手の経穴で治療ができるのは，同じ経絡上での問題のため可能と考えられています．また，経穴に鍼を刺すと，経絡にそって独特の響きを感じる人や皮膚の発赤が出現する場合もあります．この経絡は，人体の縦方向に走る本線にあたる"経脈"と横方向に走りわき線にあたる"絡脈"に分けられます．経脈には五臓六腑と深い関係をもつ十二正経とバイパスに相当する奇経八脈があります．十二正経は五臓六腑に"心包"を加えた六臓六腑に所属していて，それぞれ1本ずつの経絡が左右の半身に存在しています．心包は心外膜に相当して，心と非常に似た機能をはたすものと考えられています．経絡の起点が手にあるか，足にあるか，臓を陰，腑を陽としてそれぞれ，名前が与えられています．

＜十二正経脈＞
手太陰肺経（図3-15）手陽明大腸経（図3-21）
手厥陰心包経（図3-16）手少陽三焦経（図3-22）
手少陰心経（図3-17）手太陽小腸経（図3-23）
足太陰脾経（図3-18）足陽明胃経（図3-24）
足厥陰肝経（図3-19）足少陽胆経（図3-25）
足少陰腎経（図3-20）足太陽膀胱経（図3-26）

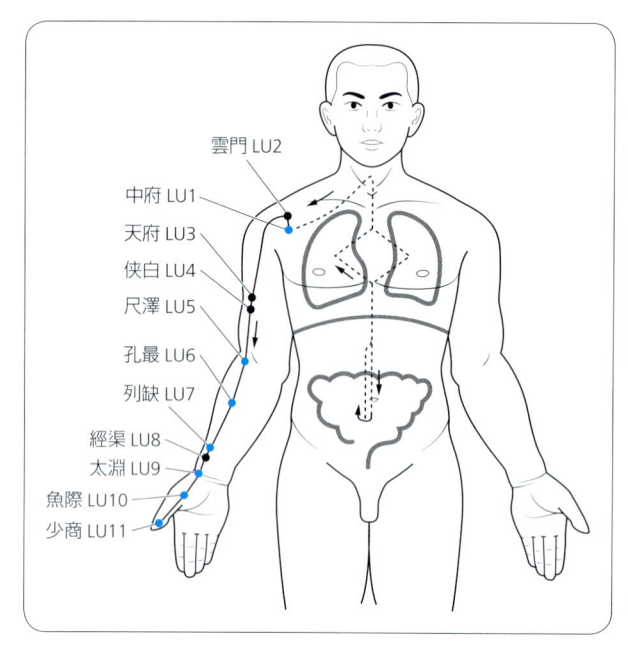

図3-15
手太陰肺経

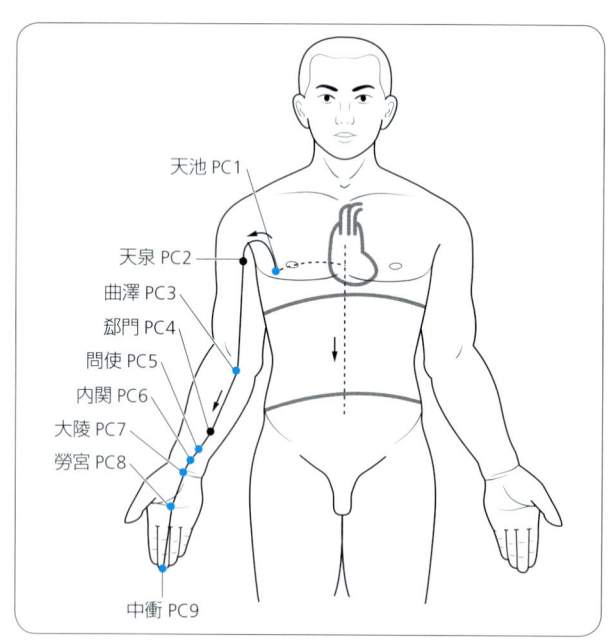

図3-16
手厥陰心包経

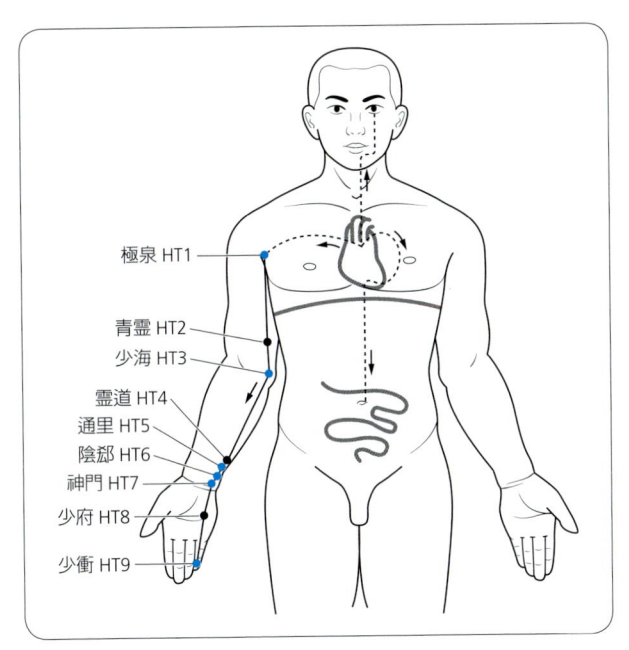

図3-17
手少陰心経

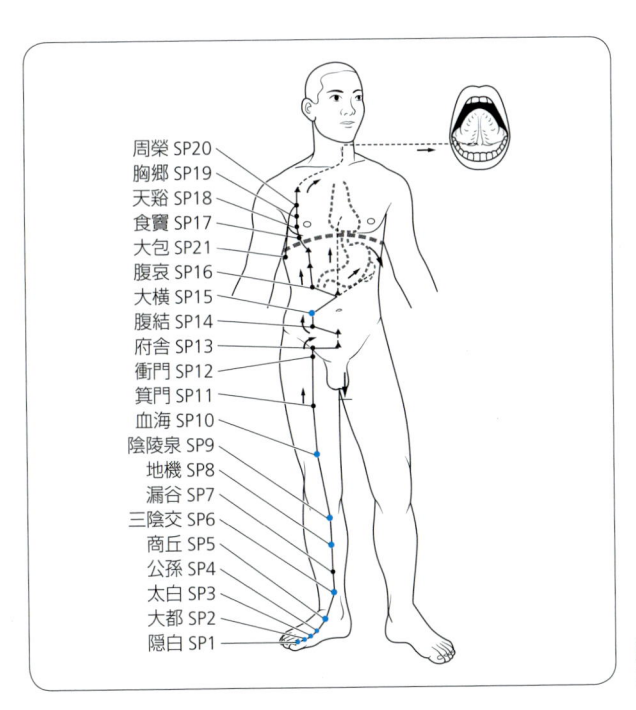

極泉 HT1
青霊 HT2
少海 HT3
霊道 HT4
通里 HT5
陰郄 HT6
神門 HT7
少府 HT8
少衝 HT9

図3-18
足太陰脾経

周榮 SP20
胸郷 SP19
天谿 SP18
食竇 SP17
大包 SP21
腹哀 SP16
大横 SP15
腹結 SP14
府舎 SP13
衝門 SP12
箕門 SP11
血海 SP10
陰陵泉 SP9
地機 SP8
漏谷 SP7
三陰交 SP6
商丘 SP5
公孫 SP4
太白 SP3
大都 SP2
隠白 SP1

第3章　漢方では人体と病気をどうみているの？

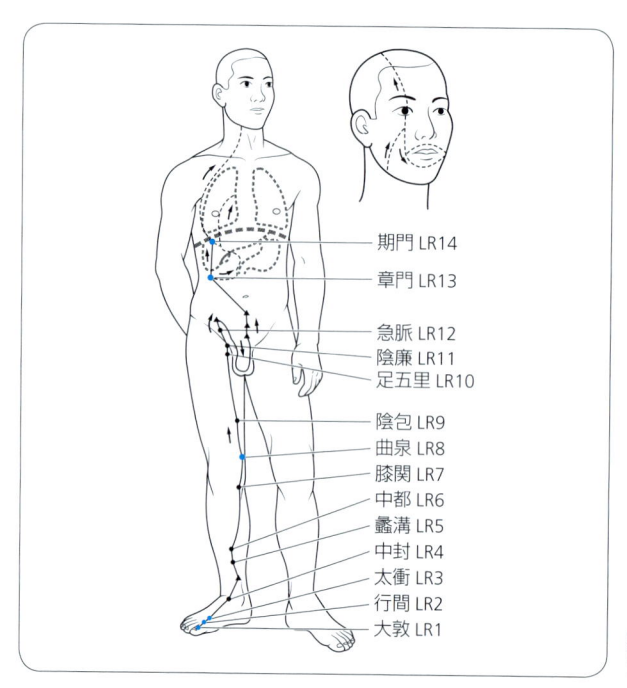

図3-19
足厥陰肝経

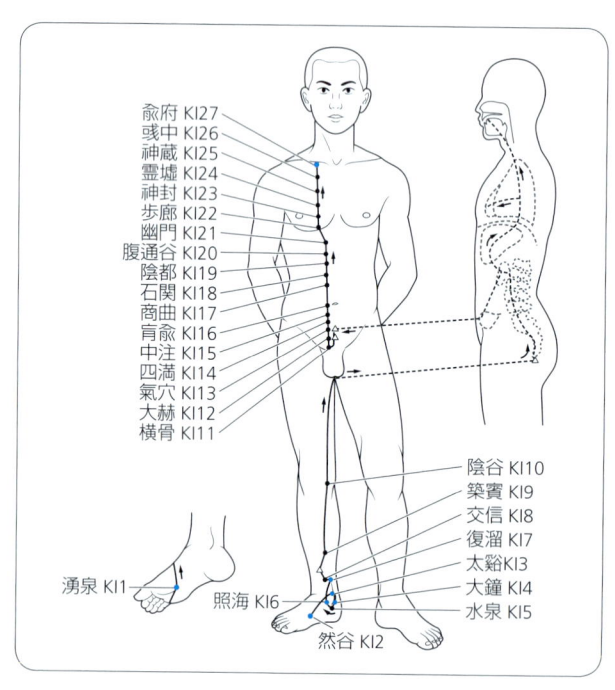

期門 LR14
章門 LR13
急脈 LR12
陰廉 LR11
足五里 LR10
陰包 LR9
曲泉 LR8
膝関 LR7
中都 LR6
蠡溝 LR5
中封 LR4
太衝 LR3
行間 LR2
大敦 LR1

図3-20
足少陰腎経

兪府 KI27
彧中 KI26
神蔵 KI25
霊墟 KI24
神封 KI23
歩廊 KI22
幽門 KI21
腹通谷 KI20
陰都 KI19
石関 KI18
商曲 KI17
肓兪 KI16
中注 KI15
四満 KI14
氣穴 KI13
大赫 KI12
横骨 KI11

陰谷 KI10
築賓 KI9
交信 KI8
復溜 KI7
太谿 KI3
大鐘 KI4
水泉 KI5

湧泉 KI1
照海 KI6
然谷 KI2

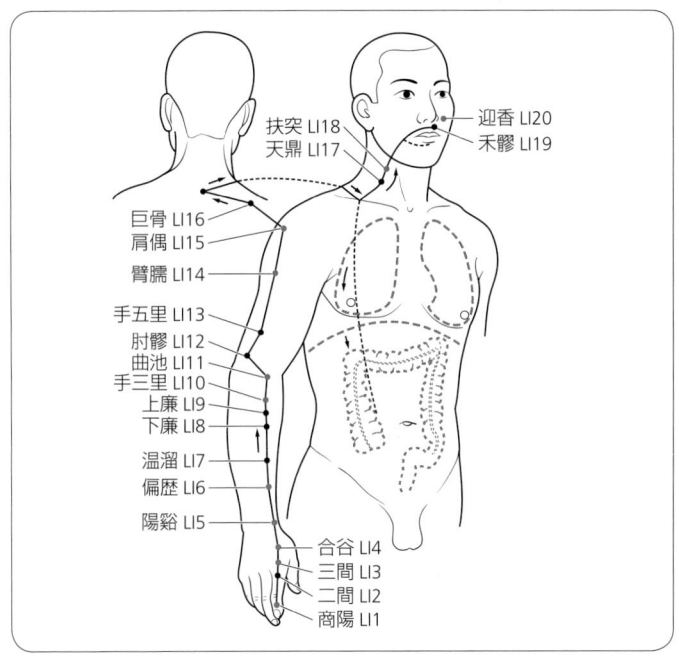

図3-21 手陽明大腸経

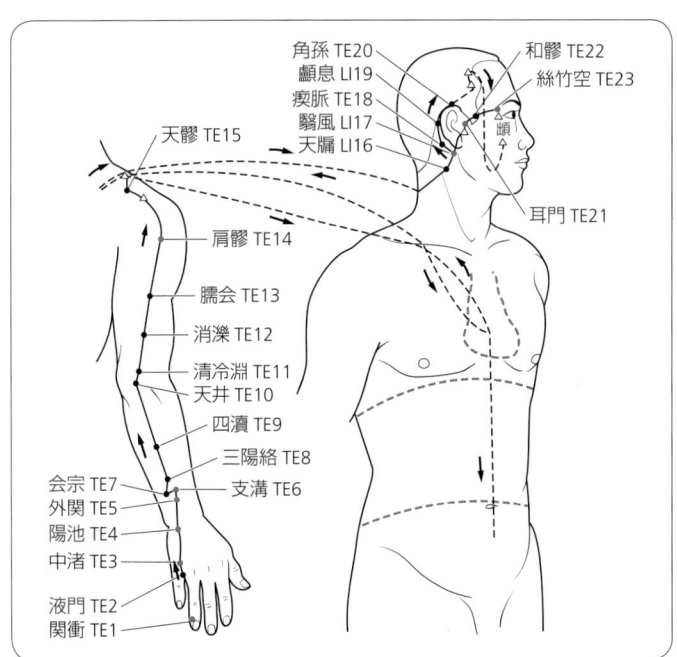

図3-22 手少陽三焦経

第3章　漢方では人体と病気をどうみているの？

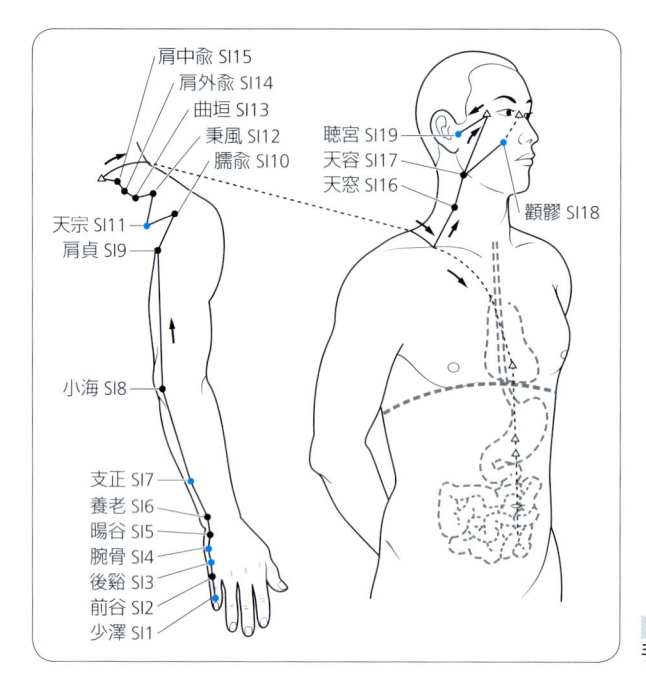

図3-23
手太陽小腸経

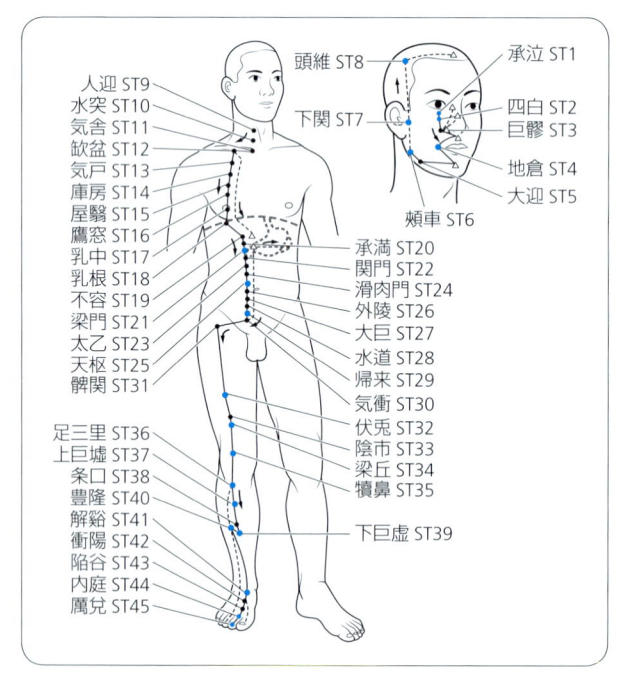

図3-24
足陽明胃経

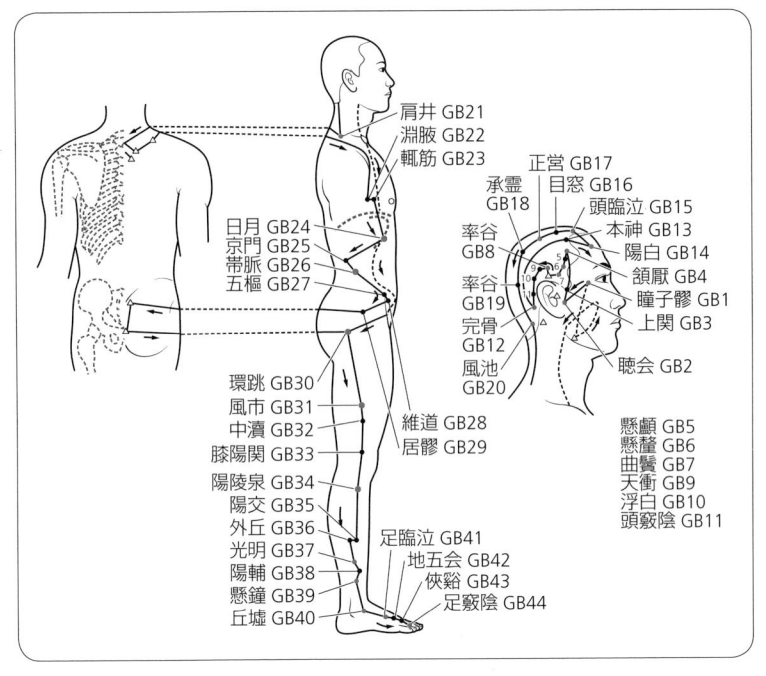

第3章 漢方では人体と病気をどうみているの？

図3-25 足少陽胆経

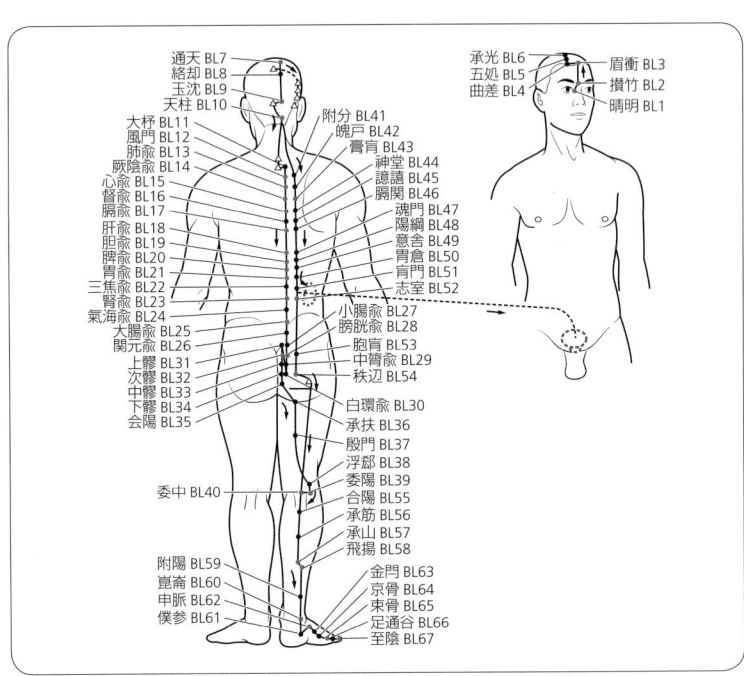

肩井 GB21
淵腋 GB22
輒筋 GB23
正営 GB17
承霊 GB18
目窓 GB16
頭臨泣 GB15
本神 GB13
日月 GB24
率谷 GB8
陽白 GB14
京門 GB25
頷厭 GB4
帯脈 GB26
率谷 GB8
瞳子髎 GB1
五枢 GB27
上関 GB3
維道 GB28
完骨 GB12
居髎 GB29
風池 GB20
聴会 GB2
環跳 GB30
風市 GB31
中瀆 GB32
膝陽関 GB33
懸顱 GB5
陽陵泉 GB34
懸釐 GB6
陽交 GB35
曲鬢 GB7
外丘 GB36
天衝 GB9
光明 GB37
足臨泣 GB41
浮白 GB10
陽輔 GB38
地五会 GB42
頭竅陰 GB11
懸鐘 GB39
俠谿 GB43
丘墟 GB40
足竅陰 GB44

図3-26 足太陽膀胱経

通天 BL7
絡却 BL8
玉枕 BL9
天柱 BL10
承光 BL6
眉衝 BL3
五処 BL5
攅竹 BL2
曲差 BL4
睛明 BL1
大杼 BL11
風門 BL12
附分 BL41
肺兪 BL13
魄戸 BL42
厥陰兪 BL14
膏肓 BL43
心兪 BL15
神堂 BL44
督兪 BL16
譩譆 BL45
膈兪 BL17
膈関 BL46
肝兪 BL18
魂門 BL47
胆兪 BL19
陽綱 BL48
脾兪 BL20
意舎 BL49
胃兪 BL21
胃倉 BL50
三焦兪 BL22
肓門 BL51
腎兪 BL23
志室 BL52
氣海兪 BL24
小腸兪 BL27
大腸兪 BL25
膀胱兪 BL28
関元兪 BL26
胞肓 BL53
上髎 BL31
中膂兪 BL29
次髎 BL32
秩辺 BL54
中髎 BL33
白環兪 BL30
下髎 BL34
承扶 BL36
会陽 BL35
殷門 BL37
浮郄 BL38
委陽 BL39
委中 BL40
合陽 BL55
承筋 BL56
承山 BL57
飛揚 BL58
附陽 BL59
金門 BL63
崑崙 BL60
京骨 BL64
申脈 BL61
束骨 BL65
僕参 BL61
足通谷 BL66
至陰 BL67

53

漢方の病態論

いよいよ，病態の考え方を説明していきたいと思います．漢方の病態の考え方は，大きく分けると，2つあります．その1つは，西洋医学ではウイルスや細菌，アミロイド蛋白のように疾病を引き起こす発病因子と免疫力の闘病反応の考え方がありますが，それと同じように，漢方の想定する発病因子と生体の抵抗力との闘病反応（"邪正相争"）の考え方です．もう1つは体内の精気のバランスの崩れを説明する"陰陽失調"があります．まずは，邪正相争から説明していきたいと思います．漢方の発病因子のことを"邪気"または"邪"と言います．それに対して対抗する**抵抗力のことを"正気"**と表現します．邪には体外から侵襲する"外邪"と体内で発生する"内邪"にさらに分けられます．外邪の代表が"六淫外邪"と呼ばれる風・寒・熱・湿・燥・暑の6つの気候因子です．これらは自然界に当然存在して必要なものですが，非常に強い場合や，体が対処できないと邪として問題を起こします．外邪に限らず，漢方の邪の概念は絶対的なものではなく，必要なものでも過剰になったり，変質したり，人体で処理できなくなると邪に変化すると考えています．風は，体表面の衛気を破壊して体内に侵襲する能力をもっています．そして，他の邪と結びついて引き入れる性質があります．ところで，カゼのことを「風邪」と書きますが，まさに風邪の初期の症状がカゼの初期症状そのものです．つまり，軽度の寒気と体表の違和感，鼻水などです．六淫外邪の内，暑のみが風邪なしでも人体に侵襲することができるとされています．暑が引き起こす症状はいわゆる熱中症と

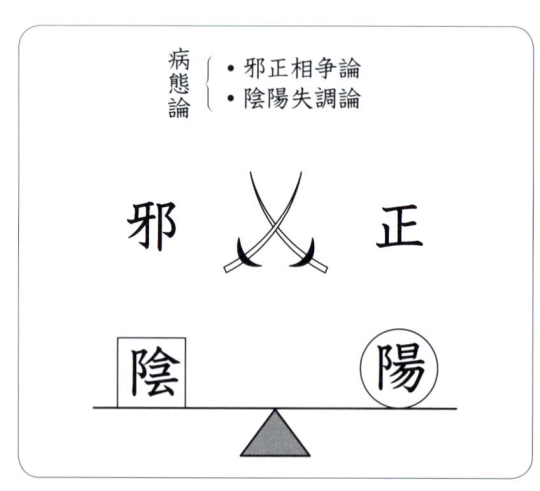

図3-27 漢方の病態論

```
            ┌ 外邪：外界由来，代表：六淫外邪
        邪 ┤
            └ 内邪：体内由来，代表：瘀血，痰飲　内生五邪

                        六淫外邪
                  ㊀ ㊁ ㊂ ㊃ ㊄ ㊅
                  風 寒 熱 湿 燥 暑

        風：衛気を破壊して暑以外の邪を体内に引き入れる．
           初期症状：鼻汁，軽い寒気，体表の違和感
          ┌ 寒：激しい寒気，節々の痛み
          │ 熱：寒気がほとんどない．咽頭痛，目の充血，口渇
       ＋ ┤
          │ 湿：初期から軟便，上腹部不快感
          └ 燥：目や喉の粘膜の乾燥
```

図3-28 外邪

夏バテです．寒・熱・湿・燥の4つは，風邪と組まないと体内に入り込むことができず，急性感染症の病型をとれません．風と組まない場合には，体内に同じような状態にある場合に，それに反応・悪化させると考えられています．それぞれ，寒の場合には，体内に冷えがある場合，熱は体内に熱がある場合，湿は体内に過剰な水分・津液の停滞がある場合，燥は津液の不足がある場合にそれらを悪化させたり，症状を顕在化させます．では，風と他の邪が結びついた時の症状をご紹介しましょう．風と寒が結びついて侵襲すると激しい寒気と節々の痛みを引き起こします．寒は精気を凝集させて流れを停滞させるために痛みを起こしやすいとされています．一方で風と熱が結びついて侵襲すると寒気はほとんどなく，咽頭痛や目の充血，口渇などの症状がでます．風と湿が結びつく場合は湿度の多い環境で発症し，鈍い痛み，軟便や上腹部不快感などの症状が発症直後から出現します．湿は寒と類似で気の流れを停滞させるので，疼痛が出現しますが，鈍い痛みになります．また，気の働きを抑制するので，あたかも気の不足（気虚）に類似して倦怠感が強くでます．風と燥が結びつくときは，乾燥した環境で発症し眼や喉の粘膜の乾燥症状が目立ちます．ちなみに，暑が激しい熱中症までは起こしていなくても，高温のために体調を悪くしている時には，さらに風と湿が結びついて侵襲することが多くなります．伝統的には，熱中症の病型を"中暑（ちゅうしょ）"，熱中症まで行かなくても，高温のために体調を悪くしている状態や更にそこに風・湿の邪が結びついて問題を起こしている場合を，"傷暑（しょうしょ）"といいます．ここでいう中暑の"中"は後

> 痰飲：津液の変性物，他の精気の流通を阻害．
> 　　　組織の変性・破壊を起こす
>
> 瘀血：血の変性物，気血の流通を阻害
>
> 食積：消化管の停滞物，脾や消化管に負担を
> 　　　かけたり痰や瘀血をつくりだす
>
> 内生五邪：暑以外の六淫外邪と類似の状況が
> 　　　　　体内に生じたもの

図3-29 内邪

で解説します中風の"中"と同じ意味合いです．

　続いて内邪についてみていきたいと思います．変性した津液である"痰飲"，変性した血である"瘀血"，消化管の中で停滞している食物残差である"食積"などがあります．痰飲は"痰"と"飲"に分けられます．痰は気道分泌物の痰だけではなく，同じような粘稠なものが全身の全ての部位にできると考えられていました．そして，他の精気の流通を阻害したり，組織を変性・破壊する特徴をもつものとされています．一方の飲は，流通経路を離れて駐留している変性した津液です．具体的には胸水や腹水などがこれにあたります．瘀血は後で述べます"血瘀"によって生じるものや，内出血で血管外にでた血，血の中での邪正相争の結果生じる場合などで生まれます．瘀血は血の流れを阻害したり，気の流れを阻害する原因となったり，組織の破壊・変性をきたす原因となります．食積は食べ過ぎ・飲みすぎの結果や，消化に悪いものを食べたり，脾・胃の具合が悪いのに食べたりすることで，生じます．脾や消化管に負担をかけたり，痰や瘀血をつくりだしたりします．あと，内邪としては，中医学では，**内生五邪**というのを想定しています．これは六淫外邪の内，暑邪を除く，他の五邪が体内でも類似のものが発生するという内容です．もちろん，暑邪は熱中症のことだと説明しましたので，体内でそんな高体温を呈する状態が生まれないと無理ですので想定できなかったのでしょう．今ならば，向精神薬などによる悪性症候群などがありますから，実は内暑というものも，ナイショで考えた方がよいかもしれません……なんて，おやじギャグか．

　冗談はさておき，この内生五邪は南京中薬大学の基礎理論の教授である，王新華が唱えるようにある種の精気の状態ですから，「内生五変」と言った方がよいかもしれません．説明の関係上，次の精気のバランスの崩れのところで説明します．

　生体内でのバランスの崩れである"陰陽失調"を説明する前に，漢方の基本哲学

```
陽：天　明　表　男　熱　…
陰：地　暗　裏　女　寒　…
```

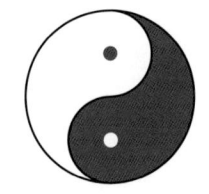

- 一方が増える一方が減る
- 一方だけでは存在できない
- 一定をこえると他方に変化する
- 一方の中にさらに他方が存在する

図3-30　陰陽説

である**陰陽五行説**を少しだけ説明します．漢方は古代の中国で誕生しましたので，古代中国の哲学の基本となる陰陽五行説に強い影響を受けています．陰陽五行説は，陰陽説と五行説に分かれていますが，特に重要なものは**陰陽説**です．漢方医学の理論的背景としては五行説もとても重要ですが，時代によってかなり内容が変化している部分もあって，正確な理解と応用はなかなか難しい問題が絡んでいます．そのため，入門者向けのこの本では説明を避けて，ここでは，陰陽説を説明したいと思います．陰陽説ではこの世の全てを陰と陽の2つに分けて考えます．たとえば，表と裏，明るいと暗い，男と女，熱いと冷たい，始まりと終わり，左と右…，というようにあげればきりがありません．この陰陽の関係にはある種の法則が存在すると陰陽説では考えています．①陰陽は全てのものを分類できる．今あげたようにとりあえずなんでも，哲学でいうところの2項対立で列挙すればできますよね．②陰陽は対立しあっていて，一方が増えれば一方を抑制する関係．明るいところが多ければ，暗いところが減りますよね．③陰陽は一方がなくては存在できない．右だけで左がないことはありえませんね．④陰陽はその中にさらに陰陽が存在する．右と言ってもその中にまた左がありますよね．⑤陰陽はある状態になると陰が陽に，陽が陰になります．冬が極まると春になりますし，夏は極まると秋になります．こんな風にあるところまでくると反対に変化します．因みに今まで説明した陰陽の性質を表したのが，サーフボードでもおなじみの通称「陰陽マーク」こと「太極図」です．説明したように陰陽は全てのものを分けることができるために，その陰陽が何をどの基準で分けたかが問題になります．医学で最も頻用される陰陽は，陰は物質で陽は機能です．精気では，気は陽で，血や津液は陰となります．熱エネルギーとしての"陽"，細胞内液のようなものの"陰"と間違えないようにしてください．物質と機能の陰陽のバランスの崩れは，機能の亢進または低下をまねき，寒・熱と

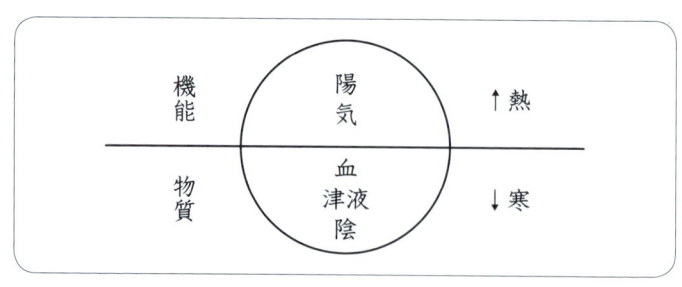

図3-31 精気と寒熱の関係

いう結果をもたらします．ここでいう寒・熱は温度の上下を意味するだけではなく，自覚症状としてのほてり・冷え，症状の増悪緩解因子として，温めると増悪・または冷えると緩解する場合には熱，冷やすと増悪・温めると緩解する場合には寒とします．また，粘膜・皮膚の発赤の程度が強いものを熱，蒼白化しているか発赤が軽度の場合を寒と考えます．分泌物の色が黄色，においが強いものを熱と考えます．バランスの崩れを端的に表現する用語に"虚実"があります．何らかの**精気の不足**を"**虚**（きょ）"と言います．何らかの過剰または邪の存在を"**実**（じつ）"と言います．

精気の異常

"気の病態"

　精気のバランスの崩れについてみていきたいと思います．まずは，順番に気の病態からみたいと思います．**気の病態の基本は"気滞（きたい）"と"気虚（ききょ）"です．**"気滞"とは気の流れの停滞です．感情の抑うつ，イライラ，移動性する疼痛，腸管内のガスの停滞，血や津液の停滞を引き起こします．気滞が進んで溜まった気がコントロールを失って，上方に暴発する場合もあります（これを"**気逆**（きぎゃく）"といいます）．この時には，上半身に激しい症状を起こすようになります．因みに漢方では，痛みの原因を何らかの停滞と虚によって起こされるとされています．気滞の場合には，実態のない気であることを反映して，場所が移動していく特徴をもっています．血や津液の停滞に伴う疼痛は，固定的な痛みを引き起こします．気滞の原因としては，血の流れの停滞である血瘀や津液の停滞，瘀血・痰飲による流通の阻害，邪正相争の持続，気の流れをコントロールしている肝，脾，胃，肺の異常が挙げられます．また，体を動かすことも感情も気の働きそのものですので，運動不足や感情の乱れも気滞の原因となります．一方，"気虚"とは気の不足を意味します．脱力，倦怠感，組織の活動力の低下，息切れ，無気力などの症状が出現します．気がないために他の精

```
┌ 気滞：気の流れの停滞
│    →気逆：気の過剰な上昇
│
│ 気虚：気の不足
└    →気陥：気の上昇力も低下
```

図3-32 気の病態

　気の動きが悪くなって，血や津液の停滞を招く場合もあります．気虚の原因としては過労などによる消耗や長期にわたる邪正相争による消耗，発汗や出血，下痢，嘔吐に伴って気が一緒に体外への漏出した場合，気の発生に関わる臓腑である脾・胃・肺・腎の異常に伴って起きます．気は上昇の傾向をもっていますが，気虚のために上に昇る力もなくなった状態が"気陥（きかん）"です．また，気の熱エネルギーへ特化した存在である，陽が足りないために，気が陽を作る方にとられたり，陽が不足すると代謝が落ちて，気の産生が低下する場合があります．気陥では，内臓下垂や立ちくらみなどの症状が出現します．また，衛気の不足が起こると，容易に風邪に犯されやすくなったり，熱くもないのに汗ばんだり，逆に発汗できなかったりします．陽の問題では，"陽虚（ようきょ）"と"火（か）"があります．まずは，"火"についてですが，火は陽の別名としても使用しますが，過剰になり暴発している熱エネルギーを特に指して"火"と表現することもしばしばあります．熱エネルギーに特化した気の形である陽は，根源は腎にあって，三焦を通じて，肝から心包に向かって上昇しています．このため，火の問題は，起こしやすい場所が知られていて，陽の流れの問題から肝・胆・心・胃・腎・膀胱でしばしばみられます．症状は強い熱感，強い発赤，興奮があげられます．原因は，怒りやイライラなどの激しい情動の変化や，情動の持続，身体を温める薬剤や食物の取りすぎ，長期にわたる邪正相争の結果や気滞によって鬱滞した気が熱に変化したりすることで生じます．陽が不足した状態である"陽虚"では，つよい冷えや各種代謝の低下の症状が出現します．陽がなくては，気の生成や津液の代謝がうまくできなくなります．また，後で出てきます，"血寒（けっかん）"の原因となります．陽が不足した際に，反って弱った陽が体表に出てきたり（これを中医学では"格陽（かくよう）"といいます），上の方に昇ってきて，部分的な熱症状が出る場合（これを中医学では"戴陽（たいよう）"といいます）もあります．上に昇ってくる場合には，顔が発赤したり精神の興奮があるけど，下半身は冷えている状態になったり，体表に出てくる場合には，熱がっているのに冷たい飲み物を口にしたがらないなどの症状が出てきます．

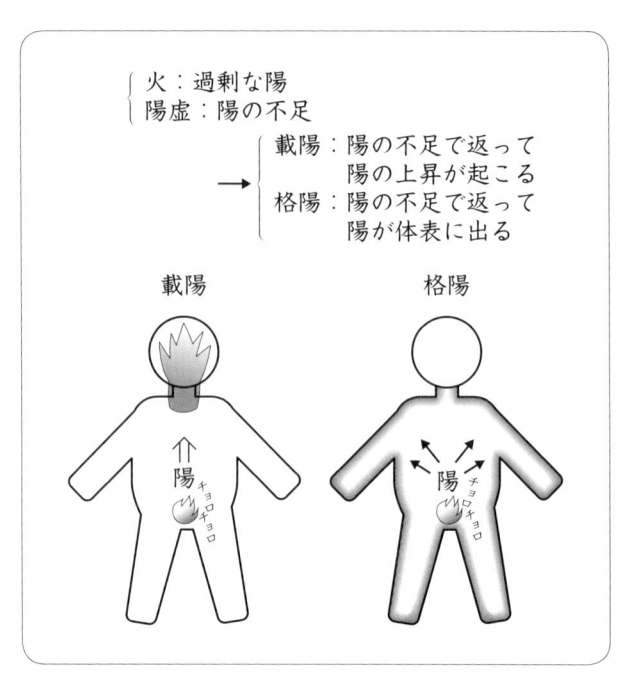

```
┌ 火：過剰な陽
│ 陽虚：陽の不足
│    ┌ 戴陽：陽の不足で返って
│    │    陽の上昇が起こる
→    │ 格陽：陽の不足で返って
     └    陽が体表に出る
```

戴陽　　　　格陽

図3-33　陽の病態

"血の病態"

　次は血の病態です．血の病態の基本は"血瘀（けつお）"，"血虚（けっきょ）"と血と熱の関連の異常が出現します．"血瘀"とは血の流れの停滞です．静脈の鬱滞や固定性の疼痛，刺すような痛み，皮膚の粗造化，月経痛などを引き起こします．血瘀が気滞の原因となることもあります．血瘀の原因としては，血の流れを支えている気の異常や痰による阻害があります．"瘀血（おけつ）"は変性した血です．血瘀や内出血して血管外に漏出した血，長期にわたる邪正相争によって生じます．瘀血は，組織の破壊や変性，色素沈着，出血や月経血に凝血塊を生じたり，錯乱した精神症状を起こしたりします．また，血瘀の原因となったり，気の流れを阻害したりします．循環に寄与しない血であるため，血の再生がうまくいかず，血虚の原因となる場合もあります．次は血が不足した"血虚（けっきょ）"についてです．血虚では，気の動きの円滑さがなくなりますので，筋肉の攣（ひきつ）りやこわばり，眼の疲れ・調節障害などが現れます．また皮膚・体毛のうるおいがなくなります．ちなみに西洋医学の診断の貧血は，漢方的にみれば，単なる血虚ではなくて，血虚の症状に加えて倦怠感・労作時息切れや冷え症などが出現しますので気虚も合併しているといえます．血虚の原因としては血の原料である気

```
┌ 血瘀：血の停滞
├ 血虚：血の不足
├ 血熱：血に熱が結びついたもの
└ 血寒：血に寒が結びついたもの

瘀血：変性した血
```

図3-34　血の病態

```
津液不足：津液の不足
陰　　虚：陰の不足
内　　湿：津液の停滞

痰飲：変性した津液
```

図3-35　津液の病態

や津液の不足や出血，運動のし過ぎ，睡眠不足，大量飲酒，瘀血などがあります．ところで，陽は腎から始まって，肝・心包と上に登って行くんでしたね．肝・心包で陽は血に熱を与えます．このため，血は熱に結びつきやすい性質をもっています．**血に熱が結びついた状態を"血熱"とよびます**．この時は，出血傾向や夕方から夜間のほてりや発熱，陰の消耗，瘀血を形成しやすくなります．また躁傾向・錯乱した精神症状も引き起こしやすくなります．原因としては，長期にわたる邪正相争の結果，瘀血，陽の亢進，肝・心・腎の熱をもつ異常がある場合などがあります．**血に寒がある状態は，"血寒"と言います**．このときは，血行の不良，冷え，冷えで増悪する痛みなどの症状がでます．また，血瘀，気滞を引き起こします．原因としては，陽の不足，肝・心の異常のために血に十分に陽を伝えられない，血虚のために陽が血に伝わらないなどです．

"津液の病態"

　精気の異常の最後に津液についてです．津液の病態の基本は"津液不足"，"陰虚"，"内湿"です．まずは"津液不足"ですが，これは主に粘膜の乾燥症状が目立ちます．原因は，そのものずばり水分の摂取不足や乾燥，津液の代謝に大きな影響力をもつ，脾や肺の問題が存在する場合，熱のために津液が消耗された場合です．"陰虚"になると，組織の萎縮や手足のほてりなどの熱の症状がでやすくなります．津液の停滞が起こると，"内湿"とよばれます（単に"湿"ともよばれます）．症状

は湿度が上昇したり水分摂取が多くなると，出現・増悪する症状，おもだるい倦怠感，むくみ，軟便，帯下の増加・唾液の増加などの分泌物・粘液の増加が認められるようになります．また，気滞の原因となったり，陽を障害したり，特に脾に負担をかけやすくなります．停滞した水分が変性すると前述の痰飲に変化します．内湿は熱・寒と結びつく場合があり，熱と結びつくと分泌物・粘液，排泄物の色が黄～赤色となったり，粘稠度が増し，臭いが強くなります．逆に寒と結びつくと，分泌物・粘液の色がうすく，粘稠度も低く，臭いはあってもなまぐささがある程度になります．原因としては，脾・肺・腎といった津液の代謝に強い影響を与えている臓腑の異常，気滞，食積，陽虚，痰飲，飲酒，水分摂取のしすぎがあげられます．"痰飲"は変性した津液です．先ほど述べましたように"飲"は腹水・胸水なので，比較的わかりやすいですが，停滞した水分である"内湿"と変性した水分である"痰"は厳密な区別は難しく，しばしば"痰湿"としてまとめて論じられます．痰飲は他の精気の流通を阻害する作用があり，気滞，瘀血，内湿の原因となります．また陽の流通の阻害する場合もあります．特に痰は組織の変性・破壊を生むことが知られていて，しばしば陰虚を引き起こします．痰も熱や寒と結びつきやすい性質をもっています．

　気・血・津液などの流体では流れるものであること独特の問題が起こります．シェーマ化して考えてみたいと思います．

　正常な流体の状態は，流量と流速が保たれています．図3-36のように，あるところでブロックや鬱滞が起こると，手前では量の増大（つまりは"実"）が起こり，後では量の不足が出現します（つまり"虚"）．逆に図のように流量が極端に低下すると，流速が低下してあたかも"滞っている"のと同じ状態になります．ということで，しばしば虚と実が，不足と滞りが同時に併存することになります．一見反対にみえる現象が実際にはしばしば併存して目にすることに気づかされます．

　これから先ほど棚上げしていました"内生五邪"または"内生五変"とよばれる状態について説明したいと思います．先ほども述べましたが六淫外邪のうち，暑を除く，ものが体内でも同じようなものがあるという考え方で内風，内寒，内熱，内湿，内燥です．しかしその実は，内寒は陽虚，内熱は火や，気滞の結果鬱滞した気が熱を生じたもの・邪正相争の結果生じた熱です．内湿（単に湿とも言われます）は津液の過剰・停滞，内燥は津液不足です．六淫外邪のところで，暑邪以外は風邪と結びついて，体内に入ってくるということを説明しました．つまり風邪とともに入ってくる場合は，急性感染症の病型ですね．この内生五邪が存在すると，風邪がなくても外界の変化が体に影響を与えることができるようになります．たとえば，

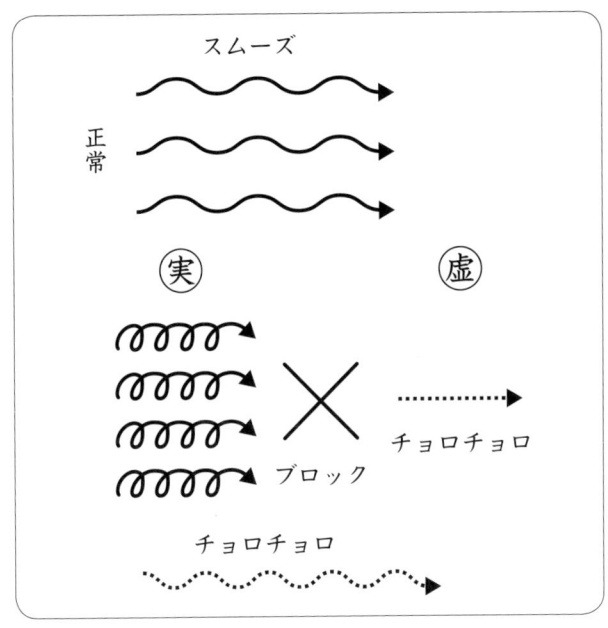

図3-36 流体の病態

クーラーなどで冷えると頭や体が痛くなる場合は，内寒があるから，湿度が上がると，体がだるくなったり，食欲が低下するのは内湿があるからと考えます．でも，外の風邪が一緒ではないので，やはり急性感染症の病型にはなりません．ここで問題になるのは内風です．内風の実体は気の過剰運動です．具体的な症状は，痙攣や感情の急激な変化，脳卒中の症状です．また，皮膚局所では起こると瘙痒感を引き起こします．電撃痛の原因となる場合もあります．古い日本語では，脳卒中を「中風」とよんでいました．「中」は「あたる」と読み，矢が的の真ん中を射抜くように急激に核心までやられる意味で用います．まさに「風に中（あた）る」で脳卒中は内風が「中（あた）った」状態と考えられています．ちなみに「中毒」の「中」もこの「あたる」の意味です．先にも紹介しましたBPSDに使用される抑肝散は，本来，子供の夜泣きや，歯ぎしり，痙攣のために作られた処方でした．面白いのは，BPSDなどの急激な情動変化に伴う易怒性に対して，西洋薬では気分調整薬として抗痙攣薬を使用している点です．やはり同じ生理学的な機序なんでしょうね！　原因ですが，気の過剰な運動が起こるのは，熱に煽られる場合，陰陽関係で気の抑制をしている血や陰が足りない場合，気の流れが阻害されて鬱滞した気が過剰運動を始めた場合に起こります．特に気の流れをスムーズに調整する作用をもつ肝の異常

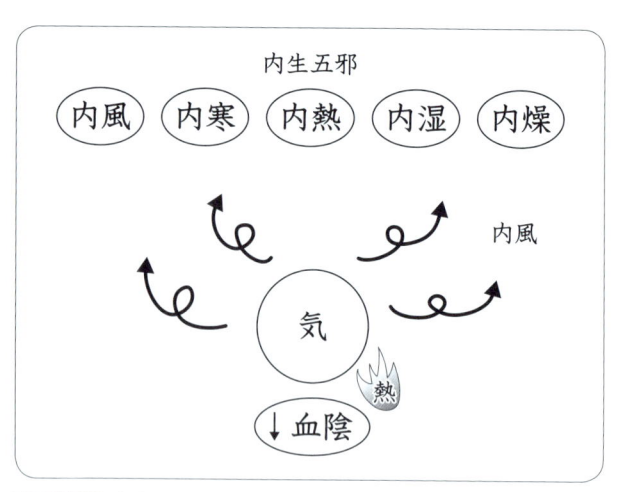

図3-37 内生五邪

で起こりやすいとされています（だから抑"肝"散）.

臓腑の病態

"心の病態"

　次は五臓六腑の異常についてです．心の異常の症状は，その生理機能があらわすように，意識と思考の内容の異常（すなわち，神の異常），循環のポンプの異常です．しばしば認められる症状としては，動悸，胸痛，睡眠の障害です．五臓六腑も精気で作られていますから，精気の異常が病態となります．また，邪の侵襲による病態もあります．今から述べる，それぞれの病態も精気の異常のところで述べたように，お互いに絡み合って，長期化すれば互いの病態を引き起こす原因ともなります．心の気の異常では，循環のポンプの異常が主に現れ，心の血・陰が障害されると意識と思考の異常が主に現れます．血には精神活動を安定化させる作用があるのでしたね．ちなみに，同じように精神活動に強い影響を与える肝の場合には，抑うつ・イライラなどの感情の異常が現れるのに対して，心の場合には，思考の内容の異常や意識の問題が出現します．西洋医学的にいえば，肝は心因反応，感情障害，神経症のレベルですが，心の問題は精神病圏内のような不可解さが出てきます．まずは，邪が存在している，つまりは実の病態から議論してみたいと思います．心に熱がこもっている状態では，頻脈，興奮，思考の錯乱，不眠などの症状が現れます．心に痰や瘀血が侵襲している場合，循環のポンプとしての作用に影響を与えると，

表3-1 心の頻出症状：動悸・胸痛・睡眠の障害

病態	症状
心に熱がこもった状態	頻脈，興奮，思考の錯乱，不眠など
心に痰や瘀血が侵襲した状態	循環機能に影響：胸痛・冷汗・動悸など 痰：重い感じの胸痛　　　瘀血：差し込む感じの胸痛 精神機能に影響 瘀血：健忘や認知能力の低下，錯乱（とくに熱が結びついた場合） 痰：急激な場合には，意識低下，徐々に犯すと統合失調様の思考の錯乱
心に過剰な津液が迫りくる病態	動悸・めまい，ふらつき，下腹部から胸部に突き上げられるような感覚
心の気虚	労作で増悪する動悸・息切れ
心の陽虚	心の気虚の症状＋四肢の冷感など
心の血虚	中途覚醒や多夢，熟眠感の消失，健忘，病的な不安感など
心の陰虚	心の血虚の症状＋ほてり感

胸痛・冷汗・動悸が出現します．つまりは，虚血性心疾患の症状ですね．痰が襲うと痛みより圧迫感が強く，瘀血が襲うと差し込むような痛みとなります．痰や瘀血が心からの神の出力に影響を及ぼすと，瘀血の場合には，健忘や認知能力の低下，錯乱（とくに熱が結びついた場合）がでます．痰の場合には急激な場合には，意識低下，徐々に犯すと統合失調のような思考の錯乱が出現します．もともと脾が冷えやすく弱い人が何らかの理由で心の陽も低下すると本来，脾によって腎に送り届けられるはずの津液が気とともに，心に迫りくるという病態が発生することがあります．この場合にはめまいやふらつき，動悸，下腹部から胸部に突き上げられるような感覚が出現します．次は心の虚の病態ですが，心の気虚が起こると，労作で増悪する動悸・息切れが発生します．心の陽虚が起こると，心の気虚の症状に加えて四肢の冷感などが出現します．つまりは，西洋医学の左心不全症状ですね．心の気虚は肺の気虚や脾の気虚から続発しやすいことが知られています．心の血虚が出現すると，中途覚醒や夢が多くなったり，熟眠感が得られなくなります．また，健忘などを引き起こすようにもなります．病的な不安感を呈する場合もあります．生理のところで，胆も異常がでると不安感が強くなるというお話をしましたが，胆の異常の不安感はいうなれば"驚きやすさ""迷いやすさ"ともいうべきもので，ちょっとした物音でビックとしたり，試験などで不安になったりするように，通常でも不安になる可能性のあることに対しての過剰な不安です．また，買い物に行くと何を買っていいか，決めきれなくて不安といった内容です．一方で，心の血虚に伴う不安感は起こってもいないことを想像して不安になるというような，通常では不安に

なる要素がないにも関わらず不安になってしまいます（西洋医学の予期不安の成分も含まれています）．心の血虚は肝の血虚が波及することがあります．心の陰虚の場合には，心の血虚の症状に加えて，ほてり感などの症状が出現するようになります．また，心の陰虚は腎や肝の陰虚から続発しやすいことが知られています．

"肺の病態"

次は肺の病態です．肺は生理のところでもお話したいように肺の気は，①上に外に広がるベクトル，②内に下に引き降ろすベクトルをもっていること．その結果，呼吸を行い，気の産生の場となる，気・津液を全身に分布させて最終的に腎に送り込む，衛気の産生・コントロールに強い影響をもっているなどの機能を担っています．このため，肺の病態ではこれらに関連した症状が出てきます．つまり，肺に問題を起こすと，肺の気のベクトルが障害されて，咳嗽や喘鳴，呼吸困難感が出現します．また，浮腫などの津液の停滞の症状が出ます．衛気の異常がでると容易に衛気が風邪に破られてカゼにかかりやすくなったり，汗の異常をきたして，熱くもないのに汗がでたり，逆に汗がでにくくなったりします（衛気は汗のコントロールに重要でしたね）．また肺は外界に通じているので，外邪が体内に入ってきて問題を起

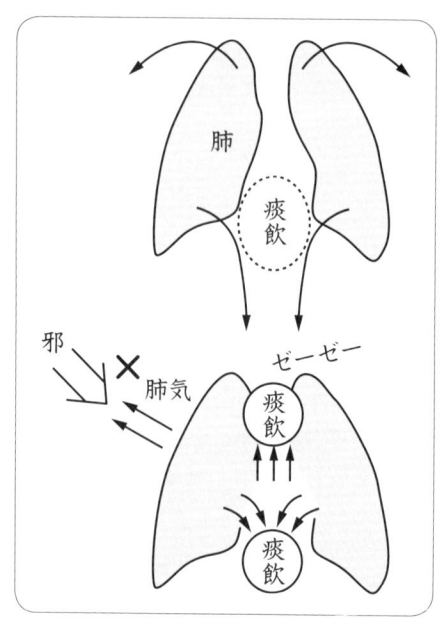

図3-38 伏在した痰飲が顕在化

表3-2 肺の頻出症状：咳，喀痰，息切れ

病態	症状
肺に熱がこもる状態	口渇，強い咳嗽，黄色の喀痰，激しい場合には発熱，喀血
肺に痰湿がこもる状態	大量の喀痰の慢性的な咳嗽
肺に痰飲が潜伏している場合	発作性の喘鳴・喀痰，突発的な鼻水 蕁麻疹・突発性の浮腫
肺の気虚	呼吸困難感と息切れ，声に力がない 衛気が不足：カゼを引きやすい
肺の津液不足	乾性咳嗽，少ない痰がなかなか切れない
肺の陰虚	乾性咳嗽又は粘稠痰＋ほてり・羸痩

こしやすい場でもあります．しかし，ここではこの問題は取り上げず，漢方の感染症の考え方のところでお話したいと思います．肺の病態の基本は，肺に熱がこもる病態と，痰湿による肺の阻害，肺の気虚，肺の津液の不足です．肺に熱がこもると，口渇，強い咳嗽，黄色の喀痰，激しい場合には発熱，喀血を呈します．邪正相争により発生した熱や，肺の陰虚により発生した熱，肝によって生まれた熱が肺におよんで生まれます．また，肺の熱が血に結びつくと喀血するようになります．肺に痰湿がこもると，大量の喀痰を伴う慢性的な咳嗽を引き起こすようになります．また，肺の付近で津液が停滞して痰飲があっても，普段はなんとか肺の気が勝って症状が顕在化していない場合があります．この時に何らかの要因で（多くは外からの風邪の侵襲），肺の気が障害されると一気に痰飲が顕在化して，肺の上に外に広がるベクトルを阻害すると喘鳴や喀痰，鼻水が出現します．逆に内に下に引き込むベクトルが阻害され，津液の回収路をこの痰飲が阻害してしまうと，蕁麻疹や浮腫の原因となります（中医学では"飲邪干肺"といいます）．いわゆる喘息発作や喘息合併の蕁麻疹，COPDの急性増悪での浮腫はこの病態で説明されます．肺の気虚では，呼吸困難感と息切れが出現します．また，大きな声や張りのある高い声が出せなくなると考えられています．肺の気虚が衛気の生成に対しても影響すると，風邪に犯されやすくなって，しょっちゅうカゼをひきやすくなります．長期の咳嗽は肺の気を消耗すると考えられていて，慢性的な咳嗽は肺の気虚の原因となります．また，肺の気虚があると，肺の津液をコントロールする力も低下して，喀痰が出現したり，痰飲の潜伏や浮腫の原因となります．肺の津液不足では，乾性咳嗽が出現します．これが，肺の陰虚まで到るとほてりや羸痩が出現します．

"脾の病態"

次は脾の問題です．脾の病態では生理学的な機能からもわかるように，消化吸収

の低下，気・津液の停滞が起きます．結果として精気の生成不足となります．また，気の上方に向かうベクトルの低下，血管外への血の漏出をきたし易くなることによる，出血傾向が起きます．脾の基本の病態は，脾の気虚と痰湿が脾を阻害する病態です．脾の気虚では，食欲不振，軟便～下痢，特に食後の倦怠感が出現します．また，浮腫や羸痩を伴うこともあります．脾の気虚のために気の上昇ができなくなると，脾の気虚の症状に加えて，直腸脱，子宮脱などの内臓下垂や立ちくらみなどの症状が出現します（中医学では"中気下陥（ちゅうきげかん）"と表現します）．脾の気虚により脾の血管内から血が漏出することを防止する機能が低下すると，脾の気虚の症状に加えて易出血になります．脾の陽虚になった場合には，脾の気虚の症状に加えて腹部の強い冷え，寒冷物の飲食が摂れない，冷えると増悪する下痢などが出現します．また，痰湿による脾の阻害（これを中医学では"痰湿困脾（たんしつこんぴ）"といいます）では，食思不振，泥状のべたべたした軟便，腹部膨満感，湿度の上昇や水分摂取で増悪する消化器症状，四肢のおもだるさ，浮腫などが出現します．また，気滞を合併しやすくなります．脾の基本病態である，脾の気虚と，痰湿による脾の阻害は，卵と鶏の関係で，脾の気虚があると，脾の津液と気の流れを調整する作用が低下して痰湿が生じて，脾を阻害します．逆に脾が痰湿によって阻害されると，脾の消化吸収機能が低下して気の生成が低下して，脾の気虚が発生します．特に日本のように湿度が高い地域では，この関係が重要です．それにまつわるエピソードをご紹介したいと思います．どちらも医療用漢方製剤に収録されている処方に四君子湯（しくんしとう）と六君子湯（りっくんしとう）があります．四君子湯は脾の気虚の基本処方ですが，実は日本では使用頻度が極端に少ない処方です．代わりに六君子湯が非常によく使用されます．これは，某メーカーが盛んに六君子湯の宣伝をしているという理由だけではありません．漢方の専門医

表3-3 脾の頻出症状：食思不振，下痢

病態	症状
脾の気虚	食欲不振，軟便～下痢，特に食後の倦怠感，浮腫や羸痩を伴う場合あり
脾の陽虚	脾の気虚＋腹部の強い冷え，寒冷物の飲食が摂れない，冷えると増悪する下痢など
脾の気の上昇ができない	脾の気虚の症状＋直腸脱，子宮脱などの内臓下垂や立ちくらみなど
脾の気が血をとどめておけない	脾の気虚の症状＋易出血
痰湿による脾の阻害	食思不振，泥状のべたべたした軟便，腹部膨満感，湿度の上昇や水分摂取で増悪する消化器症状，四肢のおもだるさ，浮腫

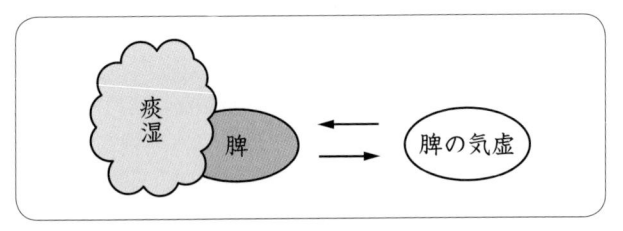

図3-39 痰湿による脾の障害と脾の気虚

でも六君子湯は頻用しますが，四君子湯は滅多に使用しません．六君子湯は四君子湯に陳皮，半夏という気の流れを整え，痰湿を除く生薬を加えた組成になっています．つまり，脾の気虚を治療しながら，脾が痰湿によって阻害されている病態も治療することができる処方です．便利ですね～！(^^)!．ところが，中国の北京の中医師は，六君子湯はほとんど使用せず，四君子湯をよく使用します．反対に中国でも上海や広東省の医師は六君子湯を使用する機会が増えます．不思議ですね．皆さんは北京を旅行されたことがありますか？　日本に比較すると非常に乾燥しています．お茶もマグカップのような茶碗に並々いれて，いつも飲んでいます．また北京料理は油をよく使います．こうしないと乾燥して眼や口，皮膚がすぐに乾燥してしまうのです．一方で上海や広東省に行くとわかりますが，日本と似て湿度が高いのです．お茶も猪口のような茶器や日本で使う湯飲み程度の茶器で飲むのが基本です．料理も薄味で，あまり油を多くは使いません．脂っこい食べ物は脾に負担をかけて内湿を助長します．北京ほど乾燥していると，脾の気虚でも痰湿が生まれにくい環境です．むしろ痰湿を除く薬は乾燥させすぎることになります．逆に日本をはじめ湿度が高い地域では，脾の気虚では痰湿が絡むことが必発のように起こるため，痰湿を除き，気滞を除く薬が必要になります．

"肝の病態"

　肝の病態に移りましょう．肝の病態では，その生理機能からもわかるように気の流れがスムーズに行かなくなるのとともに，感情の問題が発生します．また，血を養うことがうまくいかなくなったり，血の還流の異常により血瘀がでやすくなります．特に月経の異常がしばしば認められます．肝の病態の基本は，肝の気が鬱結して気滞を起こしている状態（これを中医学では"肝気鬱結"といいます）と，肝の血虚です．肝の気が鬱結した状態では，気の流れがスムーズに行かなくなり，特に感情に強い影響を出しやすく，イライラや抑うつを呈しやすくなります．また，他の部位の気滞の原因となりますが，特に脾・胃に強く影響を及ぼすようになります．

表3-4 肝の頻出症状：イライラ・抑うつ，下肢の攣り，季肋部の違和感・圧痛，弦脈

病態	症状
肝の気の鬱結による気滞	イライラ・抑うつ，季肋部の違和感・圧痛（胸脇苦満），弦脈
肝の気の熱化よる火	怒り易くなり，眼の充血，上半身の熱の症状
肝の血虚	筋肉の攣りやコワバリ，眼の疲れ，髪のつやの低下や，髪や爪がもろくなる，月経量が低下
肝の陰虚	肝の血虚の症状＋手足のほてり，眼の充血
肝の陰虚による肝の陽の亢進	肝の陰虚の症状＋怒り易くなり，眼の充血，上半身の熱の症状
肝の気の過剰運動（内風）	急激な感情の変化，痙攣，めまいなど．内風に痰が結びついて脳に詰まると，脳卒中の症状
肝の経絡に寒が侵入停滞	側腹部〜下腹部〜鼠径部・陰部の冷えと強い痛み
肝の経絡に湿と熱が停滞	陰部〜鼠径部のかゆみや痛み，湿疹，びらん，発赤，陰部からの黄色〜膿性分泌物

この問題については後で詳しく述べたいと思います．肝の気の鬱結の原因としては，長期にわたる精神的なストレス，肝の気と陰陽関係である肝の血虚や肝の陰虚による肝の気のコントロールが低下している場合，脾胃の痰湿による阻害，全身の気滞が原因となります．肝で鬱結して，鬱積している肝の気は肝にある陽にあおられて，容易に熱化して燃え上がります．すると，怒りやすくなり，眼の充血，上半身の熱の症状が出現します（これを中医学では"肝火上炎"といいます）．また，血熱の原因にもなります．肝の血虚では筋肉の攣りやコワバリ，眼の疲れ，髪のつやの低下や，髪や爪がもろくなる，月経量が低下するなどの症状が出現します．肝の血虚が悪化すると肝の陰虚に発展します．肝の陰虚では，肝の血虚の症状に加えて，手足のほてりや喉の渇き，眼の充血などが出現するようになります．肝の陰虚になると，陰陽関係で抑制している肝の陽の抑制がとれず，肝の陽が上に過剰に向かうことになって，あたかも肝の気が熱化して燃え上がっているときとよく似た症状が出てきます（これを中医学では"肝陽上亢"といいます）．この時に，肝の気が熱化している時と同じと考えて，漫然と熱をとるような治療を行っていると，一時的には良くてもしばらくして，逆に症状を悪化させることもあります．肝の内風（すなわち，気の過剰運動）もよく認められます．この場合には，急激な感情の変化，痙攣，めまいなどの症状が出現します．この内風に痰が結びついて風にあおられて痰が脳に詰まると，脳卒中の症状が出現します．肝の内風の原因としては，肝の陽の亢進や，鬱結した肝の気が燃え上がった場合などにより肝の熱が亢進して，肝の気の運動性が亢進した場合，肝の気を陰陽関係で抑制している肝の血や陰が不足した場合，鬱結した肝の気が過剰な運動を始めた場合があります．また，肝の経

絡に邪が入り込んだ病態も想定されています．肝の経絡は下腹部〜鼠径部から陰部を取り巻いていますので，この部位の症状が出やすくなります（図3-19参照）．肝の経絡に熱と結びついた湿が入り込むと，陰部〜鼠径部のかゆみや痛み，湿疹，びらん，発赤，陰部からの黄色〜膿性分泌物が出るようになります（中医学では"肝経湿熱"といいます）．肝の経絡で肝の気が鬱結して，寒が経絡に入り込むと，側腹部〜下腹部〜鼠径部・陰部の冷えと強い痛みが出現するようになります（中医学では"寒滞肝脈"といいます）．時には熱と結びついた湿が原因で肝の経絡の気の流れを阻害すると，強い痛みと冷感とともに熱の症候も伴う場合があります．尿管結石の疝痛発作などはこの代表ですね．

"腎の病態"

いよいよ五臓の最後の腎の病態についてみていきましょう．腎の異常はその生理作用からもわかるように，尿の異常や浮腫，成長老化・生殖の異常，肺の内に下に引き降ろす作用の低下として現れます．また，腰痛や骨の弱さ，歯の弱さとしても現れます．ところで，テレビのCMで，「東洋医学では女性は7の倍数，男性は8の倍数で体の衰えが現れると考えています．」のフレーズが有名になりましたが，これは漢方医学の最古典である，『黄帝内経』素問の第1篇である，「上古天真論篇」の中に出てくる記述です．出てくる年齢は全て古代の中国ですので，数え年です．女性は7歳（満5〜6歳），8歳（満6〜7歳）で歯が永久歯に代わり，女性は14歳，男性は16歳で生殖が可能となり，女性は28歳，男性は32歳で身体能力の頂点に達し，女性は35歳で顔にしわがより髪が抜け始め，男性は40歳で髪が抜け，女性では42歳で顔全体にしわが及んで髪に白髪がでるようになり，男性は48歳で顔にしわがより髪と髭の白髪が混じるようになります．女性は49歳で閉経になるとされています．どうでしょう，なかなか現実の成長老化のバイオサイクルを表していると思われませんか？ もし，ここで示される成長老化の現れが，指標の年齢より成長が遅れたり，早く老化の現れが出てきたら，腎の虚があると考えます．腎

表3-5 腎の頻出症状：早期の老化，成長の遅れ，腰痛，浮腫，多尿，乏尿

病態	症状
腎の陰虚	腎の症状＋手足のほてり
腎の陽虚	腎の症状＋手足の冷え
腎の留めておく機能の低下	多尿，早漏，夢精など
腎の肺の気のバックアップの低下	腎の症状＋吸気の困難

の基本の病態は腎の陰虚と陽虚です．腎の陰虚では腎の症状に加えて手足のほてりなどの熱の症状，全身の乾燥などの症状がでるようになります．腎の陽虚では，手足の冷えなどの寒の症状，尿が薄くて大量に出るようになったり，逆に尿量が減って浮腫が出現するようになります．腎の陰陽のバランスの崩れが，腎の機能の異常として現れ，腎の内側に引きこみ蓄えておく機能が低下すると，多尿になったり，男性では無意識に射精したり，夢精が起こったりするようになります．女性では，性的な夢を見るようになったり，流産を繰り返すなど症状が現れます．腎の肺の内に下に引き降ろすベクトルのバックアップ機能が低下すると，吸気がうまくできなくなり，弱い咳嗽や喘息が長期に持続するようになります．いわゆる，慢性持続型喘息や慢性閉塞性肺疾患の重症型がこの病型によく当てはまります．

"六腑の病態"

　以上が，五臓の病態です．次に六腑の異常をみていきましょう．胆の病態では，黄疸と決断力低下・驚きやすさが出現するようになります．胆に痰湿がたまり，胆汁の流れを阻害すると，黄疸が出現します．同時に胆の精神活動に対する作用が障害されると，入眠障害や決断力の低下，驚きやすさが出現します．胆の気が虚すると，驚きやすさや，不安，入眠困難，ため息が異常に多いなどの症状が出現します．胆の不安は，不安になる可能性があり得ることに対して，程度が軽いけど不安になるというものです．一方，心の不安は不可解さを伴うもので，通常は不安に思うことではないことに不安を感じるというものです．予期不安は心の不安の場合が多いようです．

　胃の病態では，食物を受け入れる機能の異常による嘔気・嘔吐，下の方に送る機能の異常による便秘と，消化不良，食欲の異常，上腹部の痛みが出現するようになります．胃に熱が起こると，上腹部の灼熱感，胸焼け，冷たいものを好む，食欲の亢進，口臭，口腔〜胃粘膜のびらんが出現するようになります．胃に熱が起こる原因としては，気滞や，食積・痰湿，飲酒，辛い食べ物，肉食の取りすぎなどです．また，後で詳しく述べますが，肝の問題から，波及することもあります．逆に胃に寒が起こると，寒冷で誘発され・温めると緩和され，食事で緩和される上腹部痛が出現します．原因は，冷たいものの取りすぎ，身体の熱をとる薬剤の使用のしすぎ，痰湿の停滞などです．胃の熱と同様に肝の問題から波及する場合もあります．胃に食積が起こると，生臭い口臭，上腹部の張ってつかえた感じ，過食で増悪する上腹部痛，悪臭の強い屁や大便などの症状が出現します．原因は，胃に何らかの異常がある場合，過食，脾の異常による消化吸収能力の低下などが背景になります．胃の

最後の病態に，胃の陰虚があります．症状は胃の熱の症状の軽いものが認められますが，特徴的なのは食欲は亢進しているにも関わらず，少し食べるとすぐに満腹感がでて，食べられなくなるという症状です．小腸の病態はあまり多く認識されてはおらず，現在は水分を吸収する場であることと，心と小腸が関係が深いという考え方があり，心因性の頻尿などの原因として，小腸の問題を考えることがあります．大腸の病態で起こる症状は，ずばり，便秘と下痢です．大腸の気滞では，ガスのたまりと，放屁，移動性の腹痛，便秘などが出現します．原因は，全身の気滞に加えて，肺・肝などの気のコントロールの異常によって起こります．大腸に熱がこもる病態では，腹痛と肛門の灼熱感などを伴いますが，湿が同時に結びつくと，テネスムスや粘液便などを伴うようになります．原因としては，局所での邪正相争，気滞，肝から熱が波及する場合があります．大腸の津液が不足すると，乾燥した便となり便秘となります．原因としては，全身の津液の不足・陰虚，肝の陰虚，脾の必要なところに津液を届ける機能の低下などがあります．最後の膀胱の病態を説明したいと思います．膀胱の代表的な病態は，膀胱に湿と熱が結びついたものがたまる状態です．この場合，尿意の切迫，排尿痛，黄色が強い尿が出現します．発熱，腰部の痛みが出ることもあります．

☯ 複数の臓腑にまたがる病態

次に2つの臓腑にまたがる病態をみてみたいと思います．心と他の臓腑との関係で合併しやすい臓腑の問題をまずはみてみましょう．心と腎の関係では，心はもともと，陽が多く，陰が少ない，腎は陽が少なく，陰が多いという特徴があります．ほっておくと，その性質から陽は上に昇っていき，陰は下に行きます．心の陽は心の陰の力で下の方向に向かうベクトルが与えられて，腎の不足しがちな陽を補充します．逆に腎の陰は腎の陽によって上向きのベクトルが与えられて，不足しがちな心の陰を補充します．こうやって，心と腎の間でグルグルと陰・陽が循環するのが生理的な状態とされています（この状態を中医学では"心腎交通"といいます）．しかし，本来上に向かいやすい性質の陽と下に向かいやすい性質の陰が，その性質とは反対方向に循環するのですから，この関係が崩れやすいのは容易に理解できると思います．加齢などで腎の陰が虚すると，心の陰が不足して，心の陽の亢進が引き起こされるようになり，心に熱がこもる状況になります（この状態を中医学では"心腎不交"といいます）．症状は腎の陰虚と心の熱がこもる症状となりますが，治療法は単に，腎の陰を補い，心の熱をとるだけではだめです．循環の回復が必要ですの

第3章　漢方では人体と病気をどうみているの？

表3-6 六腑の頻出症状

六腑	頻出症状
胆	黄疸, 決断力低下・驚きやすさ
胃	嘔気・嘔吐, 便秘, 消化不良, 食欲の異常, 上腹部の痛み
小腸	心因性の頻尿
大腸	便秘, 下痢, 腹痛
膀胱	尿意の切迫, 排尿痛, 黄色が強い尿

表3-7 六腑の代表的病態

病態	症状
胆に痰湿がたまる	黄疸 精神状態に影響：入眠障害, 決断力の低下, 驚きやすさ
胆の気虚	驚きやすさや, 不安, 入眠困難, ため息
胃の熱	上腹部の灼熱感, 胸焼け, 冷たいものの好む, 食欲の亢進, 口臭, 口腔〜胃粘膜のびらん
胃の寒	胃に寒が起こると, 寒冷で誘発され・温めると緩和され, 食事で緩和される上腹部痛
胃に食積が停滞	生臭い口臭, 上腹部の張ってつかえた感じ, 過食で増悪する上腹部痛, 悪臭の強い屁や大便など
胃の陰虚	食欲は亢進しているにも関わらず, 少し食べるとすぐに満腹感がでて, 食べられなくなる
小腸に熱がこもる	心因性の頻尿, 興奮や胸部の不快感と頻尿が併存
大腸に熱がこもる	腹痛と肛門の灼熱感など 湿が結びつく：＋粘液便, テネスムスを伴う下痢
大腸の津液不足	乾燥便を伴う便秘
膀胱に湿と熱がこもる	尿意の切迫, 排尿痛, 黄色が強い尿, ひどいと発熱, 腰部の痛み

で，心の熱をとりつつ，下向きに向かわせるベクトルと，腎の陰を上に向かわせるベクトルを与えるような治療が必要になります．一方で，心の陽が不足した病態では，腎の陽の不足につながります．この際には，心の陽虚による四肢の冷えや動悸・息切れと，腎の陽の不足に伴う浮腫や尿量低下という，西洋医学の両心不全に相当する病態が説明されます．肺と心との関係では，肺気が虚すると，気の産生量が減少して，営気を作るために送られる心への気も減少して，心の気虚にも発展します．西洋医学の肺性心に相当する病態ですね！ 肝と心の関係も重要です．肝の気が熱化した場合や，肝の陽が亢進した場合に，ここで発生した熱が心をあおって，心にも熱を起こす場合があります．こうなると，肝の熱の症状に加えて，心に熱がこもった際の症状が同時に現れるようになります．激しい感情の変化が，不眠や動

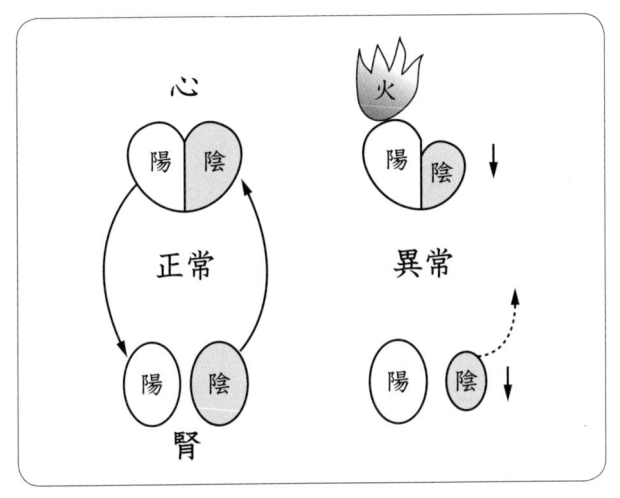

図3-40 心と腎の関係とその破綻

悸などの症状，精神病圏の疾患発症の引き金を引く状況はこうして説明されます．また肝の血が不足すると，心に供給されるための血のストックが減ってしまいます．女性の月経血は肝から供給されると考えられていますので，女性は毎月の月経によって，更年期になると肝の血がかなり消耗している状況に至っています．こうして，もともと心の血が虚する傾向の女性の場合には更年期ごろに心の血の不足がいよいよ目立つようになり，不安障害や不眠が全面に現れるようになります．また，**心と脾の関係**では脾の気虚と心の血虚が合併しやすく，しばしばこの状態の人はお目にかかります．エキス剤にも収録さされている有名処方の帰脾湯はこの病態に使用します．

次は肺と他の臓腑との合併の問題です．肺と脾の問題は非常に合併しやすいと考えられています．多くは脾の病態が肺に波及するのですが，肺の気虚と脾の気虚はどちらもお互いの原因・結果となりえます．肺と腎の病態も合併しやすいことが知られています．肺の気虚は，腎の"肺の気の下に内に引き降ろす"ベクトルのバックアップを過剰に働かせることとなり，腎の消耗を招きます．逆もあって，腎の病態によって，肺の気のバックアップする機能が低下すると，肺の気の消耗を招きやすくなります．腎と肺の陰虚も合併しやすいことが知られています．肺の病態があると，大腸の気滞が引き起こされやすくなり，便秘しやすくなります．

脾と他の臓腑の合併の問題です．脾は消化吸収と全身に必要なところに，気・津液を届ける機能をもっていますので，全身の精気の虚を引き起こします．脾は胃と

密接に結びついていると考えられています．このため，特に脾に問題があると胃の異常が出やすくなり，逆に胃の病態も脾の異常を引き起こしやすいことが知られています．脾の問題によって痰湿が生まれると，この痰湿が全身の痰湿の病態の原因となります．

　肝と他の臓腑の病態が合併する問題では，何といっても，肝と脾・胃の問題が重要です．肝の気滞が起こると脾や胃の気滞が引き起こされるようになります．そうすると，便秘になったり，ゲップが出やすくなったり，腹痛を起こしたり，痰湿がたまりやすくなります．肝の気の過剰な流動が脾・胃に対して起こると，嘔吐や下痢を起こします．過敏性腸症候群はこのモデルで理解されます．肝の気の過剰な流動も背景には多くは肝の気滞があって，気の流れの調整ができなくなったことによります．肝と脾胃の問題は肝の気が原因となって脾胃を傷めるように考えられがちです（これを中医学では"肝気横逆（かんきおうぎゃく）"といいます）が，相対的な問題で，脾・胃の気虚や気滞が肝の気の亢進や停滞を招く場合もあります．肝の気滞が原因で胃の気滞が生じて，その気が熱化して胃に熱がこもる場合があります．肝の気滞によって，肝の陽が胃に届きにくくなって胃に寒がこもるようになる場合があります．また，肝の気滞が肺の気に影響を与えると，肺の気滞が起こるようになって，肺の気のベクトルにも影響を与えます．すると，ストレスに誘発される咳嗽や喘鳴が出現するようになります．肝の熱が肺に及ぶと，肺にも熱がこもるようになって，イライラ・怒りやすさに誘発される黄色の鼻水や，黄色喀痰，喀血などが出現するようになります．肝と腎の関係を見ていきます．肝の陰虚がひどくなると，肝の陰虚を補うために腎の陰が動員されて消耗します．結果，肝と腎両方に陰虚が生じます．肝の気滞が大腸に影響を与えると，大腸でも気滞を生じて，大腸のガスが多くなって，移動性の腹痛，便秘も起こします．さらに，肝の熱が大腸に及ぶと大腸に熱がこもって，ストレスや情動で影響される，便秘・腹痛，テネスムスを伴う下痢や血便になります．さらに湿が結びつく強い臭気や粘液便～粘血便がでるようになります．

　いよいよ最後の腎と他の臓腑の病態の関係ですが，腎は精を蓄えている臓のため，全身の陰・陽の源となっています．そのため，腎の陰虚は他の全ての臓腑の陰虚の原因となりますし，腎の陽虚は他の全ての臓腑の陽虚の原因となります．また，他の臓腑の病態が長期間になると，腎の精が他の臓腑の不足分を補うために動員され，消耗しますので，腎の陰虚や陽虚の原因となります．特に腎の陽虚と脾の陽虚が合併したときには独特の症状が現れます．腹部の強い冷え，水様下痢，未消化便，羸痩，手足の冷えや浮腫，腰痛などが現れます．特徴的な症状に，明け方に水様下痢が集中して起こるというものがあります．

外感病

　以上，漢方の基本的な病態の理解の内容でした．特に"内傷病"といわれる非感染性の病態を中心に解説しました．ここからは，"外感病"とよばれる，西洋医学の急性感染性疾患を主に論じる分野の基本の理解を説明したいと思います．外感病は，外から邪が侵襲してくることによって起こる病態です．つまり外邪の侵襲ですね．この時に，前に説明しましたように，六淫外邪の内の暑邪以外は，風邪と他の邪が結びついて，体内に侵襲してきます．ここで，風と寒が結びついた病態を論じる場合は"傷寒"とよばれ，外感病の理解の基本となっています．この傷寒という言葉は覚えていらっしゃるでしょうか？　そう，歴史のところで，お話した，漢方の三大古典の一つである，"傷寒論"の傷寒です．『傷寒論』は傷寒の分析の基本的考え方を確立したテキストです．一方で，風と熱が結びついて侵襲したものを論じる場合は"温病"とよばれています．これも歴史のところで現代の中国でも外感病を傷寒を中心に論じる学派と温病を中心に論じる学派の論争があることを説明したことを思い出して下さい．さて，この現存する漢方流派の外感病理解するための基本的な用語がいくつかありますので，それについて説明したいと思います．まず，"表証"・"半表半裏証"・"裏証"という概念です．漢方の外感病の考え方では，外邪は体表面から徐々に体内の深部に侵入してくると考えています．そのため，一番最初の体表面で外邪と体表面を防御している気である衛気がせめぎ合いを起こして，闘病反応が起こっている状態を表証と言います．具体的な症状は，寒気と発熱が同時にあり，節々の痛みや体表の違和感などの症状です．今度は病態が進展して，体内の深部の臓器，すなわち臓腑の異常が出ている状況を裏証と言います．具体的な症状は，寒気は消失して，強い熱感の出現，さらに病態が進行して陽が消耗した場合には逆に手足の冷えなどの強い寒の症状が現れます．また，肺ならば咳嗽・喀痰・呼吸困難感，胃ならば嘔吐・便秘などの犯された臓腑の症状が出現します．ちょっとまて，表証と裏証はなんとなくわかった，じゃあ，表でもなく，裏でもない半表半裏とはなんだ？？　ということになります．これは，臓腑の内の三焦に相当する概念の病態です．症状としては表証と裏証の部分症状と横隔膜周囲の症状が出現します．具体的には，寒気と熱感が交互に出現（これを"往来寒熱"といいます）し，季肋部の不快感や圧痛（これを"胸脇苦満"といいます）が出現します．また，心窩部の不快感や嘔気・軟便，胸部不快感や胸痛などの裏証の部分症状ととれる症状が出現します．ここまでは傷寒・温病を問わず，外感病全体に共通した分析方法です．傷寒・温病それぞれの細かい分析法は，別の章で論じたいと思います．

第4章 漢方の診察の基本

　ここまで，説明してきた漢方の病態を診断するための診察法をこれから説明していきたいと思います．いわゆる，"四診"です．皆さん，憶えていらっしゃいますか？　四診は望・聞・問・切の4つのパートでできていることを第2章で少し説明しました．
　ここでは，少し詳しく四診の内容をご説明したいと思います．

◈ 漢方ではどんなことを注意して"視る"の？

　まずは，視覚的な診察法である"望診"の内容をみていきましょう．漢方では全体的な雰囲気をまず見極めます．いわゆる西洋医学の general appearance ですね．この時に重要視するのは，眼に力があるかと，顔色です．いわゆる無欲様の目や顔は気虚を意味します．望診の一般的原則として，粘膜・皮膚の色が赤い方向にあれば熱があることを意味し，青白い方向にあれば寒があると考えます．排泄物・分泌物の色が濃く，黄色・赤みを帯びると熱があり，薄く白っぽければ寒があると考えます．また，皮膚粘膜や分泌物の黄色が強くなる，湿潤になると湿が関与しており，皮膚粘膜に色素沈着がある場合には瘀血と考えます．分泌物・排泄物に血液が混じる場合，特に赤みが強い血液は血熱があると考え，黒褐色の場合には瘀血があると考えていきます．また，何らかの過形成は瘀血や痰，皮膚の粗造化は瘀血と考えます．

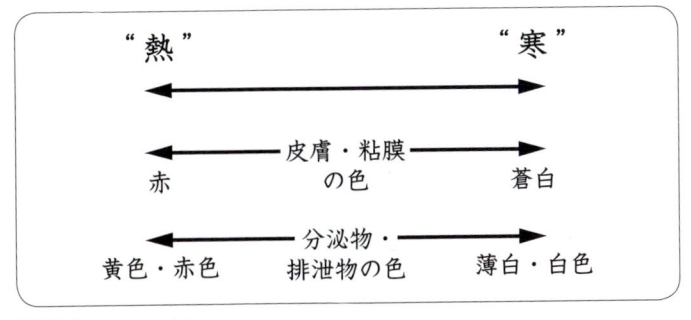

図4-1 望診の寒熱

表4-1 望診による内邪の特徴

病態	望診所見
湿	皮膚粘膜や分泌物の黄色が強くなる，湿潤になる
痰	過形成，組織の変性・破壊
瘀血	過形成，皮膚の粗造化，色素沈着，黒褐色の分泌物・排泄物，組織の変性・破壊
血熱	暗い赤みを伴う充血，鮮血の出血

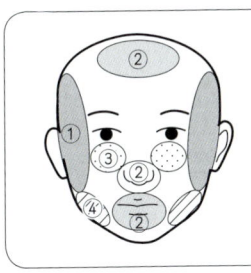

① 肝の気の流れをスムーズに整える機能の問題
② 胃の問題
③ 発赤は陰虚
④ 成人型ニキビで色素沈着は瘀血

図4-2 顔の部位別望診ポイント

　顔色が浮腫様で青白い場合には，気虚や陽虚，日本人などの黄色人種ではくすんだ黄色の顔色は血虚を意味します．眼光が鋭く，眼がギラギラとした感じにみえるのは肝の気滞や肝に熱がある場合，眼の充血があるのは肝の陰虚や肝に熱がある場合に現れる所見です．また，耳介前方などの顔の側面が青っぽく見えるのは肝の気の流れをスムーズに整える機能に問題がある場合が多いとされています．唇が荒れやすいのは脾の異常があると考えていきます．前額部・鼻・口唇周囲は胃の問題を表しています．頬部が赤くなるのは陰虚，顎周囲に色素沈着を伴う成人型のニキビ

舌苔の異常

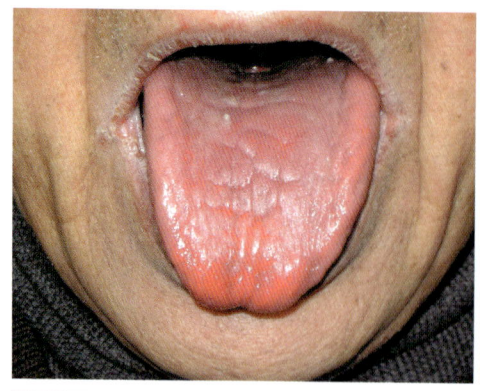

図4-3　無苔

図4-4　白苔

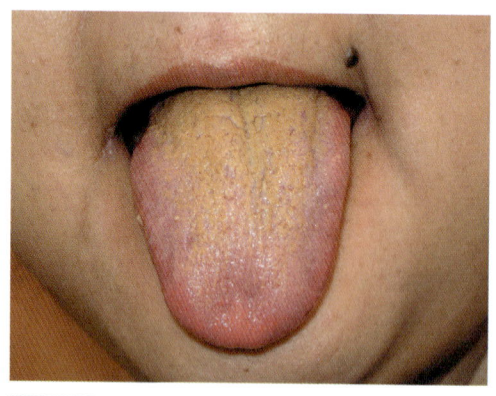

図4-5　黄苔

図4-3～4-12は、「高橋楊子著．CD-ROMでマスターする舌診の基礎．口絵 p.6-7（舌写真チャートより）．東洋学術出版社」より許可を得て転載．

は瘀血と考えます．

　この望診の中で特に発達したものが"舌診"です．重視する学派では全身の全ての異常を舌診で分析できると考えている人々もいて，舌診学の専門の大部の教科書があるぐらいです．ここでは，あまり細かい内容を述べず，基本的な内容の解説に止めたいと思います．まず舌を舌そのもののである舌体と舌表面の舌苔に分けて分析します．舌苔は体内の津液の状況と胃の状況を現わしていると考えられていて，正常な人の舌苔は薄く舌体が透過してみることができる程度ですが，苔が厚くなると痰や湿などの津液の過剰や変性が起こっていると考えます．極端に苔が厚くなっているベッターとついている時には"膩"という表現をとることもあります．逆に

舌体の形態異常

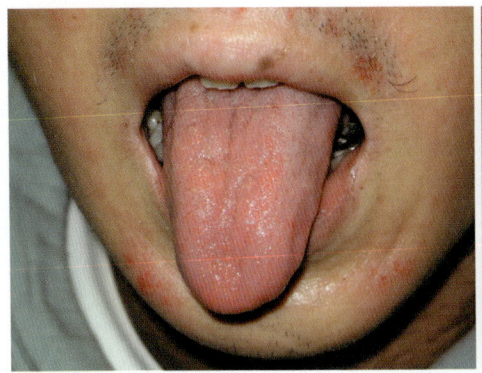

図4-6 痩せている舌

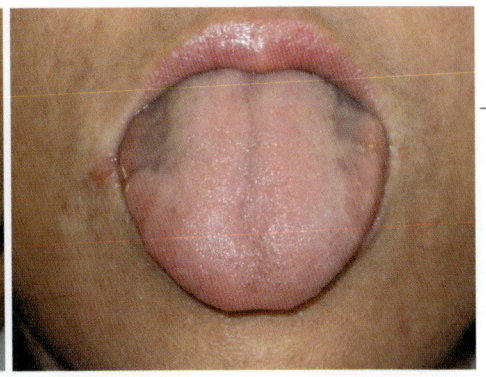

図4-7 胖大

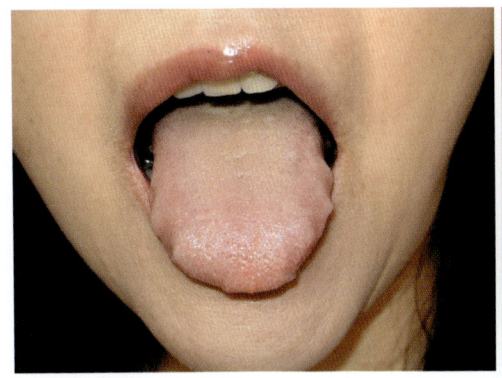

図4-8 歯痕

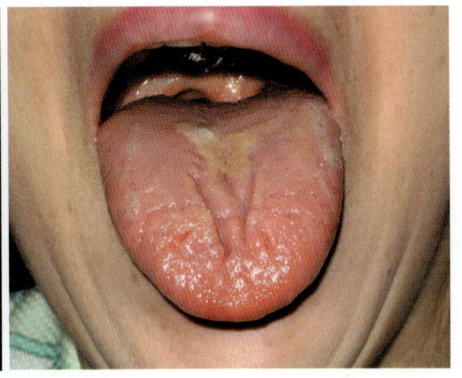

図4-9 裂絞

　苔がなくなってしまうのは津液の不足を意味し，特に胃で気と陰が両方ともに虚すると現れやすいと考えられています．苔の色が黄色くなると熱が，白いと寒があると考えられ，黄色い苔が厚くあれば，痰や湿と熱が結びついていると判断します．外感病では表証では舌苔の変化はありませんが，半表半裏証や裏証になると苔の厚みがまします．舌体は血の状況を強く反映すると考えられています．全身が舌に反映しているという考え方もありますが，臓腑では特に血の代謝と関係の深い，心の問題と，消化管の一部ということを反映して脾・胃の問題が舌には現れやすい特徴があります．舌の赤みが強い場合には熱があると考えますが，特に心・胃に熱があると出現しやすい傾向にあります．深い赤みの場合には血熱が，舌の赤みが淡い場

舌体の色の異常

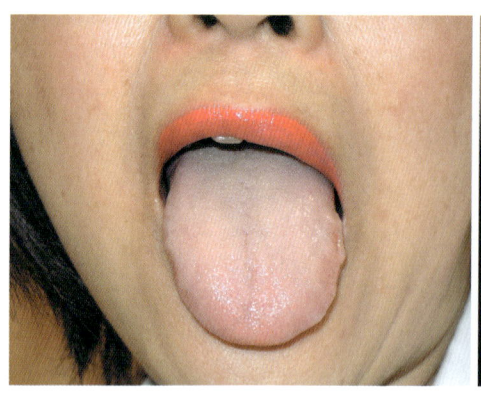

図4-10 淡い赤

図4-11 赤点

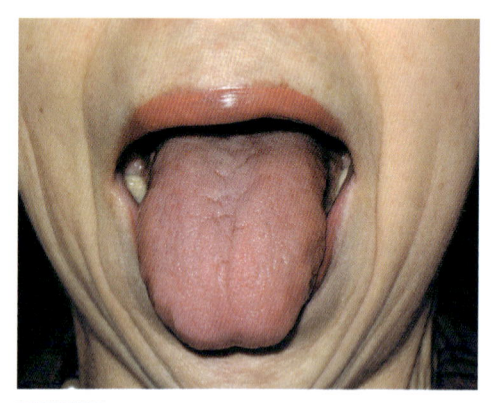

図4-12 深い赤

合には血寒と考えます．舌体が薄い場合には脾・胃が虚弱な場合，舌に裂紋がある場合には陰虚，舌が大きく膨れて，歯形がつくようになった場合には湿（気虚があると考える場合もあります）があると考えます．糸状乳頭が増殖角化した芒刺がある場合には瘀血を考えます．舌の裏もみて，舌下静脈が怒張している場合には血瘀を，粘膜を通して血管が確認できる部位では，細血管の拡張がある場合には血瘀，出血をきたしていれば瘀血があると考えます．

◆ 漢方ではどんなことを注意して"聴く"の?"嗅ぐ"の?

　次は,"聞診"です.ただ,聴覚を使った診察だけではなく,臭いをみる嗅覚を使用した診察法もこの中に含まれます.まずは聴覚を使った診察の所見の解釈ですが,声が大きくて張りがあるのは,気が充実している証拠とされます.声に力がなく弱々しいのは,気虚を意味します.低くこもったような声は湿があることを意味します.咳嗽や喘鳴も音が小さく力がないのは気虚と考え,痰が絡んだ音がする場合には当然,痰があると考えます.

　次は嗅覚を使用した診察ですが,一般に体臭や排泄物・分泌物のにおいが強いのは湿と熱が結びついていると考えます.口臭は胃に熱があったり,食積がある場合に認められます.おならや大便の臭いが強い場合も同じように胃や大腸に熱があったり,食積の存在を考えます.

◆ 漢方ではどんなことに注意して"話をきく"の?

　ここでは,"問診"の内容を見ていきたいと思います.問診は読んで字のごとく,病歴聴取のことです.特に重視されるのは,西洋医学と同じく,発症の状況と疾病発症の様式パターン(つまり,突発発症・完成,急性発症,消長を繰り返す,慢性緩徐進行など)と増悪緩解因子です.また,漢方独特のReview of Systemsがあります.早速,内容をみていきましょう.漢方で重視される発症の状況は,まず発症の様式が重要です.急性発症の場合には多くの場合,邪の侵襲によるものです.一方,慢性的な消耗の病歴は,精気の虚が関与すると考えます.もちろん,トライアスロンをやって疲れ果てて出現したなどの症状は,急性の精気の虚が起こったと考えますが…….突発発症の病歴は,外感病では風邪,内傷病では内風による症状と考えます.内風は気の過剰運動でした.したがって実態がありませんので,症状は一過性に過ぎ去ります.もし症状が完成した場合には風に痰が結びついて痰が風にあおられて急激に移動して詰まったと考えます.たとえば,めまいや痙攣などは突然出現し,消失します.これは内風の症状です.一方で脳卒中など突然出現し症状が完成した場合には痰が結びついて,脳や経絡をつめたと考えます.湿邪が関与する病態は比較的症状の進行が緩慢となる傾向があります.このため,外感病でも風邪や風邪と熱邪が結びついた病態より,風邪に湿邪が結びついた病態は症状の進行が緩慢となって,代わりに治癒も長引く傾向があります.慢性の疾患では病歴が長くなると,長期にわたる邪正相争の結果,瘀血や痰飲の関与,精気の消耗とそこ

から腎の病態への進展を考えていきます．邪の性質を理解するために，どのような環境で発症したかが重視されます．温暖な環境か，寒冷な環境か，湿度が高いか低いかなどです．温暖な環境は熱邪の関与を，寒冷な環境は寒邪の関与，湿度が高い環境は湿邪，乾燥環境は燥邪の関与を疑います．外傷や手術に起因して誘発された疾病は瘀血の関与を考えます．次に増悪緩解因子についてみていきましょう．温めると症状が軽快するか，冷えると症状が増悪するのは何らかの"寒"があると考えます．一方で，冷やすと症状が軽快するか，温めると症状が増悪するのは何らかの"熱"があると考えます．津液の虚が関与する病態では，乾燥すると症状が増悪し，湿の関与する病態では，湿度が高くなったり，水分を取りすぎると症状の増悪を招きます．また，湿に熱が結びつくと夕方に症状が増悪する傾向があります．血や陰の病態は夜に症状が増悪する傾向があることが知られています．感情や精神的ストレスによって増悪する場合には，気滞やその背景の肝の気の流れを整える機能の異常の関与を考えます．老化やセックスに伴う症状の出現は腎の影響を考えていきます．

Review of Systems としては，まずそれぞれの臓腑で特に出現しやすい症状を聞いていきます．心であれば，睡眠・動悸，肺であれば咳嗽・呼吸困難感，脾であれば食欲不振・下痢，肝であればイライラ・抑うつ・下肢の攣りや目の疲れ，腎であれば腰痛・性機能の異常などです．おびえやすい・決断ができない・ため息が多いのは胆，嘔気がある，上腹部の痞え感があるのは胃の異常を考えます．また，便通・尿・月経なども聞いていきます．便秘傾向は胃や大腸の熱または気滞を考えます．乾燥性の便秘は大腸の津液不足を意味します．軟便であれば脾の異常を考えます．また便が黒色化している場合には瘀血の関与を疑います．尿の色が濃いのは熱があり，薄い場合には寒があると考えます．夜間尿が増加しているのは腎の異常と考えます．月経痛があるのは血瘀，月経血の量が少ないのは血虚，凝血塊が出るのは瘀血．月経周期が遅れるのは寒があるか，血虚．月経周期が速くなるのは熱があるか，脾の血をとどめる作用，腎の内に引き込む作用の異常を考えます．月経周期が早まったり，遅くなったりバラバラなのは，肝の気の流れの調節がうまくいっていないなどを考えます．

漢方ではどんなことを注意して"触る"の？

最後の"切診"について解説したいと思います．切診といってもメスで切ってみるという意味ではありません．いわゆる触診のことです．触診一般にいえることは，

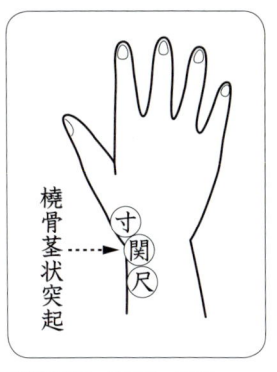

図4-13 寸関尺の部位

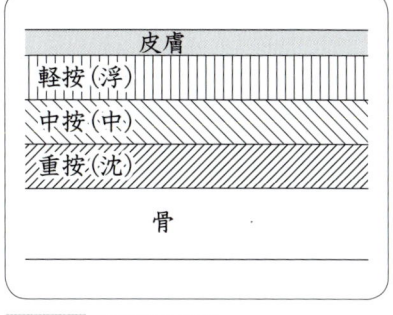

図4-14 浮中沈の位置

表4-2 脈診の位置と解釈

右			左
肺	気陽	寸 上焦	血陰 心
脾		関 中焦	肝
腎陽		尺 下焦	腎陰

触った感じが堅く抵抗が強く，触られるのを嫌がる場合には実，触った感じが柔らかく抵抗が弱く，押さえられると症状が改善傾向に向かう場合は虚と考えます．この切診の中で特に発達したものが，"脈診"と"腹診"です．どちらも非常に細かい内容があり，それぞれ大部の専門書が数多く存在しています．ここでは基本的な内容のみを紹介したいと思います．まずは脈診です．漢方の脈診は両側の橈骨動脈をみます．この時に，橈骨茎状突起の部位の橈骨動脈の拍動を第3指で触診します．この部位は"関"といいます．橈骨茎状突起より一横指末梢側の部位を第2指で触診し，この部位を"寸"といいます．橈骨茎状突起より一横指中枢側の部位を第4指で触診し，この部位を"尺"といいます．片方の腕に寸関尺の三つの部位があり，それが左右の腕にありますから，合計6か所で脈をみることになります．右の脈は気や陽を反映して，左の脈は血や陰を反映する傾向があります．また，寸脈は上焦や上半身，関は中焦，尺脈は下焦・下半身を反映する傾向があります．必ずしも当てはまるわけではないですが，臓腑も部位によって意味がある場合があって，寸脈は上焦のため，右は気に関係が深い肺，左は血の関係が深い心，関脈は右は気に関係が深い脾，左は血に関係が深い肝，尺脈は下焦であるため右は腎陽，左は腎陰を反映することがあります．

さらに，ごく軽く皮膚に触れて，かろうじて脈が触れる程度の力で脈をとることを浮按，軽按または挙按といいます．今度は，骨膜が触れるほどしっかり押さえて触診するのを重按または沈按といいます．真ん中の程度の触れ具合を中按と表現します．そうすると，それぞれの6か所の部位でさらに3倍ですから18か所の脈の性状を見ていくこととなります．脈の性状も伝統的には28種類にも分類していきますから，考えただけでも大変です (~_~;)！！と，ここまでで心配しないでください．部位は仕方がないとしても，脈の性状は基本は12種類の脈です．あとはこの組み合わせです．え！？　12種類でも多いとの声が聞こえてきそうですが，ご安心ください．この12種類も最初の8つは対になっている反対の脈の性状ですから，実質憶えるのは8種類ということになります．早速，基本の脈の性状をみていきましょう．まずは，脈の触れる位置での分類である"浮"と"沈"です．浮脈とは軽按して強く触れる脈です．気血が体表に動いているのを反映しています．最も気血が体表に動員されるのは，体表での邪正相争の時ですので，おもに表証の時に出現します．表証ですからカゼの引き始めですが，毎日自分の脈を診てみてください．たいていの場合，かぜの症状より先に脈が浮になっていて，遅れてさむけや，くしゃみなどのカゼの症状が現れることを実感されるでしょう．あと，血や陰が不足して，相対的に気や陽が亢進した際や気や陽が体外に出ようとしている時にも認められます．沈脈は骨膜付近まで深く押さなくては脈がはっきり感じられない状態です．正常では重按してはっきりと触れるのは尺脈のみです．他の部位の脈が重按して強く触れるのは沈脈と判定します．脈が沈になるのは，気血が体内の深部に動員されている時です．外感病の裏証などの時にしばしば見られます．気や陽が相対的に不足した場合にも出現します．また肥満や便秘でもこの脈となっている人もいます．次は，脈の速さの分類である"数"と"遅"です．数脈は一般に，脈拍がおよそ90/分以上のものとされています．伝統的には1呼吸あたり6回以上の脈がふれるものと記載されています．逆に遅脈は一般に，脈拍が60/分未満を指します．呼吸を用いた方法では，1呼吸あたり4回未満とされています．数脈は熱を遅脈は寒を表わします．脈の力強さでは，"有力"と"無力"と分けます．触った時に脈の力強さで分類しています．有力なのは力があることですから，すなわち気が充実している状態，邪正相争の場合には激しい闘病反応が起こっていることを，無力なのは気虚をあらわしています．ここまでが対になっている脈です．あと，3つの脈ですが脈の太さの異常は"細"とよばれます．細脈は，文字通り，脈が細くなっていることを表しています．脈が細いのは物質がたりないことを意味しますので，血虚や陰虚を反映しています．これから少し難しくなりますが，いくつかの特徴的な脈の

パターンです．まずは"弦"です．これは，ギターなどの弦楽器の弦をふれたようなピーンと緊張した脈です．気の流れが抑圧されている状況を反映していて，肝の気滞があって気が鬱結した際や緊張したとき，強い痛み，外感病の半表半裏証の時に現れます．皆さんも緊張したとき，忙しい外来でイライラした後に脈をとってみてください．それが弦脈です．って，外来でイライラしているのは私だけか，，トホホ((+_+))．次は"滑"です．これは脈がまるで数珠玉やビー玉が指先を次々に触れていくような感じをうける脈です．指先にコロッ，コロッとなめるような感じに触れます．こう表現すると難しいですが，滑脈は食事をした30分程後（特に温かい麺類で顕著になります）の右手の関の部位にしばしば現れます．また，飲酒している最中，妊娠中にみられます．正常の場合にも認められますが，痰湿の存在や気の亢進で出現する脈です．今度は今まで述べてきた脈の性状では最も難しい"渋"です．渋脈をふれるとゴリゴリ，ドロドロとした感じをうけます．極端な気滞や血瘀でみられる脈です．動脈硬化が進んだ高齢者や重症心不全，重症COPD，透析患者，重症肝硬変などで認められることが多い脈です．本当は"長"と"短"という脈が加わりますが，説明が煩雑になりますので，今回はふれません．この基本の脈を組み合わせると28種類の脈が出来上がります．こんな感覚的なものはなかなか習得できないと思われるかもしれません．でも大丈夫です．私の経験では，漢方を全く知らないドクターも，ある程度典型的な脈が現れている人の脈を実際に触れながらトレーニングを行うと約2時間程度で基本的な脈はわかるようになるようで

表4-3 基本の脈の性状と病態

脈	性状	病態
浮	軽按で強く触れる	気血が体表に向かっている．表証など
沈	重按で強く触れる	気血が体内の深部に向かっている．
数	90/分以上	熱
遅	60/分未満	寒
有力	脈の力が強い	気が充実，激しい邪正相争
無力	脈の力が弱い	精気の不足
細	脈の幅が狭い	血虚，陰虚
弦	脈の緊張度が高く，弦楽器の弦を触れているような性状．	気の流れの抑圧，肝の気の流れが悪い，痛みがある
滑	指先に滑らかな球状のものが次々に触れるような性状	痰湿の存在，気の亢進，妊娠
渋	指先に脈がゴリゴリした感じで触れるような性状	重症の気滞・血瘀

す.もちろん,脈がわからなくても他の診察所見から診断することは可能ですが,脈診を習得していると類似の症状を出しうる病態の鑑別の決め手になる場合もあります.是非,基本の脈12種類の一つでも多くの脈を憶えてみてください.お気づきと思いますが,もともとの体質的な問題や普段の体の状態を反映している脈の性状が現れていて,必ずしも現在問題になっている病態を反映している脈でないこともあり得ます.漢方の診断全体にいえることですが,普段の状態からの変化こそが診断的価値が大きいものです.

次に,**腹診**です.腹診は日本で独自に発達した診察方法です.日本漢方の流派によっても,どの程度所見に重きをおくかや解釈も異なります.ここでは,基本的な内容と,腹診の伝統的理論による解釈を紹介したいと思います.まず,注意したい点は,西洋医学の腹部の診察とは異なり,腹診では基本的に下肢を伸ばした姿勢を患者さんにとってもらうことです.西洋医学では深部臓器の触診が目的なので,腹直筋の緊張を緩める必要があるのに対して,腹診では腹壁の緊張そのものが重要な所見です.このため,下肢を伸ばしたままにしてもらいます.所見をとる部位は,心窩部に相当する"心下",季肋部に相当する"胸脇",腹直筋,臍の左右の周囲を意味する"臍傍",臍のすぐ頭側を意味する"臍上",臍のすぐ足側を意味する"臍下",下腹部の腹直筋から外側の"少腹"と,下腹部の腹直筋の正中部の"小腹"があります.実際の所見ですが,まずは腹部全体の抵抗と緊張の程度をみます.これを"腹力"といいます.緊張が過剰の場合は邪の存在を考えます.腹壁がペラペラに薄いなどの,緊張・抵抗の低下は,脾・腎の虚があると考えます.心下で自覚的なつかえたような不快感や,手で圧迫して同様の症状が出現することを"痞"といいます.痞があり,他覚的に抵抗があり,かたく感じることを"痞鞕"といいます.痞は脾・胃での気滞を意味しており,痞鞕では痰湿が存在することを意味する場合が多くなります.心下から臍上までの範囲で下肢を屈曲した姿勢でかるくタッピン

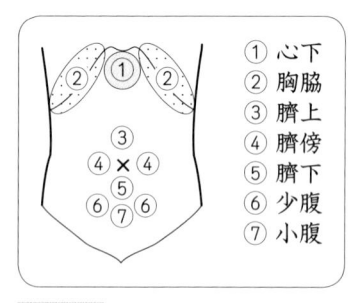

図4-15

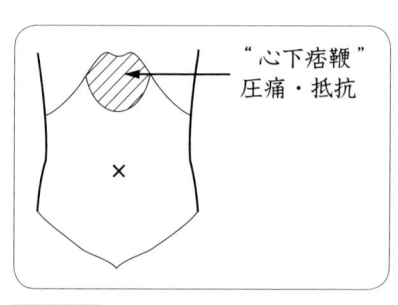

① 心下
② 胸脇
③ 臍上
④ 臍傍
⑤ 臍下
⑥ 少腹
⑦ 小腹

図4-16

"心下痞鞕"
圧痛・抵抗

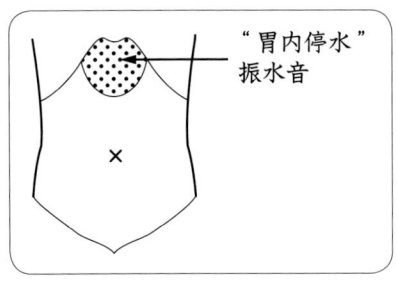

図4-17　"胃内停水"　振水音

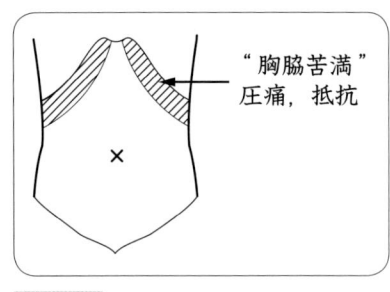

図4-18　"胸脇苦満"　圧痛，抵抗

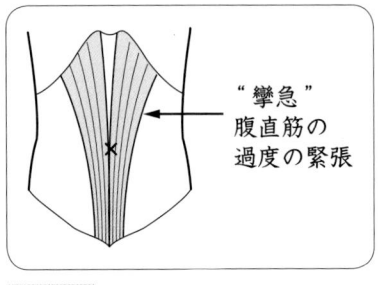

図4-19　"攣急"　腹直筋の過度の緊張

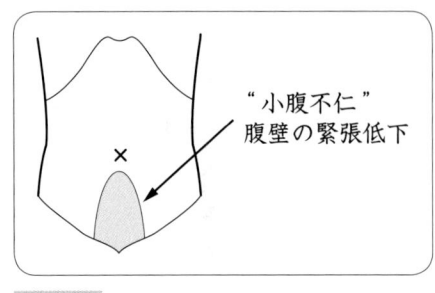

図4-20　"小腹不仁"　腹壁の緊張低下

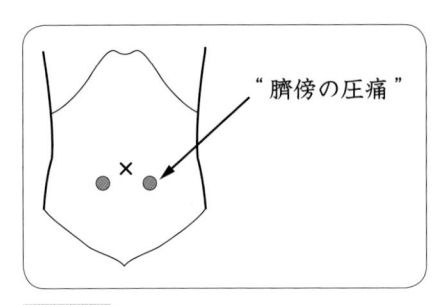

図4-21　"臍傍の圧痛"

グを行うとチャポチャポとした胃の中の胃液が震える音が聞こえる場合あります．これは"胃内停水"といって，脾・胃の湿の存在を考えます．こんなの水を飲んだ直後であればだれでも起こると思われませんか？　しかし，水を飲んだ直後でも出現するときと，しないときがありますから，不思議です．胸脇に自覚的な不快感や圧痛・抵抗が存在することを"胸脇苦満"といいます．肝・胆の気滞や外感病の半表半裏証で主にみられる所見です．腹直筋の過度の緊張は肝の血や陰が不足して

いる場合に出現します．少腹での腹直筋の過度の緊張は"少腹攣急"といい腎の陰虚を反映していると考えます．また，同部位での圧痛も瘀血と考える場合が多いようです．小腹の腹壁の緊張の低下または知覚の鈍麻を"小腹不仁"といい，腎の陽虚を示唆する所見と考えます．臍傍の圧痛は血瘀や瘀血があると考える場合が多いです．臍上部に大動脈の拍動が強く触れる場合には何らかの理由で心の気や陽が亢進したり，心に邪が及んで邪正相争が起こっていると考える場合が多くなります．一方，臍下部で大動脈の拍動が強く触れる場合には，腎の陽の亢進や腎での邪正相争が起こっていると考える場合が多くなります．

第5章 漢方ではどんなふうに診断をつけるの？

　今まで述べきた漢方の概念と診察所見を統合・整理して，いよいよ診断を下す過程に入りたいと思います．中医学ではこの過程を"弁証(べんしょう)"といいます．また，日本漢方では特徴となる臨床的ポイントから「これ！」というふうに処方を選ぶ方証相対もあります．ここでは，まず弁証の方法論を学んで行きたいと思います．

　まずはじめは"八綱弁証(はっこうべんしょう)"です．これは大まかに病態の全体像をつかむための分析法です．全体像を無視して個別の治療を行うと，「木を見て森を見ず」なんて治療になりかねませんよね．心臓を守るために脱水に傾けて，血圧を下げすぎて，揚句の果てに腎不全になった，なんて話は西洋医学でもよくあるかと…(-_-;)．この八綱も8つの項目といっていますが，対になっている2項目ずつの組み合わせですので，結局4つの視点からの分析ということになります．そろそろお気づきと思いますが，こういう2つの対が，漢方には多いのです．なんて言っても全ては陰陽ですから．では，さっそく八綱弁証の具体的な内容を見ていきましょう．八綱は，陰-陽，表-裏，虚-実，寒-熱の8つの項目です．まず，陰陽ですが，これは西洋医学のいわゆるgeneral appearanceに相当します．つまり，闘病反応がまだ引き起こせそうな状況かどうかということです．十分な闘病反応が起きえる状態を"陽証"，闘病反応を十分に引き起こせる精気もなくなりジリ貧な状況を"陰証"といいます．結果として，陽証では実証・熱証・表証が多くなり，陰証は虚証・寒証・裏証が多くなります．同じ陰陽ですが，精気の陰陽と混同しないようにしてください．陰陽はこの世のすべての問題を分類することが可能な尺度ですから，いろいろな意味で

使用されます．ご注意ください <m(_ _)m> 次は表裏です．外感病のところ説明したように，表証とは体表で邪正相争を起こしている問題と説明しました．つまり，体内に問題は大きくなく，体表で問題が起こっている状態ということです．ここで，そうしたら皮膚の疾患は表証か？　というご質問が出てくるかもしれません．答えは，虫刺されなどの外因による皮膚疾患は表証ということになりますが，それ以外は基本的に裏証です．それは，体内に問題があるものが皮膚で症状が現れているというふうに考えているからです．表証の症状は，さむけと発熱の併存，皮膚の知覚過敏や節々の痛みなどの体表面の違和感，脈浮，舌の変化がないというものです．いわゆる急性感染症の初期の症状ということです．逆に裏証は表証以外の全てということですので，表証が否定できたら即ち裏証と考えてください．記憶力のよい方は，ちょっとまて！　半表半裏というのがあったではないか!!?　とおっしゃるかもれません．広い意味では，半表半裏証も表証ではないため裏証と考えることができます．詳しくは別章の外感病のところで論じます．寒熱についてです．寒・熱は，寒は他覚的な冷えだけではなく，自覚的な冷えが特に重要視されます．すなわち，インフルエンザなどで40℃発熱をきたしていても，本人が「さむい！」と言ったら寒と考えます．また，冷やすと増悪する症状，温めると軽快する症状も寒と判断します．望診の項目でも取り上げましたが，皮膚粘膜が蒼白化しているのも寒，分泌物・排泄物が透明〜白色なのも寒と考えます．熱は寒と逆です．熱は，他覚的な熱感だけではなく，自覚的な熱さが重要視されます．また，冷やすと軽快する症状，温めると増悪する症状も熱と考えます．皮膚粘膜が強い発赤・充血をきたしているもの，分泌物・排泄物が黄色〜褐色などの濃い色になるものは熱と考えます．精神症候は怒りやテンションの高さは熱と考えます．虚実は，虚は精気の不足，実は何らかの過剰や邪の存在を意味します．実の特徴は，邪の侵襲を反映して急性発症，早い進行，強い症状が出現します．一方，虚の場合には消耗の病歴，慢性の経過，診察所見で脈が無力，脈が細，腹壁に力がない…，などの虚の所見が現れます．

　まとめると，陰−陽で全身状態，表−裏で病態の起こっている場所，虚−実で邪の侵襲と闘病因子のバランスをみて病気の勢い・情勢を，寒−熱で病気の性質を分析していきます．

　日本漢方にも八綱がありますが，虚実のところと寒熱の一部を除くとほとんど同じ内容となっています．日本漢方の八綱に関しては，別章でくわしく解説します．さあ，八綱弁証の考え方に慣れて頂くため，例題を考えてみましょう．たとえば，このような症例はどのように分析しますか？

表5-1 八綱弁証

八綱		状態	症状
全身状態	陽証	全身状態は保たれている	General appearanceがよい
	陰証	闘病が十分にできない	General appearanceが悪い
病態の位置	表証	外邪の侵襲による体表での病態	さむけと発熱が共存，体表の違和感，脈浮
	裏証	体内での病態	表証以外の症状
病態の情勢	実証	邪の存在，何らかの過剰	急性，進行性，腫大，新生，粘稠な分泌物，押さえると嫌がる，脈有力などの過剰を示唆する所見
	虚証	精気の不足	消耗の病歴，慢性，機能低下，希薄な分泌物，押さえられるのを喜ぶ，脈無力などの不足を示唆する所見
病態の性質	熱証	熱の性質	自覚的熱感，他覚的熱感，温めると増悪する症状，冷やすのを好む，分泌物・排泄物の色が黄色・臭いが強い，皮膚粘膜の発赤・充血
	寒証	寒の性質	自覚的冷感，他覚的冷感，冷やすと増悪する症状，温めるのを好む，皮膚粘膜の蒼白化

症例1　23歳　男性

【主訴】　悪寒，発熱，咳嗽
【病歴】　1月初旬に寒い屋外から帰ってきたら突然の悪寒，発熱が出現．節々の痛みあり．その後より軽度の咳嗽が出現し受診．
【既往歴】　特記なし
【現症】　体温40.1℃　全身状態は比較的良好　脈浮・有力　舌の変化なし

　皆さんの頭の中で「インフルエンザの疑い!!」と条件反射的に思い浮かぶのは医師として正しい姿ですが，漢方的な分析を進めてみてください．まず，全身状態は比較的良好ですから，陰陽は，そう陽証．急性発症で悪寒と発熱が同時にあり，脈浮，舌の変化なしということで，表証ですね．寒熱は簡単ですね．体温は高いですが，寒いと本人が言っているのですから寒です．あとは虚実です．明らかな消耗の病歴はなく，急性発症，脈も有力ということからそう！　実ですね．ということで，この患者さんは，八綱弁証では「陽証で表で実寒」ということになります．ここまで読み進まれてきたみなさんにとっては簡単だったでしょう！　なんとなく漢方

表5-2

	実	虚
熱	熱の性質をもつ邪 陽・気の亢進	血・陰の不足
寒	寒の性質をもつ邪	陽・気の不足

医っぽくなってきましたね．ところで，この八綱弁証は次の分析のステップとしても非常に重要です．「表で実寒」ということになると，表証は外から邪が侵襲していますので，外感病ということがわかります．さらに実寒となれば何らかの過剰による冷えか，冷やす邪の存在を意味することになります．同じ要領で，虚寒の場合には体内の何らかの不足による冷えということになりますので，身体を温めている要素である，気や陽の虚があると考えます．今度は実熱となると，熱の性質をもつ邪の侵襲か，気や陽の亢進を意味します．虚熱は気や陽を抑制している血や陰の虚ということなります．こうして，基本の病態を把握するもっとも重要な入り口として八綱弁証は利用されます．

乗ってきたところで，もう1題考えてみましょう．

症例2　56歳　女性

【主訴】　持続する喘鳴・咳嗽

【病歴】　約5年前より気管支喘息の診断を受けて吸入ステロイドを開始．当初はコントロールは良好であったが，この1年程度はコントロールが悪くなってきており，特にこの3カ月は調子が悪く，ステロイドの内服薬の併用を主治医から検討している旨を伝えられた．
以前は，かぜを引いた後でコントロールが悪化することが多かったが，最近は気候が乾燥したり，エアコンの乾いた空気が刺激になることが多い．ロイコトリエン拮抗薬，抗ヒスタミン剤投与，鼻炎の治療・逆流性食道炎の治療は受けたが変化なし．今回，秋になり乾燥し始め，2週間まえから断続的に喘鳴が出現し，β刺激薬の吸入とステロイドの全身投与を受け，ひどい喘鳴発作は軽快してきているが，息苦しさと咳嗽が持続し受診．

【現症】　少し長く話すと咳嗽が出現．咳嗽に喘鳴が混じり息切れする．喀痰はほとんど混じらない．色はあまり濃くはない．呼気と吸気はどち

らもきつい感じがする．のどの渇きを感じる．乾燥肌．腰痛は軽度あり，だるい感じがする．手足のほてり感あり．
脈診：両側寸脈　滑　左尺脈　沈按して無力　細
舌診：舌苔変化なし　**舌体**：赤みが強い　**舌下静脈**：細

ちょっと，複雑になってきましたね．一つ一つ分析してみましょう．陰陽は，弱っている状況になり始めているので"やや陰"となるかもしれません．表裏は，カゼの初期症状や浮脈もないため，表証ではないことがわかります．したがって"裏証"になります．寒熱は，寒を示す症状は認められません．一方，手足のほてり感があったり，舌体が紅とありますので，"熱証"があることがうかがわれます．最後に虚実を確認しましょう．まず慢性の経過です．長く話すと症状がでるなどの消耗に伴う症状増悪があります．喉の渇きなど必要なものが足りない症状があり，裏付けるように舌下静脈の細さ，脈も細い，無力などの虚を示唆する症候があります．反対に邪を示唆する所見はほとんどありません．わずかに寸脈に滑がある程度で明らかな邪の存在としては不明です．ということで，"虚"となります．まとめると，"やや陰，裏で虚熱"となります．

慣れてきましたか？　ついでにもう１題分析してみて慣れましょう．

症例3　31歳　女性

【主訴】　情緒が不安定・月経痛
【現病歴】　約１年前より徐々に月経の約１週間前より理由もなくイライラし，家族にあたるようになった．また，月経痛がひどく，月経の最初の３日間は鎮痛薬を連用する．
【現症】　月経５日前に診察
月経前は口が苦くなる．少し疲れると脚がつる．月経の１日前ほどから月経の３日目までは腹痛が出現する．食欲はあるが胃もたれしやすい．特に月経前はむくみやすい．帯下はやや多い．便秘はない．経血中の凝血塊あり．冷え性で手足は冷えるが，顔はややほてる．特に月経期に増悪する．
非常にハイテンション．眼はギラツキあり．
舌体：舌尖部の赤さが目立つ　**舌苔**：変化なし　**舌下静脈**：やや細い

脈診：弦，やや数　**右関脈**：按沈やや無力
腹診：胸脇苦満，心下痞

　さあ，陰陽は如何でしょうか？　闘病が起きなくなってきている状況ではありませんから，"陽"となります．表裏は？　もう簡単ですね！　カゼの初期症状はありませんから，"裏"です．寒熱はどうでしょう？　ハイテンション，眼のギラツキ，顔のほてり，口の苦味は熱です．脈もやや数で，舌尖部の赤さも熱を思わせます．一方で，手足の冷えという寒を示唆する所見もあります．こういう**寒熱が同時にある場合を**"寒熱錯雑"と表現します．どちらが主体でしょうか？　所見の程度からは熱が主で寒は付属的ですね．こうした２つの矛盾する所見がある場合には，どちらが主かを判断しておくことが重要です．では虚実を考えてみましょう．むくみや痛み，帯下が多い，凝血塊，胸脇苦満，心下痞の存在など何らかの過剰や邪の存在を示唆する所見がある一方で，疲れると脚がつる，舌下静脈が細いなど虚の症状もあります．虚実も入り混じっていますね〜　このように**虚実の併存を**"虚実挟雑"と言います．この時も虚実のどちらが主体かを考えておかなくてはいけません．今回は症状の程度，数からみても実が主で，虚が付属的のようです．まとめると"陽で，裏で虚実挟雑，寒熱錯雑"となります．ちょっと複雑ですね！

　八綱弁証の次は，どんな原因で，**どのような邪が侵襲しているかを分析**します（これを中医学では"病因病邪弁証"といいます）．ストレスが引き金を引いたとすると，気滞や肝の気をスムーズにコントロールする機能の異常を考えます．外傷後の症状は瘀血の関与を，食べ過ぎ・飲みすぎには湿や食積，脾・胃の異常を考えます．また，寒い季節や環境で症状が出現したとすると，体に寒が，暑い環境で症状が出現する場合には体に熱があると疑います．乾燥や湿度の上昇も同じように考えていきます．表証の病歴があれば，外感病とわかります．外感病では風邪に寒・熱・湿・燥のどれが結びついて侵襲しているかを判断していきます．風邪単独での侵襲では，軽いさむけ，くしゃみ，体表の違和感，汗ばむなどの症状が出現します．風と寒が結びついた場合には，寒冷環境で発症，初期に強い悪寒が出現，節々の痛みがあります．また，病初期はあまり水を飲みたがりません．風と熱が結びつくと，温暖環境で発症，さむけはないか，軽度，強い咽頭痛，初期から冷たい水を欲しがるなどの症状が出現します．風と湿が結びつく場合は，湿度が高い環境での発症，表証の段階での嘔気，軟便，節々の重くだるい感じが出現します．口が粘っこく水ですすぎたい感じが出現する場合もあります．風と湿に加えて，熱が一緒に結びつた

表5-3 発症の誘因・増悪因子と病態

発症の誘因・増悪因子	考えられる病態
精神的ストレス	気滞・肝の異常
外傷	瘀血
暴飲・暴食	内湿・食積，脾，胃の異常
寒冷環境・寒冷暴露	内寒：気や陽の虚，寒と結びついた湿・痰飲・瘀血
温暖環境・温熱暴露	内熱：気の熱化，火，熱と結びついた湿・痰飲・瘀血
多湿環境・水分の過剰摂取	内湿
乾燥環境	内燥：津液不足，陰虚

表5-4 六淫外邪の症状

外邪		表証の症状
風		軽いさむけ，くしゃみ，体表の違和感，汗ばむ，脈浮
風+	寒	寒冷環境で発症，初期に強い悪寒が出現，節々の痛み，初期はあまり水を飲みたがらない．
	熱	温暖環境で発症，さむけはないか・軽度，強い咽頭痛，初期から冷たい水を欲しがる
	湿	湿度が高い環境での発症，表証の段階での嘔気，軟便，節々の重くだるい感じが出現する．口が粘っこく水ですすぎたい感じがする． ＋熱：比較的温暖で多湿な環境で発症．熱の成分がはっきりせず，比較的強いさむけや節々の痛み，熱が午後から夕方に上昇する
	燥	乾燥した環境で発症，咽頭や鼻腔の乾燥感，乾性咳嗽などが出現する．
暑		熱中症，夏ばて

ときには，表証の時に，熱の成分がはっきりせず，比較的強いさむけや節々の痛み，熱が午後から夕方に上昇するなどの症状が出現します．これは，湿邪は気の流れを阻害する作用があるため，体表面を温める作用をもつ衛気の流れが阻害されるために起こると考えられています．風と燥が結びつく場合は，乾燥した環境で発症，咽頭や鼻腔の乾燥感，乾性咳嗽などが出現します．もし，風寒による外感病である場合には傷寒に分類され，風熱または風湿熱による外感病であれば温病に分類されます．この傷寒・温病の内容は別章の外感病のところで，説明します．風邪がない場合には，暑邪以外は，直接人体を侵すことはできず，体内に同じような状況（思い出してください，内生五変でしたね！）がある場合に症状が増悪するのでしたね！気虚や陽虚などで内寒があると，寒冷環境やひやすと症状が増悪します．気が熱化したり陽の亢進があり内熱があると，高温環境やあたためると症状が増悪します．

表5-5 内邪の症状

内邪	特徴	疼痛	その他
内風	突然発症し，消失する症状 固定した場合には痰と結びついている	痙攣性，ジリジリした痛み，電撃痛	かゆみ
気滞	精神状態・運動で変化	移動性，張ったような痛み	ガスのたまりを伴うことが多い
痰湿	組織の変性破壊・腫瘤形成	固定性，鈍い疼痛，湿度の上昇で増悪	リンパ節腫脹
瘀血	組織の変性破壊・腫瘤形成，過形成	固定性，刺し込む	色素沈着

　津液や陰が不足して内燥があると，乾燥のある環境で症状が悪化します．津液の停滞があって湿があるときには，多湿の環境で症状が悪化します．精気の異常の中でも特に邪として認識されるものとしては，瘀血，痰飲です．両者ともに物質ですので，腫瘤を形成したり組織の破壊・変性をきたすようになります．また，腹部などでは硬い感じでふれます．色素沈着は瘀血をリンパ節腫脹は痰を思わせます．広義の邪として，気滞や内風があります．気滞では感情・精神状態・運動で症状が変化します．内風では突然発症，痙攣などが特徴となります．痛みでは瘀血や痰湿は物質であることを反映して固定的な痛みがでます．一方，気滞の痛みは移動をするのが特徴です．さらに瘀血の痛みは刺すような痛みを，痰湿の痛みは重くだるいような痛みになりますし，湿度の上昇で疼痛が増悪します．また，内風も時に痛みかゆみを起こすことがありますが，痛みはジリジリ，ピリピリとした刺激性の亢進の痛みや突然の電撃痛が特徴となります．さあ考え方に慣れてきましたか！？

　では，もう一度，先ほどの症例を思い出してみましょう．

症例1　23歳　男性

【主訴】　　悪寒，発熱，咳嗽
【病歴】　　1月初旬に寒い屋外から帰ってきたら突然の悪寒，発熱が出現．
　　　　　　節々の痛みあり．その後より軽度の咳嗽が出現し受診．
【既往歴】　特記なし
【現症】　　体温40.1℃　全身状態は比較的良好　脈浮・有力　舌の変化なし

　八綱弁証では陽で表で実寒でしたね．ということで，表証は風邪が体表に侵襲し

ていることを意味しています．ここで実寒ですので，冷やす邪があるということになり，"風寒"が侵襲しているということがわかります．ちなみに，某製薬メーカーの一般用漢方製剤で，「風寒」と「風熱」という名の２つの処方が売られているのは，この風寒による表証と風熱による表証に対応した処方となっています．

次の症例を考えてみましょう！

症例2　56歳　女性

- 【主訴】　持続する喘鳴・咳嗽
- 【病歴】　約５年前より気管支喘息の診断を受けて吸入ステロイドを開始．当初はコントロールは良好であったが，この１年程度はコントロールが悪くなってきており，特にこの３カ月は調子が悪く，ステロイドの内服薬の併用を主治医から検討している旨を伝えられた．
以前は，かぜを引いた後でコントロールが悪化することが多かったが，最近は気候が乾燥したり，エアコンの乾いた空気が刺激になることが多い．ロイコトリエン拮抗薬，抗ヒスタミン剤投与，鼻炎の治療・逆流性食道炎の治療は受けたが変化なし．今回，秋になり乾燥し始め，２週間まえから断続的に喘鳴が出現し，β刺激薬の吸入とステロイドの全身投与を受け，ひどい喘鳴発作は軽快してきているが，息苦しさと咳嗽が持続し受診．
- 【現症】　少し長く話すと咳嗽が出現．咳嗽に喘鳴が混じり息切れする．喀痰はほとんど混じらない．色はあまり濃くはない．呼気と吸気はどちらもきつい感じがする．のどの渇きを感じる．乾燥肌．腰痛は軽度あり，だるい感じがする．手足のほてり感あり．
脈診：両側寸脈　滑　左尺脈　按じて無力　細
舌診：舌苔変化なし　**舌体**：赤みが強い　**舌下静脈**：細

八綱弁証では"やや陰で，裏で虚熱"でしたね！　ということで，虚で熱ですから気や陽を抑制する血や津液・陰の不足が示唆されます．病歴でも乾燥すると症状が増悪するというのも，津液や陰が不足して内燥があることを示唆しています．どうでしょうか，慣れてきましたか？　最後にダメ押しのもう一題も考えてみましょう．

症例3　31歳　女性

【主訴】　情緒が不安定・月経痛

【現病歴】　約1年前より徐々に月経の約1週間前より理由もなくイライラし，家族にあたるようになった．また，月経痛がひどく，月経の最初の3日間は鎮痛薬を連用する．

【現症】　月経5日前に診察

月経前は口が苦くなる．少し疲れると脚がつる．月経の1日前ほどから月経の3日目までは腹痛が出現する．食欲はあるが胃もたれしやすい．特に月経前はむくみやすい．帯下はやや多い．便秘はない．経血中の凝血塊あり．冷え性で手足は冷えるが，顔はややほてる．特に月経期に増悪する．

非常にハイテンション．眼はギラツキあり．

舌体：舌尖部の赤さが目立つ　**舌苔**：変化なし　**舌下静脈**：やや細い

脈診：弦，やや数　**右関脈**：按沈やや無力

腹診：胸脇苦満，心下痞

同じように八綱弁証に立ち返ってみましょう．"陽で，裏で寒熱錯雑（熱が主），虚実挟雑（実が主）"でした．この情報では，邪の存在はわかりますが，これ以上の情報は与えてくれません．ただ，熱を持つ邪が主たる病態に関与していることはわかります．情緒の不安定がありますので，そう！　気滞があることがわかります．これを裏付けるように脈が弦，胸脇苦満などの肝の気滞を示唆する所見や心下痞という脾・胃の気滞の症候もあります．しかもテンションが高いなど熱症状が強いことは気が熱化してきていることもわかります．また，凝血塊を伴う月経痛ということを考えると，瘀血を伴う血瘀があることもわかります．さらにむくみや帯下の増加からは，湿の存在も伺われます．

八綱弁証からここまでは外感病と内傷病で共通です．病歴上，表証を呈したことがある場合には，外感病と判断して，外感病の専門の分析法を行っていきます．表証の病歴がないものは，それ以外，すなわち内傷病となり，この後説明する精気の異常の確認とどの臓腑に病態があるかの分析へと移っていきます．なお，外感病の分析は別の章で改めて説明します．

次は，精気の異常を一つ一つ分析していく過程に入ります（これを中医学では"気

表5-6 気の病態の症状・症候

気の病態	症状・症候
気滞	感情の異常や感情によって変化する症状，移動する痛み，ガスのたまり，運動すると症状が軽快する．あるとこは冷えるが，あるところはほてる．
気逆	上半身の強い症状（頭痛，嘔吐，吐血，喘息，下腹部から上腹部に突き上げるような感覚，腹部から胸部に突き上げるような感覚），のぼせ感や動悸，不眠，のぼせ感を伴うめまいやふらつき，脈診：尺脈より寸脈が有力や滑脈
気虚	脱力感，倦怠感，息切れ，労作・疲労で増悪する症状，感染症にかかりやすい，なかなか感染症が治らない　脈診：無力　顔色：無気力
気陥	上半身の脱力，立ちくらみ，ふらつき，長く立っておれない，頭や胸が空虚な感じ，内臓が下に陥ったような感じ．脈診：尺脈に比較して寸脈が無力
火	強い熱の症状．腎・肝・心・六腑に症状が現れる場合が多い．
陽虚	強い冷えの症状，代謝の低下，脈無力，舌淡，顔色：青白い ・上半身に強い熱の症状・下半身は冷える ・表面上は強い熱感があるにも関わらず，体内が冷えている これらの時はのどは乾くのに冷たい水は飲めない

血弁証"または"気血津液弁証"といいます）．気の病態はどのようなものがあるか，思い出してみてください．そう，基本の病態は気滞と気虚でしたね！　気滞によるたまった気が上に突き上げる状態が気逆，気虚のために気が下に落ち込む状態を気陥というのでした．気滞を考える症状は，感情の異常や感情によって変化する症状，移動する痛み，ガスのたまりが特徴です．運動すると症状が軽快するのも特徴です．あるところでは冷え，あるところは熱感があるなどの熱分布のアンバランスが出現することもあります．また，他の精気の停滞の症状が現れます．気逆になると，上半身に強い症状が現れます，例えば，頭に起これば頭痛を，胃に起こると嘔吐や吐血，肺に起こると喘息，下腹部から上腹部に突き上げるような感覚，腹部から胸部に突き上げるような感覚を感じるようになります．のぼせ感や動悸，不眠なども起こします．のぼせ感を伴うめまいやふらつきも出現する場合があります．脈診では尺脈に比べ寸脈が有力な脈や滑脈が現れるようになります．気虚では，脱力感，倦怠感，息切れ，労作・疲労で増悪する症状，また他の精気の停滞が現れます．衛気の不足になれば，感染症にかかりやすい，なかなか感染症が治らないという症状も出現します．倦怠感は気滞や湿でも起こりますが，この時の違いは気滞や湿は運動をすると症状が軽快します．反対に気虚の場合には労作で増悪します．湿の倦怠感は湿度が上昇している時や，水分摂取や飲酒で増悪します．気陥では，上半身の脱力や立ち上がると起こるめまい，ふらつき，長く立っておれない，頭や胸が空虚な感じ，内臓が下に陥ったような感じがあります．また脈は尺脈に比較して

表5-7 血の病態と症状・症候

血の病態	症状・症候
血虚	筋肉の攣りやこわばり，眼の疲れ・調節障害，髪や皮膚の潤いが足りない，髪などの体毛が細くなり弱くなる，爪がもろくなるなどがあげられます．顔色：くすんだ黄色．舌淡，舌下静脈が細い，脈診：細脈，左の脈が右の脈と比較して無力や沈
血瘀	鬱血，皮膚の粗造化，月経痛，固定的な痛みや刺すような性状の痛み，舌下静脈の怒張，腹診では臍周囲の圧痛
瘀血	組織の破壊，変性，色素沈着，月経血の中に凝血塊，内出血などが出現．舌診では舌体の色が暗赤色，細血管の破綻
血寒	冷えと血行不良，鬱血を伴う冷え，冷えで増悪する痛み，舌体の淡色や，唇の青さ
血熱	出血傾向が認められたり，夕方から夜間のほてりや発熱，躁傾向・錯乱した精神症状，舌：スカーレッド色

寸脈が無力になります．気の体を温める機能に特化した存在である陽の問題では，陽が暴走した火では，強い熱の症状が現れます．腎・肝・心・六腑に症状が現れる場合が多くなります．陽が不足した状況である陽虚では強い冷えの症状，代謝の低下が出現します．陽虚の場合に，トリッキーな状況で，上半身に強い熱の症状が現れ他の場所では冷えるという状況が出現します（戴陽というのでしたね）．さらに表面上は強い熱感があるにも関わらず，体内が冷えている場合があります（格陽というのでした）．この時はのどは乾くのに冷たい水は飲めないなどが特徴です．

　血の問題をみていきましょう．血の病態の基本は，血虚，血瘀，瘀血，血が熱の問題と絡んだ血寒・血熱がありましたね．血虚を考える症状は，筋肉の攣りやこわばり，眼の疲れ・調節障害，髪や皮膚の潤いが足りない，髪などの体毛が細くなり弱くなる，爪がもろくなるなどがあげられます．また，日本人のように黄色人種では，顔がくすんだ黄色をおびます．舌の色も淡くなり，舌下静脈が細くなったり，脈も細になったり，左の脈が右の脈と比較して無力，沈になるなどがあります．血瘀では，鬱血，皮膚の粗造化，月経痛，固定的な痛みや刺すような性状の痛みになります．また気滞が合併する場合もあります．舌診では舌下静脈の怒張，腹診では臍周囲の圧痛が出現するようになります．瘀血では組織の破壊，変性，色素沈着や月経血の中に凝血塊が認められたり，内出血などが出現します．舌診では舌体の色が暗赤色になったり，細血管の破綻が認められます．また，気滞や血瘀，血虚の原因になる場合もあります．血に熱が絡んだ病態の血熱・血寒をみましょう．血熱では出血傾向が認められたり，夕方から夜間のほてりや発熱，躁傾向・錯乱した精神症状も引き起こしやすくなります．また，陰の消耗，瘀血を形成しやすくなります．舌診では舌体の暗く強い深い赤み，スカーレッド色がでます．いわゆるイチゴ状舌

表5-8 津液の病態と症状・症候

病態	症状・症候
津液不足	眼や口などの粘膜の乾燥症状，肺で起これば乾性咳嗽，口渇，舌診：舌の乾燥や苔の減少
陰虚	組織の萎縮やほてり感（夜間に増悪傾向，手掌・足の裏・胸・顔に出現しやすい），頬部の赤み，脈診：細脈や左脈が無力や沈，舌診：舌の縦方向の裂紋や萎縮
湿	むくみ，口の粘り感，おもだるいような倦怠感，湿度の上昇や水分摂取で増悪する症状，黄疸，喀痰・唾液・鼻汁・帯下などの分泌物の増加，皮脂の増加，軟便，舌診：舌が大きくなったり，舌苔の厚みがましたり，舌が唾液でびしょびしょ，脈診：滑脈　腹診：胃部の振水音 ＋熱：分泌物・浸出物が粘稠，黄色化し，臭気も強い，舌診：黄色苔 ＋寒：分泌物・浸出物は白色，生臭い，舌診：白色苔
痰	痰では組織の変性や破壊，舌診：舌苔膩 ＋風：突然のめまい，麻痺など
飲	腹水，胸水など

はこれに当てはまります．血寒では冷えと血行不良，鬱血を伴う冷え，冷えで増悪する痛みなどが出現します．舌診で舌体の淡色や，唇の青さなどがでる場合があります．血瘀や気滞，瘀血の原因となる場合もあります．

　精気の問題最後の津液の病態についてみていきましょう．津液の病態の基本は，津液不足，陰虚，湿や痰飲がありましたね！　津液不足では，眼や口などの粘膜の乾燥症状，肺で起これば乾性咳嗽，口渇などが出現します．舌診では舌の乾燥や苔の減少がみられます．一方，陰虚では，組織の萎縮やほてり感などの症状が出現します．ほてり感は様々な原因で起こりますが，陰虚のほてり感は夜に増悪する傾向があり，また手掌・足の裏，胸，顔で出現しやすい傾向があります．陰虚は主に肝・腎・心・肺・胃で症状が現れます．顔で頬部の赤みが出現したり，舌診では舌の縦方向の裂紋や萎縮が認められる場合があります．陰虚では痰が合併することもしばしば認められます．湿の場合には，むくみ，口の粘り感，おもだるいような倦怠感，湿度の上昇や水分摂取で増悪する症状，黄疸，喀痰・唾液・鼻汁・帯下などの分泌物の増加，皮脂の増加，軟便が出現します．気滞の原因にもなります．舌診では舌が大きくなったり，舌苔の厚みがましたり，舌が唾液でびしょびしょの状態になったりします．脈診では滑脈が現れやすくなります．腹診では胃部の振水音が出現する場合もあります．湿は熱や寒と結びつきやすく，熱が湿に結びつくと分泌物が粘稠，黄色化し，臭気も強くなります．舌診では黄色の苔も特徴です．寒と結びついた場合には，熱とは逆の症候になります．痰飲では，飲は腹水，胸水などです．痰では組織の変性や破壊が出現します．また，他の精気の流れを阻害します．痰も湿と同

様に熱と結びつきやすい傾向があります．また痰と風が結びつくと，めまいや突然の麻痺などが出現することとなります．

　では早速，演習に入りたいと思います．前に提示している 3 つの症例のうち，症例 1 は表証を呈していて，外感病に属しますのでここでは分析しませんので，残りの症例 2・3 を分析していきましょう．

症例2　56歳　女性

【主訴】　持続する喘鳴・咳嗽

【病歴】　約 5 年前より気管支喘息の診断を受けて吸入ステロイドを開始．当初はコントロールは良好であったが，この 1 年程度はコントロールが悪くなってきており，特にこの 3 カ月は調子が悪く，ステロイドの内服薬の併用を主治医から検討している旨を伝えられた．以前は，かぜを引いた後でコントロールが悪化することが多かったが，最近は気候が乾燥したり，エアコンの乾いた空気が刺激になることが多い．ロイコトリエン拮抗薬，抗ヒスタミン剤投与，鼻炎の治療・逆流性食道炎の治療は受けたが変化なし．今回，秋になり乾燥し始め，2 週間まえから断続的に喘鳴が出現し，β刺激薬の吸入とステロイドの全身投与を受け，ひどい喘鳴発作は軽快してきているが，息苦しさと咳嗽が持続し受診．

【現症】　少し長く話すと咳嗽が出現．咳嗽に喘鳴が混じり息切れする．喀痰はほとんど混じらない．色はあまり濃くはない．呼気と吸気はどちらもきつい感じがする．のどの渇きを感じる．乾燥肌．腰痛は軽度あり，だるい感じがする．手足のほてり感あり．

脈診：両側寸脈　滑　左尺脈　沈按して無力　細
舌診：舌苔変化なし　**舌体**：赤みが強い　**舌下静脈**：細

　病因や邪の侵襲の分析では目立った邪の存在は認められませんでしたね！　乾燥で増悪する症状，消耗すると増悪する症状，のどの渇き，乾燥肌，手足のほてり，脈が細，舌の赤みが強い，舌下静脈が細いなどはいずれも血虚・陰虚を考えさせます．

症例3　31歳　女性

【主訴】　情緒が不安定・月経痛

【現病歴】　約1年前より徐々に月経の約1週間前より理由もなくイライラし，家族にあたるようになった．また，月経痛がひどく，月経の最初の3日間は鎮痛薬を連用する．

【現症】　月経5日前に診察

月経前は口が苦くなる．少し疲れると脚がつる．月経の1日前ほどから月経の3日目までは腹痛が出現する．食欲はあるが胃もたれしやすい．特に月経前はむくみやすい．帯下はやや多い．便秘はない．経血中の凝血塊あり．冷え性で手足は冷えるが，顔はややほてる．特に月経期に増悪する．

非常にハイテンション．眼はギラツキあり．

舌体：舌尖部の赤さが目立つ　**舌苔**：変化なし　**舌下静脈**：やや細い

脈診：弦，やや数　**右関脈**：按沈やや無力

腹診：胸脇苦満，心下痞

　八綱弁証で"陽で，裏で寒熱錯雑（熱が主），虚実挟雑（実が主）"，病因や邪の分析では，気滞，瘀血，湿が認められました．気の症状をもう一度みてみましょう．気虚の症候はありません．陽の症状としてとれるものは，顔のほてり，眼のギラツキ，ハイテンションなどなど若干の熱の症状はありますが，ごく軽微ですので，陽が問題を起こしているとは現在考えなくてもよさそうです．血の症状はどうでしょうか，月経痛もあり血瘀はありそうです．経血中の凝血塊あるので，瘀血も存在しています．下肢の筋肉の攣りや脈がやや細などは血虚を示唆する所見です．血に熱が結びつく所見は，ありませんね．津液の問題をみてみると，湿はありましたが，津液不足や陰虚はなさそうです．ということで，気滞，血瘀・瘀血，血虚，湿が精気の異常としてあることがわかります．

　だいぶ核心に迫ってきましたね！　八綱弁証で"裏"と言っているのですから，体内のどの部位の異常かということが問題になります．つまり，いよいよどの臓腑の異常かを分析する最終段階にきました．中医学ではこの分析を"臓腑弁証"と言います．この段階までくると，それぞれの臓腑の生理機能と基本の症状を理解していれば，自ずとわかるようになっています．心の症状は循環のポンプの異常と意

表5-9 臓腑の頻出症状

臓腑	頻出症状
心	循環のポンプの異常：動悸・胸痛 意識・思考の内容の異常：不眠，思考内容の異常，意識障害 　脈診：左寸脈の異常
肺	咳嗽，喘鳴，息切れ，呼吸困難感，カゼにかかりやすい 　脈診：右寸脈の異常
脾	食欲不振，下痢，軟便 　脈診：右関脈の異常
肝	イライラ・抑うつ，脈が弦，胸脇苦満 　脈診：左関脈の異常
腎	成長・発達・老化の異常，浮腫や尿量の異常，骨の異常，腰痛，ひざや腰のだるさ 　脈診：尺脈の異常　　腹診：小腹の異常
胆	黄疸 ため息，不安，決断はできない，不眠
胃	嘔気・嘔吐，上腹部痛，食欲の異常，口臭，口内炎，便秘
小腸	心因性の頻尿
大腸	便秘，腹痛，下痢
膀胱	頻尿，排尿痛

識・思考の内容の異常が現れます．最もよく認められる症状としては，動悸と不眠です．心に問題があるとすると，次は心にどのような過剰や邪があるのか，何の不足があるのかを考えます．心の陽の過剰によって熱がこもっている場合には，興奮，思考の錯乱，不眠，頻脈を伴う動悸が起きます．邪は瘀血や痰が入り込むのでしたね！　循環の症状としては胸痛が出現します．精神症状に影響がでると，錯乱した思考・健忘が出現します．今度は精気の不足の問題ですが，気や陽の不足では循環のポンプの異常が出現するのでした．労作時息切れや労作による動悸が出現します．心の血や陰の異常では意識・思考の異常をきたします．次は肺の異常ですが，肺の症状はずばり呼吸器症状が現れます．最もよく認められる症状は，咳嗽，喘鳴，息切れ，呼吸困難感です．カゼにかかりやすいというのも肺の衛気の不足の症状です．蕁麻疹やある種の浮腫も肺の症状と考えられています．脾の異常では，消化吸収の異常，局所での津液と気の停滞の症状や出血傾向が認められます．最もよく認められる症状は，食欲不振と下痢，軟便です．また，食後に眠くなりやすい人，乗り物酔いを起こしやすい人も脾の気が不足しやすい人に多いと考えられています．肝の異常では気のスムーズな流れの異常，それによる感情の異常が現れやすく，また月経の異常や血の異常が出やすくなります．最も多い症状は，イライラ・抑うつ，

脈が弦，胸脇苦満です．下腹部〜鼠径，性器の異常も出やすくなります．五臓最後の臓である腎では，成長・発達・老化の異常，浮腫や尿量の異常，骨の異常，腰痛，ひざや腰のだるさが出現します．また，肺の気の下に内に引き込むベクトルのバックアップ機能が低下すると，吸気のしづらさが出現します．

次は六腑の異常です．胃の症状では，嘔気・嘔吐，上腹部痛，食欲の異常，口臭，口内炎，便秘などが認められます．現在は小腸の症状は，心因性の頻尿の際に用いられます．大腸の場合は便秘，腹痛，下痢が出現します．膀胱では頻尿，排尿痛がでます．胆では，黄疸，ため息，不安，決断はできない，不眠，口が苦くなるといった症状が出現します．

ここからは類似の症状がでる病態の特徴を述べていきたいと思います．

浮腫

浮腫は津液の停滞，すなわち湿ですが，津液の代謝にかかわる肺・脾・腎と津液の流通路である三焦の異常で現れます．西洋医学では心不全による浮腫でも漢方では主に肺や腎の異常と考えていきます．主には随伴する症状によって，鑑別していきますが，いくつかの症状の特徴があります．上半身の浮腫は肺，下半身の浮腫は腎によるものが多くなります．蕁麻疹などの急激に出現・軽快する浮腫は肺の病態と考えます．皮膚の表層での浮腫で皮膚が引っ張られてテカテカとなっている場合は肺の問題と考えます．また，浮腫により皮膚がぶよぶよと垂れ下がっている場合には，気虚や陽虚などにより津液の代謝がうまくいかなくなって発生したもの，皮膚がパーンと張っている場合には痰飲や湿などの過剰によるものと考えます．

出血傾向

出血傾向は，血熱と脾の気虚，瘀血・痰が血管を障害した場合に起きます．この時，脾の気虚による出血傾向は血熱と異なり寒の症状と脾の気虚の症状が目立ちます．

不眠

不眠は臓腑では心・胆が問題になります．心に熱がこもっている場合には入眠困難が，心の血や陰が不足している場合には熟眠ができない症状が出現しやすくなります．胆の不眠は入眠困難が出やすい特徴があります．あと，覚醒の障害も胆の異常では出やすく，睡眠周期の異常の側面が強いのが胆の不眠の特徴です．

精神症状

精神症状の場合に考えなくてはならない臓腑は心・肝・胆です．心では意識・思考の異常が現れます．精神病圏内のような不可解さがあります．つまり，普通に考えると了解不能な内容となってきます．肝の場合はイライラ・抑うつ・怒りなどの

情緒・感情の症状がでます．胆では不安感と決断ができなくなりますまた，ため息が多いのも特徴です．胆ではちょっとしたことに対してすぐに不安になる，驚くのに対して，心では通常考えられないことで不安を感じます．心の異常では予期不安が出現する場合がありますが，胆ではちょっと驚かされるだけで過剰に反応するのに対して，心の場合には実際に何も驚かされることもないのに，勝手に不安がっているような異常となります．また胆の決断の異常は，思考がまとまらないのではなく，一歩を踏み出せないというものです．

消化器症状

消化器症状では，脾・胃・大腸を考えていきます．食欲不振では，脾と胃を中心に考えます．脾では食欲の低下，食事をすると増悪する倦怠感が出現します．胃では多くの場合は食欲亢進に傾き，食べられない場合には，嘔気・嘔吐のために食事がとれなかったり，食べてもすぐに上腹部が膨れて食べられないという症状になります．下痢では脾と大腸を主に考えます．脾の下痢は吸収不良による軟便～下痢となります．一方で大腸による下痢は，テネスムスや粘液便が出現します．便秘に関しては，胃と大腸を中心に考えていきます．胃の場合には嘔気・嘔吐を伴いますが，大腸の場合にはそうしたものはありません．

排尿の異常

排尿の異常では，腎・膀胱・小腸を考えます．尿量そのものの異常は腎を，排尿困難・排尿痛や頻尿は膀胱を，心因性の頻尿や精神症状を伴う頻尿では小腸の問題を考えます．この小腸と心はつよく連関していると考えられていて，心の異常が泌尿器症状として出現する場合に小腸の問題と考えられています．

腰痛

腰痛は臓腑では腎の異常で現れるとされていますが，実際の症状では瘀血や気滞，痰湿でもしばしば出現します．腎の腰痛の特徴は，老化や消耗によって引き起こされる腰痛という特徴があります．

少々長くなりましたが，早速，先ほどの症例を使って，どの臓腑の異常かということを分析してみたいと思います．

症例2　56歳　女性

【主訴】	持続する喘鳴・咳嗽
【病歴】	約5年前より気管支喘息の診断を受けて吸入ステロイドを開始．当初はコントロールは良好であったが，この1年程度はコントロール

が悪くなってきており，特にこの3カ月は調子が悪く，ステロイドの内服薬の併用を主治医から検討している旨を伝えられた．以前は，かぜを引いた後でコントロールが悪化することが多かったが，最近は気候が乾燥したり，エアコンの乾いた空気が刺激になることが多い．ロイコトリエン拮抗薬，抗ヒスタミン剤投与，鼻炎の治療・逆流性食道炎の治療は受けたが変化なし．今回，秋になり乾燥し始め，2週間まえから断続的に喘鳴が出現し，β刺激薬の吸入とステロイドの全身投与を受け，ひどい喘鳴発作は軽快してきているが，息苦しさと咳嗽が持続し受診．

【現症】少し長く話すと咳嗽が出現．咳嗽に喘鳴が混じり息切れする．喀痰はほとんど混じらない．色はあまり濃くはない．呼気と吸気はどちらもきつい感じがする．のどの渇きを感じる．乾燥肌．腰痛は軽度あり．だるい感じがする．手足のほてり感あり．
脈診：両側寸脈　滑　左尺脈　沈按して無力　細
舌診：舌苔変化なし　**舌体**：赤みが強い　**舌下静脈**：細

呼吸器症状が主訴ですから，肺の問題は間違いありません．この時に注目してもらいたいのは，吸気のきつさがあるところです．肺の気を内に引き降ろすベクトルの機能の異常が起こっていることを意味します．そうすると，腎の肺の気のバックアップの機能の異常も鑑別にあがる症状です．しかも更年期という女性の老化の現れが出やすい時期に症状が出現してきていることも注目です．そして腰痛，左尺脈が沈按すると無力になっているということで腎陰の不足が示唆されます．こうしてみると，呼吸器症状ですが，肺とともに腎にも異常があることがわかります．

今までの分析をまとめてみましょう！

　　　　　　　　　　　【全身状態】【病態の位置】【病態の情勢】【病態の性質】
<八綱弁証>　　　　　　やや陰　　　裏　　　　虚　　　　熱
<病因や邪の分析>　　　　　　　　　　　邪はない
<精気の異常の分析>　　　　　　　　　　陰虚
<臓腑の確定>　　　　　　　　　　　　　肺＞腎

ということで，肺と腎の陰虚という病態診断に行き着きます．ここからが実は最も重要なステップとなりますが，分析して得られた病態をつなげて，メカニズムを考えて，現在の病像を説明する過程です．これによって，病態の本態を確認し治療の方針が決まることとなります．

＜病態のメカニズム＞肺・腎の陰虚に伴って，肺・腎の気や陽の抑制ができなくなり，肺の気の運動が上手くコントロールできなくなったために，喘鳴・呼吸困難感が出現していると考えられます．呼吸器症状が中心で老化の進行を思わせる症状などまではないので，今のところ問題の中心は特に肺ということになります．

さあ，次の症例も考えていきましょう！

症例3　31歳　女性

【主訴】　　情緒が不安定・月経痛
【現病歴】　約1年前より徐々に月経の約1週間前より理由もなくイライラし，家族にあたるようになった．また，月経痛がひどく，月経の最初の3日間は鎮痛薬を連用する．
【現症】　　月経5日前に診察
　　　　　　月経前は口が苦くなる．少し疲れると脚がつる．月経の1日前ほどから月経の3日目までは腹痛が出現する．食欲はあるが胃もたれしやすい．特に月経前はむくみやすい．帯下はやや多い．便秘はない．経血中の凝血塊あり．冷え性で手足は冷えるが，顔はややホテル．特に月経期に増悪する．
　　　　　　非常にハイテンション．眼はギラツキあり．
　　　　　　舌体：舌尖部の赤さが目立つ　**舌苔**：変化なし　**舌下静脈**：やや細い
　　　　　　脈診：弦，やや数　**右関脈**：按沈やや無力
　　　　　　腹診：胸脇苦満，心下痞

情緒・感情の問題，月経の問題から肝の問題が強く示唆されます．脈も弦脈，腹診でも胸脇苦満があることからも肝の問題は間違いなさそうです．ここで問題になるのは，邪の有無，精気の異常で分析した際の湿の存在です．肝は直接，津液の代謝には関与しませんので，他の臓腑の異常も検討する必要があります．そう，津液の代謝は肺・脾・腎・三焦を考えるのでしたね！　そういう目でみてみると，胃もたれという消化器症状もあります．そうすると脾の問題が俄然みえてきます．腹診で心下痞があり，脾・胃の気滞が示唆されますが，嘔気はありませんので胃には影響はあまり及んでいないようにみえます．ということで，臓腑は肝・脾の2つの臓の異常があることがわかります．肝が亢進して脾に影響しやすいでしたね！　全体

の症状の程度は肝の問題が中心です．ではここまでの分析をまとめてみましょう．

【全身状態】【病態の位置】【病態の情勢】【病態の性質】
　　＜八綱弁証＞　　　　　　陽　　　　裏　　　　実＞虚　　　寒＜熱
　　＜病因や邪の分析＞　　　　　　　　　　　気滞，瘀血，湿
　　＜精気の異常の分析＞　　　　　　　　　　　血瘀＞血虚
　　＜臓腑の確定＞　　　　　　　　　　　肝＞脾
　　＜病態のメカニズム＞肝の気滞とそれに伴う血瘀や瘀血が発生し，月経困難症を引き起こしています．瘀血と肝の気滞のために肝の血虚も続発しています．肝の気滞が脾に影響を与えて，脾で湿がたまり気滞も起こっています．肝の気滞のために気を十分に全身にバランス良く流すことができないために手足は冷えて，顔がほてることになっています．

　さあ，漢方の診断の基本がわかってきました？　お気づきだと思いますが，層状の構造になっていて，一つ一つのステップを正確に行い，それぞれの層が矛盾しないように進む必要があります．

第6章

漢方の治療方針と代表的生薬・処方

☯ 漢方の治療方針

　前の章までで分析してきた,"証"すなわち漢方的病態理解に基づいて,いよいよ治療方針を立てるところまできました.漢方の治療方針では,「内科はハリソン,放射線科はフェルソン,漢方・中医はヤン チョルソン!」のフレーズで有名な(え!?知らない?? この業界では有名です!(^_^;))沖縄の漢方医の梁 哲 成先生の説かれる三大法則がきわめて重要です.即ち,第1法則 「多すぎるものが邪魔な場合にはこれを取り除く.」第2法則 「足りないものによる問題があればこれを補う.」第3法則 「停滞しているものがあれば,これを流す.」何と明快! 基本はこれにつきます.伝統的には,足りないこと,すなわち虚を補うことを"補"といいます.また多すぎるもの,すなわち実を取り除くことを"瀉"といいます.さらに原則を付け加えると,「寒は温める」,「熱は冷やす」という治療方針です.この後の生薬の性質でも出てきますが,すべての生薬はそれぞれ,温める,冷やすの性質をもっています.しかし,八綱弁証のところでも,寒と熱が交りあう,虚と実も混じりあうということが出てきましたが,どの程度,熱を冷やし,寒を温めるか? 虚と実はどの程度でどのように対処するか!? ということを考えなくてはいけません.この時にも八綱弁証による全体的な把握が重要です.全体が熱で少しだけ寒であれば,治療方針は冷やすことが中心で,温めるのは後回しにするか,少しだけ行うことになります.また,どの程度補い,どの程度瀉するかも,その虚実のバランスを

みて考えることになります．戦争だったら，兵隊をたくさん供給して（補），敵を沢山やっつければ（瀉）いいんだから，いつも同時に最大でやればいい！　という発想になるかもしれません．しかし，現実はそうは簡単にはいきません．瀉を行うと邪だけではなく正気（闘病反応に駆り出されている精気）も消耗します．補を行うと体内に引き込むベクトルがかかり，逆に邪が排除できにくくなるという特徴が知られています．正気を消耗しない程度に瀉を行い，必要な分だけ補を行うことが求められます．そのための一般原則として，まずは瀉を行い，その後に補を行うというやり方が求められます（これを"**先瀉後補**"の原則といいます）．しかし，本当に状態が悪化して正気が不足している場合には何よりもまずは，正気を増やすために精気の供給を行わなくてはいけません．じゃ，どういうときに先に補を行うのかというと，一般的目安としては，これまた八綱弁証の陰陽で陰証の時には先に補を行う必要が出てきます．次に議論しておかなくてはいけないのは，複数の病態が絡み合った複雑な病態では，どの病態から先に治療を行うかということが問題になります．一般論として様々な問題を全て同時に治療を行おうとすると，治療のベクトルがぼけてしまって，効果がなかなか上がらなくなります．多正面作戦は難しいということですね！　そのため，治療の大方針は，最も原因となっている，本質的な病態を中心に治療することが求められます．本質的な病態を"本"と表現して，"**治病求本**"：「治療において本質的な病態をターゲットにする」といいます．しかし，たとえば，胃潰瘍で吐血している時に，胃粘膜のピロリ菌感染症が原因だからということで，止血処置をせずにピロリ菌除菌療法を行うわけにはいかないように，続発病態のほうが派手な状況になっている際には，まずはそこを治療しなくては，症状の緩和は図れません．このように急性の強い症状が出ている場合にはまず，表面化している問題の治療を優先させ，病態が緩やかになったら，疾患の原因となっている根本の病態に着手するという原則があります．表面に出ている派生病態を"標"と表現して，この原則を"**急標緩本**"：「急性期は派生病態を，急場が過ぎたり，慢性的な状況では本質的な病態を治療する」といいます．何と常識的な内容でしょう！　しかし，実際の臨床ではしばしば取り違えられる重要なポイントです．これらの原則はおよそ2000年前の『黄帝内経』にすでに述べられています．正にいい得て至言ですね！　もう一つ大事な原則としては，同じ病態でも患者さんのいる場所の気候風土，治療している季節，その人の体質に合わせて治療方針を変えるというものです．前に，四君子湯と六君子湯が日本と中国の北京では同じ脾の気虚に対して使い分ける必要があることをお話したかと思います．このように気候風土は大きな影響を受けます．また，熱をもっている病態も夏では強い熱を取る治療が必要

となりますが，冬では，環境によって熱が自然と奪われますから，熱をとる治療は加減が必要です．このように季節も考慮が必要となります．脾や胃が弱い患者さんでは，同じ病態でも自ずと，脾・胃に負担をかける薬は使用しにくいなど，患者さんの体質や状況をみた判断が必要となります．さて，このようにさまざまなことを考えながら治療方針を練っていくわけですが，その基本的な考え方を先ほどの例題の病態のチャートを例に考えてみたいと思います．

症例2	【全身状態】	【病態の位置】	【病態の情勢】	【病態の性質】
<八綱弁証>	やや陰	裏	虚	熱
<病因や邪の分析>		邪はない		
<精気の異常の分析>		陰虚		
<臓腑の確定>		肺>腎		

<病態のメカニズム>肺・腎の陰虚に伴って，肺・腎の気や陽の抑制ができなくなり，肺の気の運動が上手くコントロールできなくなり喘鳴・呼吸困難感が出現していると考えられます．

治療の方針は，肺と腎の陰虚を補って（特に肺）過剰な熱を抑え喘息を抑えます．

症例3	【全身状態】	【病態の位置】	【病態の情勢】	【病態の性質】
<八綱弁証>	陽	裏	虚<実	寒<熱
<病因や邪の分析>		気滞，瘀血，湿		
<精気の異常の分析>		血瘀>血虚		
<臓腑の確定>		肝>脾		

<病態のメカニズム>肝の気滞とそれに伴う血瘀や瘀血が発生し，月経困難症を引き起こす．瘀血との肝の気滞のために肝の血虚も続発．肝の気滞が脾に影響を与えて，脾で湿がたまり気滞も発生．肝の気滞のために気を十分に全身にバランス良く流すことができないために手足は冷えて，顔がほてる．

治療方針は肝の気の流れを改善して，血の流れを改善，瘀血・脾の湿も除きます．また，やや熱を冷やすようにします．また血も少し補うこととします．

漢方薬の処方は，このような病態認識に基づいて，治療方針を具体化させるために複数の生薬を配合して作られています．また，同じ人の同じ疾患に対しても漢方医は様々な処方を変化させていくのは，治療戦略に基づいてターゲットとする病態を変更していったり，気候などの環境に配慮するためです．それでは，次に生薬と漢方処方について解説していきたいと思います．この本では，日常での臨床応用の

しやすさを考えて，極力日本の保険適応になっている生薬と，医療用漢方製剤に採用されているエキス剤を中心に説明していきます．

☯ 生薬の性質

　生薬は天然の植物や鉱物などですから一種類の生薬でも多く成分からできています．このことからもわかるように，一つの生薬で様々な薬効をもっています．まず，生薬の効果を全体として，考えるときに伝統的に用いられる指標として，"四気五味"があります．四気とはその生薬が体を温めるのか，冷やすのかをあらわした指標です．強く温める作用がある"熱性"，すこし温める作用がある"温性"，温めも冷やしもしない"平性"，少し冷やす"涼性"，強く冷やす"寒性"に分けられます．4つと言いながら，平性も入れれば5つになりますが…ご愛嬌ということで)^o^(．五味は，辛味・酸味・甘味・苦味・鹹味の5つです．それぞれの味にある種の機能が期待されていて，辛味は精気を巡らせる作用，酸味は収斂して引き込む作用，甘味は精気を補う作用や緊張を緩める作用，苦味は熱を取ったり下におろす作用，鹹味は堅いものを柔らかくする作用が期待されています．もちろん，すべてが当てはまるわけではありませんが，生薬は天然物ですので野菜などと同じように同じ生薬でも産地や生産年によって品質にばらつきがありますが，精気を巡らせる意味合いで使いたい生薬は，より辛味が強いものの方が品質がよいといったようにして利用されます．こうした伝統的生薬の品質指標で分別されたものは，実際に薬用成分が多く含まれていることも確認されています．侮るべからずですね(*^_^*)．生薬のもつ様々な薬効も，ある種の組み合わせである特有の効果が強く現れたり，逆に副作用が軽減されることが，経験的に知られています．こうした組み合わせのことを"薬対"といいます．できるだけ有利な組み合わせをして，目標となる病態に適応させたものが，麻黄湯や六君子湯といった漢方処方です．ちなみに，いろんな薬効をもっている生薬をたくさん組み合わせれば，どんな病態でも治療できるような気がしますが，実際はそんなことはありません．下肢の筋痙攣，いわゆる「こむら返り」に速効的に著効する芍薬甘草湯はわずかに2種類の生薬で構成されています．このように**構成している生薬が少ない処方ほどシャープに効く**ことが知られています．しかし，単純なものは長期間の連用には不向きであったり，複雑な病態を治療することは困難です．一方で多くの構成生薬で成立している処方は作用のベクトルがバラバラになりすぎて，効果が減弱してしまいます．ここでは，理解と応用のしやすさを考えて，精気に主にどのように作用するかという視点で，代表的な生薬と，そ

の作用を期待する代表処方を紹介したいと思います．

☯ 気に働きかける生薬

気の流れを促進する生薬

　気の流れを促進する作用をもつ生薬をみていきたいと思います．気の流れをよくすることを一般に"理気（りき）"といいます．気逆を思い出していただくとわかりますが，気は上手く流れず，たまってくると勝手に上に昇ってしまう性質があります．そのため気の流れを良くする生薬の多くは気を下方向に導く性質があります．温かい方が運動性が高まる性質があるので，多くは温性の生薬で，巡らせる性質から辛味をもったものが多くなります．また，気の流れを調節する臓腑に強く作用するものが多く，脾，胃，肺，肝に主に作用します．代表的な気の流れを良くする生薬には"陳皮（ちんぴ）"，"枳実（きじつ）"，"厚朴（こうぼく）"，"蘇葉（そよう）"，"蒼朮（そうじゅつ）"，"香附子（こうぶし）"，"柴胡（さいこ）"，"生姜（しょうきょう）"があります．この中でも特に，枳実・厚朴は気を下にさげる効果が強く，気を動かす力も強いことが知られています．ただし，あまり使いすぎると気の消耗を招きます．厚朴は，津液を乾かすとともに，肺・大腸・胃に主に作用します．枳実は涼性で気の閉塞を強く開く作用があり，外に出口を開きます．全身に働きますが特に働くのは，胃・胆です．陳皮は胃に特に強く働き嘔気を止める作用があります．ほかには脾・肺の気を穏やかに巡らせる作用をもっています．後で述べます気を補う作用の薬は気の停滞を招きやすくしますが，陳皮は気の停滞を防ぐ意味で，気を補う薬と併用する場合があります．蒼朮は，津液を乾かすとともに，胃・脾と四肢の気を巡らせる作用があります．蘇葉は肺・胃に主に作用します．肺・胃の気を下に下げる作用がありますが，感情の抑うつを改善する作用も強い薬です．また体表面にも作用して，体表面の湿と衛気を発散させる作用もあります．柴胡は涼性で，主に肝の気の流れを促進するとともに，感情のイライラや抑うつの改善効果も強い薬です．また津液を乾かす性質とともに，気を上に持ち上げる作用ももっています．また，半表半裏の気の流れを改善して，邪を除く効果もあります．香附子は，肝・胆・胃に主に作用して，特に鎮痛効果が強い生薬です．生姜は本来は生のショウガを使用しますが，日本では乾燥させたショウガを使用します．胃・脾の気を活発にして巡らせて，津液を巡らせる効果があり，吐き気を止める作用にも優れます．

表6-1 気の流れを促進する生薬（理気薬）の特徴：辛・温が多い，気を下方向に導く性質のものが多い，脾，胃，肺，肝に主に作用する
代表的組み合わせ：枳実＋厚朴，蒼朮＋陳皮，蒼朮＋厚朴，香附子＋蘇葉

生薬	主に作用する部位	特徴
枳実	胃・胆，体表	涼性，気の閉塞を強く開く，気を消耗させやすい
厚朴	肺・大腸・胃	強力に気を下に動かす，津液を乾かす
陳皮	胃・脾・肺	穏やかに気を巡らせる，吐き気を止める
蒼朮	胃・脾，四肢	津液を乾かす，四肢の気を巡らせる
蘇葉	肺・胃，体表	抑うつを改善，体表の湿と衛気を発散させる
柴胡	肝・胆，半表半裏	涼性，肝の気の流れを促進するとともに，感情のイライラや抑うつの改善効果が強い．津液を乾かす性質とともに，気を上に持ち上げる作用をもつ．半表半裏の気の流れを改善して，邪を除く
香附子	肝・胆・胃	特に鎮痛効果が強い
生姜	胃・脾	胃・脾の気を活発にさせて，巡らせ，津液も巡らせる．吐き気を止める作用にも優れる

第6章 漢方の治療方針と代表的生薬・処方

気を補う生薬

　気を補う生薬は一般に"補気薬（ほきやく）"とよばれます．温める性質をもつ気を補うため多くのものは温性，補う性質から甘味をもったものが多くなります．気の産生に関わる臓腑に強く作用するものが多く，脾，胃，肺に主に働きます．代表的なものは，"人参（にんじん）"，"黄耆（おうぎ）"，"白朮（びゃくじゅつ）"です．ここに出てくる人参は，八百屋さんにおいてある野菜のニンジンではありません．ウコギ科のオタネニンジン，いわゆる，朝鮮人参です．実は，生薬名は人参で，朝鮮半島で採れれば「朝鮮」人参，中国吉林省で採れれば「吉林」人参とよばれます．補気薬の中で特に直接的な気を補う作用は人参，黄耆が強力です．人参は黄耆との比較では，人参は気だけではなく津液を補う作用が強いのに対して，黄耆は津液を移動させる効果が強く，局所的には乾かし，気を外に動かし皮膚の気を補いながら動かします．また，黄耆は上に向かうベクトルを強力にもっている生薬で，気が虚して上に向かうことができない場合のキードラッグとなります．脾にも働きますが，肺の気を補う作用をもつ特徴があります．肺の気を補うため衛気を補う機能も高い生薬です．人参は気を収斂させ逃がさない効果も期待されます．人参は脾・胃・心への気の供給が非常にシャープかつ強力です．人参を蒸してから乾燥させたものは"紅参（こうじん）"とよばれます．気を補う作用が強まりますが，津液を補う作用は低下します．白朮は脾の機能を高めることで，気の産生を高めます．ちなみに余談ですが，日本の白朮は中国で一般に使用される白朮とは

表6-2 気を補う生薬（補気薬）の特徴：甘・温の薬が多い．脾，胃，肺に主に働く．気を停滞させやすい．直接的に気を補う薬（人参・黄耆など）と，生薬の毒性緩和や脾・胃の保護を主な目的とする薬（大棗・甘草など）がある

生薬	主に作用する部位	特徴
人参	全身（特に，脾・胃・心）	気を収斂し脾・胃・心へシャープに供給する．津液を補う
黄耆	全身（特に肺・胆・脾・胃）	上に外に広がるベクトルをもつ．衛気の産生を高める．津液を巡らせて乾かす
白朮	脾・胃	脾の機能を高めて気の産生を高める
大棗	脾・心	営気・津液の急速な補充に向く
甘草	胃・脾・心	気の動きを緩慢化させる機能，胃の保護作用がある

違う植物ですので，注意が必要です．これらの生薬以外に，直接，気を補う機能は強くはありませんが，他の薬と組んで独特の作用を示す生薬があります．代表は，大棗と甘草です．両者とも毒性の強い生薬の毒性の緩和や，強い甘味によって処方全体を飲みやすくしたり，消化器症状を起こしやすい生薬が脾や胃に負担をかけるのを緩和する働きがあります．大棗は営気・津液の急速な補充に向く生薬です．甘草は気の動きを緩慢化させる機能や胃の保護作用をもっています．

血に働きかける生薬

　ここでは，血瘀に使用する血の流れを促進する生薬と瘀血に使用する瘀血を除く生薬（中医学では両者合わせて"活血化瘀薬"，日本漢方では"駆瘀血薬"とよびます），血を補う生薬を解説します．血寒や血熱に関しては，温める効能を期待する生薬と冷やす効能を期待する生薬のところで，説明します．

血の流れを促進する生薬

　血の流れを促進する生薬を見ていきましょう．血の流れを促進する生薬の代表は"当帰"，"川芎"，"紅花"，"芍薬"，"牡丹皮"です．血の流れを促進する生薬には大きく，温性のものと涼性のもので，性質が異なっています．当帰，川芎，紅花は温める性質をもっています．温性のものは，末梢に血を行きわたらせる意味で使用する場合が多い生薬です．巡らせる作用から辛味をもつものが多くなりますが，当帰は辛味と同時に甘味もあります．特に日本で使用される当帰は甘味が強く，後で述べますが，血を補う作用も強力です．川芎も日本と中国で植物が異なっていますが，期待される効果は同じものです．血も巡らせますが，気も巡らせる作用があり

表6-3 血の流れを促進する生薬（活血薬）の特徴：肝・心に働きやすいが全身に影響する
温性のもの：辛味が多く，末梢に血を行きわたらせる意味で使用する場合が多い
涼性のもの：苦味・酸味が多く，静脈系の還流の改善を目的で使用される場合が多い
代表的組み合わせ：当帰＋川芎

生薬	主に作用する部位	特徴
当帰	肝・心，全身	温性．血の流れを促進するとともに血を補う（特に日本のもの）
川芎	肝・胆，頭部	温性．血とともに気も巡らせる．頭部に血と気を届ける作用がある
紅花	比較的細い血管	温性．痛みを止める効果や，当帰や川芎と比較するとより細い血管の血流促進を期待できる
牡丹皮	全身	涼性．化膿性病変によって生じた血瘀を除いたり，血虚や陰虚のために生じた熱を取る意味でも使用
芍薬	全身，特に肝	血を肝に戻らせて，消耗を防ぐ意味でも使用

ます．また頭部に血と気を届ける作用を期待して配合する場合も有り，頭頸部疾患で多用されます．血の流れを促進する場合にはしばしば当帰と川芎は組み合わせて用いられます．紅花は痛みを止める効果や，当帰や川芎と比較するとより細い血管の血流促進を期待できると考えられています．涼性のものは芍薬，牡丹皮が代表です．涼性のものは，後で述べます血熱をとる意味でも使用されます．芍薬は酸味・苦味があり，牡丹皮も苦味があり，静脈系の還流の改善を目的で使用される場合が多い生薬です．芍薬にはさらに血を肝に戻らせて消耗を防ぐ，緊張を除く意味もあります．芍薬は花で有名なシャクヤクの根茎部分ですが，栽培されているシャクヤクの根茎の皮を剝いで蒸して乾燥させたものは白芍，野生のシャクヤクの根茎を皮がついたままでそのまま乾燥させたものは赤芍とよばれ，効果が若干異なります．白芍は血を補う作用と収斂させる作用が強く，赤芍は血の流れの改善と血と結びついた熱を取る作用に優れます．日本の保険適応の生薬の芍薬は白芍に近いものです．牡丹皮は涼性が比較的強く，化膿性病変によって生じた血瘀を除いたり，血虚や陰虚のために生じた熱を取る意味でも使用します．

瘀血を除く生薬

瘀血を除く生薬は，中医学では"化瘀薬"とよばれ，代表的なものは"桃仁"，"大黄"，"蘇木"があります．これらの薬はあまり使用すると血を消耗するという副作用ももっています．桃仁は化膿した部位の瘀血や下腹部の瘀血を除くのに利用されることが多い生薬です．大黄は下剤として知られていますが，同時に瘀血を除く作用ももっています．大黄は強く熱をとる寒性をもっていて，後に説明します血熱

表6-4 瘀血を除く生薬（化瘀薬）の特徴：血を消耗する副作用がある．
代表的組み合わせ：桃仁＋大黄，桃仁＋牡丹皮，桃仁＋紅花

生薬	主に作用する部位	特徴
桃仁	全身（特に下腹部）	平性，最も代表的な瘀血を除く生薬．化膿した部位にできた瘀血にも応用できる
大黄	全身，特に心・胃・大腸	寒性，熱と瘀血を大便から一気に除くのに向いている．血熱を除くにも向く
蘇木	四肢・体幹	気を巡らせる効能も併せもつ

表6-5 血を補う生薬（補血薬）の特徴：脾・胃に負担をかけやすい．
代表的組み合わせ：当帰＋芍薬

生薬	主に作用する部位	特徴
地黄	全身	最も強力な補血作用，補陰もできる．脾や胃に負担をかけやすい
当帰	肝・全身	血の流れも促進する
芍薬	全身・特に肝	血を補う力は単独では弱い，必要なところに引き込むことで，筋肉の緊張・肝の気の流れの緊張をとる．精気を腹部⇒肝⇒腎と下に内に引き込むことも期待できる
何首烏	全身	マイルドな作用だが，血虚による皮膚の乾燥や白髪を治療する意味で使用される

の場合にも使用されます．特に外傷や感染症などで急性に生じた瘀血をいっきに取り除く場合に利用されます．下剤でもある大黄を使って，便から速やかに瘀血を体外に排泄してしまおうという発想です．日本で使用される大黄は特に下剤としての効果が強いものが選ばれています．蘇木は気を巡らせる効能も併せもっていて，四肢・体幹の瘀血を除くのによく用いられます．

血を補う生薬

　血を補う生薬は，一般に"補血薬"とよばれ，代表的なものは，"地黄"，"当帰"，"芍薬"，"何首烏"があります．この中で地黄と何首烏はともに血だけではなく陰も補う作用があります．最も血を補うのにすぐれた薬効をもつのは地黄です．地黄は，胃もたれや便秘などの消化器症状が出やすい生薬のため，注意が必要です．地黄に酒をまぶして蒸したものは熟地黄，ただ乾燥させたものは乾地黄とよばれます．熟地黄は補血，補陰作用が強く，乾地黄は血に熱が結びついたものを冷ます作用が強くなります．日本の保険適応の生薬は，十分な形ではありませんが，熟地黄に近いものです．何首烏はその効果がマイルドですが，血虚による皮膚の乾燥や白髪を治

療するなど独特の効能を目的に使用されることが多い生薬です．当帰と芍薬は血虚を補う意味ではしばしば併用される組み合わせとなります．また芍薬は単独では，血を補う力は強くありませんが，必要なところに引き込むことで，筋肉の緊張を和らげたり，肝の気の流れの緊張をとる作用もあります．また，血・津液，気を脾・胃から腹部⇒肝⇒腎と下に内に引き込むことを期待しても使用されます．

☯ 津液に働きかける生薬

　津液に働きかける生薬の内，津液の停滞である湿に対して使用する生薬や，変性した津液である痰・飲に用いられる生薬は，少し複雑な分類がなされます．津液の停滞である湿に対する生薬は，津液の停滞を津液の代謝を改善させて尿として体外に出す生薬，脾に停滞した湿を脾の気を巡らせながら乾かして取る生薬，風邪と共に外から襲ってきた外感病の湿に対する生薬，四肢の経絡の中に入り込んで筋肉や関節の痛みやこわばりを起こしている湿を除く生薬があります．痰や飲に関しては痰を徐々に溶かして除く薬と，強い下痢や強制的な利尿で体外に排泄させる薬が使用されます．

津液の代謝を促進する生薬

　津液の代謝を促進する代表的な生薬には，"茯苓"，"白朮"，"蒼朮"，"猪苓"，"沢瀉"，"滑石"，"薏苡仁"，"車前子"があります（このグループの生薬は中医学では"滲湿利水薬"とよばれます）．津液の代謝をコントロールしている臓腑である，肺・脾・腎・三焦の内，脾・腎・三焦に対して作用することが多い生薬たちです．肺はどうした！？　という声が聞こえてきそうですが，肺に関しては説明の関係上，津液に対して働きかける処方の中で，どのようにアプローチするかを説明したいと思います．

　まずは茯苓ですが，これこそ，体内の津液の流れを促進する key drug ともいうべき生薬です．単独では，脾の津液を腎の方向にもっていく作用をもっていますが，津液の流通路である三焦の流れを改善する効能が期待されるため，全身の津液の流れをよくさせることが期待される生薬です．また，様々な生薬と組んで，独特の働きを示しますが，これは臓腑に用いる処方のところで一端をご紹介します．次の白朮・蒼朮ですが，植物学上，比較的近い関係の植物で効能もよく似ています．ともに主に脾や胃に働き，津液に対しては小腸からの水分の吸収の促進，脾の津液を肺の方向に引き上げる性質をもっています．違いは，白朮は気を補う作用をもってい

るのに対して，蒼朮は気を巡らせる作用ももっていて，四肢の湿や風邪と共にやってきた湿を除く作用ももっている生薬です．日本では同じ名前の処方でも，製造しているエキス剤メーカーで白朮・蒼朮が入れ替わっている例があります．脾の湿を除くために，白朮・蒼朮はともに茯苓とよく組み合わされます．猪苓は小腸からの水分の吸収の促進，腎から膀胱へ尿を排泄させる方向に働きます．沢瀉は腎から膀胱に尿を出させます．また涼性であるため，腎・膀胱の熱をとります．茯苓と沢瀉は組み合わされて，茯苓で腎までもってきた津液を沢瀉で尿として出させる形となり，利尿をつかせる組み合わせとして知られています．滑石は寒性で膀胱の熱をとりスムーズに排泄させる機能が期待される生薬です．膀胱に湿と熱が結びついた時に主に使用されます．薏苡仁は脾の津液を巡らせる作用とともに関節の湿を除く作用や，化膿性病変での邪正相争のために生じた湿や瘀血を除く作用もあります．車前子は腎・膀胱の湿を除く作用とともに腎に少し陰を補う作用があります．

次に脾・胃に停滞した湿と気を巡らせながら乾かしてとる生薬の代表は"蒼朮"，"厚朴"，"陳皮"，"半夏"です（このグループの生薬は中医学では"燥湿利水薬"とよばれます）．温性と下方へ気を巡らせる働きをもつものが多いのが特徴です．それぞれの生薬に関しては他のところで説明しますので，代表的な組み合わせについて説明します．蒼朮＋厚朴は下方への気を巡らせる効果が強く，脾・胃のみならず，消化管全体に作用します．また，食積にも対応可能です．蒼朮＋茯苓は脾の津液を巡らす作用が強い組み合わせです．半夏＋陳皮は湿とともに痰を除きながら気を巡らせる組み合わせです．また，胃の気を下に向かわせる作用が強く，嘔気を止める作用が強いのも特徴です．半夏＋茯苓は湿とともに痰を除きながら，津液を巡らせ

表6-6 津液の代謝を促進する生薬の特徴：利尿効果が強い生薬は涼性〜寒性のものが多い．
代表的組み合わせ：朮＋茯苓：脾の津液を巡らせる作用を高める組み合わせ
茯苓＋沢瀉：腎から尿を出せる組み合わせ

生薬	主な作用部位	特徴
茯苓	全身	三焦の津液の流れを改善する効能．単独では脾から腎へ津液を運ぶ
朮	脾・胃・小腸 四肢・体表	白朮：気を補う作用が強い 蒼朮：気・津液を巡らせる作用が強い．四肢にもよく働く
猪苓	膀胱・小腸	涼性．小腸からの水分の吸収促進，腎から膀胱へ尿を排泄させる
沢瀉	膀胱・腎	涼性．腎から膀胱に尿を出させる代表生薬
滑石	膀胱	寒性．膀胱の熱をとりスムーズに排泄させる
薏苡仁	全身	脾の津液を巡らせる，関節の湿を除く，化膿性病変での邪正相争のために生じた湿や瘀血を除く
車前子	腎・膀胱	腎・膀胱の湿を除く作用とともに腎に少し陰を補う

表6-7 脾・胃に停滞した湿を気とともに巡らせながら乾燥させる生薬の特徴：辛味・温性のものが多い．また，気を下に巡らせる作用のものが中心．

生薬	特徴
蒼朮＋厚朴	下方への気を巡らせる効果が強く，消化管全体に作用．食積にも対応可能
蒼朮＋茯苓	脾の津液を巡らす作用が強い
半夏＋陳皮	湿とともに痰を除きながら気を巡らせる．胃の気を下に向かわせる作用が強く，嘔気を止める作用が強い
半夏＋茯苓	湿とともに痰を除きながら，津液を巡らせる

表6-8 四肢や経絡の湿を除く薬の特徴：多くは温性で，辛味・苦味がある．代表的組み合わせ：独活＋羌活：全身の四肢・体表の湿を除く

生薬	特徴
防已	涼性．四肢，特に下肢の湿を除く
威霊仙	神経原性疼痛のような痛みに特に向きます
独活	下半身の湿を除く作用が強い．体表の衛気を発散させる作用もある
羌活	上半身の湿を除く作用が強い．体表の衛気を発散させる作用もある
蒼朮	体内の津液の代謝にも作用して浮腫も除ける．体表の衛気を発散させる効果が弱いながら存在する

る働きの強い組み合わせです．

　四肢や経絡の湿を除く生薬（中医学では"祛風湿薬（きょふうしつやく）"とよばれます）は四肢の浮腫，しびれや痛みを除きます．四肢や経絡の中の湿を除く生薬の代表は"防已（ぼうい）"，"威霊仙（いれいせん）"，"独活（どっかつ）"，"羌活（きょうかつ）"，"蒼朮（そうじゅつ）"です．蒼朮を除いては，体内の津液の代謝を活発化させて積極的に過剰な津液を尿から出す作用はないため，浮腫に使用する場合には，津液の代謝を活発化させる薬と併用して使用します．防已は涼性で，四肢，特に下肢の湿を除きます．ちなみに日本の防已は中国では清風藤とよばれる生薬に相当していて，現在の中国で使用される防已とは異なる植物です．威霊仙は，温性で主に経絡の湿を除き，痛みやしびれをとる作用があります．独活は下半身に羌活は特に上半身に作用します．

痰を溶かして除く生薬，飲を除く生薬

　痰を溶かして除く生薬（中医学では"化痰薬（かたんやく）"とよばれます）の代表は，"半夏（はんげ）"，"天南星（てんなんしょう）"，"貝母（ばいも）"，"竹筎（ちくじょ）"，"栝楼仁（かろにん）"があります．痰を除く，最も重要な生薬は半夏（はんげ）です．粘稠な痰を溶かしていくような意味で使用されます．温性で辛味があります．全身に作用しますが，胃の気を下にさげる作用があり，吐き気を抑える意

表6-9 痰を溶かして除く薬,飲を除く薬の特徴:
代表的組み合わせ: 半夏+生姜: 半夏の刺激性や嘔吐誘発を抑え,吐き気を抑える作用を高
め,津液と気を巡らせる作用を高める組み合わせ
半夏+天南星: 痰を除く作用を強化
半夏+栝楼仁: 膈の上部と下部の気と津液の流れを強化して,痰を除きや
すくする組み合わせ

生薬	主な作用部位	特徴
半夏	全身(特に脾・胃・肺)	温性.脾・胃の気を巡らせる作用がある.嘔気を止める.痰を溶かす意味合いで使用される最も痰を除くときに重要な生薬
天南星	肝・胆・心,脳,経絡	温性.風と結びついた痰を除く重要な生薬
貝母	肺	涼性.肺で痰と熱が結びついたものを除くときに重要な生薬.潤す作用もあるため,堅い痰を除くのに向く
竹筎	心・胆・肺	寒性.痰と熱が結びついたものによる精神症候にも有効
栝楼仁	胸郭,膈	涼性.胸の部位につまった痰と気を除く
檳榔子	全身	気を動かしつつ,飲を大便・尿へ排泄させる.

でも使用されます.脾や胃の気を巡らせる作用もあります.天南星は温性で辛味があり,経絡や脳の中に入り込んだ風と結びついた痰を除く作用があり,めまいや麻痺,震えを改善する作用があります.貝母は涼性で,肺の痰を除く作用があります.潤す作用があるので,堅くなった痰を除くのに向きます.竹筎は寒性で肺の痰を除くのと同時に,心・胆の痰を除く作用もあります.栝楼仁は涼性で胸郭の痰を除き,気の流れをよくする作用が期待されます.現在,日本で利用される飲を除く生薬は,ほとんどなく,"檳榔子"ぐらいしかありません.尿や便から飲を除くとともに,気を巡らせる作用があります.

津液や陰を補う生薬

津液を補う生薬の代表は"麦門冬","天門冬","栝楼根","知母"があります.これらの薬は知母を除けば,全て涼性です.麦門冬は肺・胃・心に主に働きますが,肺の津液を補う最も重要な生薬です.また,心の気と津液を補う効果も期待できます.天門冬は腎・心・肺に働いて,効果はマイルドですが心・腎の津液を補う重要な生薬です.栝楼根は胃・肺に主に働き胃の津液を補う重要な生薬として使用されます.知母は寒性で胃・腎に働きます.寒性を利用して熱をとる目的に重きを置いた利用もしばしばされます.

陰を補う生薬の代表は"地黄","玄参","山茱萸","山薬"です.陰を補う最も重要な生薬は,地黄です.全身の陰を強力に補うことができる生薬です.しかし,

表6-10 津液や陰を補う生薬の特徴：津液を補う生薬は涼性のものが多い．陰を補う生薬は脾・胃に負担をかけやすい．

生薬	主な作用部位	特徴
津液を補う生薬		
麦門冬	肺・胃・心	肺の津液を補う最も重要な生薬．心の気と津液を補う効果も期待できる
天門冬	腎・心・肺	効果はマイルドだが，腎・心への津液を補う意味で重視される
栝楼根	胃・肺	胃の津液を益す重要な生薬
知母	腎・胃	寒性．熱を取る意味でしばしば使用される
陰を補う生薬		
地黄	全身	最も強力に陰を補うが，脾・胃に負担をかけやすい
玄参	全身	寒性．苦味．陰を補うのとともに，熱を強く除く性質があり，特に化膿性病変に対しても使用できる
山茱萸	肝・腎	酸味．肝・腎の陰を補うのとともに収斂させて漏れ出るのを防ぐ
山薬	脾・胃・腎	山薬はマイルドな効果ですが，脾・胃の気と陰を，腎の陰を補う作用があります．脾の気・陰が虚した下痢を止める

胃もたれや下痢や軟便，便秘，腹痛などの副作用が出やすい生薬です．補陰の効果は熟地黄がすぐれます．玄参は寒性と苦味があり，全身の陰を補う作用とともに熱を強く除く性質があり，特に化膿性病変に対しても使用できます．山茱萸は酸味があり，肝・腎の陰を補うのとともに収斂させて漏れ出るのを防ぐ効果があります．山薬はマイルドな効果ですが，脾・胃の気と陰を，腎の陰を補う作用があります．脾の気虚と陰虚が合併した下痢に使用することもあります．現代の中医学では津液を補う生薬と，陰を補う生薬を一括して，"補陰薬"または"滋陰薬（じいんやく）"といいます．

体を温める生薬

　体を温める生薬には陽を補う作用をもつ生薬，陽を鼓舞・発散させて寒をとる生薬があります．ここで述べます陽を補う生薬には同時に陽を鼓舞・発散させて寒をとる効能も合わせもっています．このため現代中医学では両者を区別せず"散寒薬"または"温裏薬（おんりやく）"といいます．陽を補う採用をもつ生薬は言うならば炎の火力を一気に上げるためにガソリンとフイゴで空気を送るような薬です．鼓舞発散させる効能を持つ生薬はフイゴで炎をあおっているような作用と考えていただくと想像がしやすいかと思います．

　早速，具体的な生薬を見ていきましょう．陽を補う代表生薬は"附子（ぶし）"，"桂皮（けいひ）"，

"乾姜"です．附子はご存知，猛毒で知られたトリカブトです．これを加熱減毒して使用します．面白い動物実験があります．寒冷環境で飼っているマウスと温暖環境で飼っているマウスでは同じ遺伝的背景をもっていても，附子の致死量が何倍にも異なるというものです．また，寒冷環境で飼っているマウスでは附子を与えているマウスの方が活動量が多く，元気というデータがあります[2]．体を温める陽を補う附子の効果を確かめた実に面白い実験ですね！！　附子は熱性・辛味があり，全身の陽，特に腎と心の陽を鼓舞して補う作用があります．血が冷えた血寒に対しても補助的に使用することができます．また，全身の経絡を巡らせ通す作用があるため，強い鎮痛効果を期待して使用される場合があります．附子は加熱すると毒性が減る特徴があり，ある種の加熱処理した附子は炮附子とよばれます．1日量で10g程度で中毒量にぎりぎりなる程度です．一方，加熱を全く加えないトリカブト由来の生薬には烏頭とよばれるものがあります．これは1日量2gでも十分に致死量となる可能性があり，慎重な使用が求められます．桂皮は熱性で辛味・甘味があり腎・心・胃・肝・脾の陽を補い，鼓舞する作用があります．血を巡らせる薬と併用して，血寒を除く作用を期待して使用することもあります．また気を上昇・下降どちらにも動かすことができる生薬です．乾姜は熱性で辛味があり，脾・胃・肺の陽を鼓舞して補う作用があります．乾姜も日本とその他の国で大きく生薬が異なるものです．日本以外の国の乾姜はショウガをただ乾燥させたものですが，日本の乾姜

表6-11 体を温める生薬の特徴：熱性，辛味の生薬が多い．陽を補う作用をもつ生薬と，陽を鼓舞・発散させ寒をとる生薬がある．
　　　代表的組み合わせ：桂皮＋甘草：心・胃の陽を鼓舞し，強める
　　　　　　　　　　　乾姜＋甘草：脾・胃・肺の陽を鼓舞し，強める
　　　　　　　　　　　附子＋甘草：全身の陽を鼓舞し，強める

生薬	主な作用部位	特徴
陽を補う生薬		
附子	全身（特に腎・心）	全身の陽を補う．全身の経絡を巡らせ通す作用があるため，強い鎮痛効果もある
桂皮	腎・心・胃・肝・脾	血を巡らせる薬と併用して，血寒を除く作用もある．また気を上昇・下降どちらにも動かすことができる生薬
乾姜	脾・胃・肺	脾・胃・肺の陽を鼓舞し補う作用がある
陽を鼓舞・発散させる生薬		
細辛	腎・肺	気を発散させることで，鼻づまりや頭痛，息苦しさを除く
呉茱萸	肝・胃	気を強く下に巡らせる作用があり，気が上に昇ったことによる頭痛や嘔気を強く止める
山椒	胃・大腸・腎	冷えて動きが悪くなった腸管を動かす作用に優れる

は蒸して，石灰をまぶして乾燥させたものです．日本の生薬で流通する生姜はショウガを乾燥させたものですから，他の国での乾姜になります．他の国での生姜は生のショウガそのものです．陽を補う作用がほとんどありませんが，**陽を鼓舞・発散する代表的生薬**には"細辛"，"呉茱萸"，"山椒"があります．いずれも温性で辛味がありますが，呉茱萸は強い苦味もあります．細辛は腎と肺に，呉茱萸は肝と胃に，山椒は胃，大腸，腎にそれぞれ働きます．細辛は気を発散させることで，鼻づまりや頭痛，息苦しさを除く作用があります．呉茱萸は気を強く下に巡らせる作用があり，気が上に昇ったことによる頭痛や嘔気を強く止める作用があります．山椒は冷えて動きが悪くなった腸管を動かす作用に優れます．

☯ 体を冷やす生薬

体を冷やす生薬（これを"清熱薬"といいます）には，主に熱化した気を冷ます生薬と邪の熱化したものを冷やすもの，血に熱が結びついた血熱を冷ますものがあります．熱化した気による熱か，邪が熱をもっているかを分ける方法は，分泌物の色が濃くなっている場合は邪が熱化していると考えます．一方，気が熱化している場合には，皮膚や粘膜の赤みが増しています．主に**熱化した気を冷ます生薬**の代表は，"石膏"，"知母"，"滑石"です．もちろん冷ます薬ですので，これらは全て寒性です．また，これらの生薬は同時に暑邪による病態，すなわち熱中症にも使用されてきました．石膏はこのグループで最も強力な作用をもつ薬で，全身に作用しますが，特に肺・胃・心の気が熱化したものを冷ます作用があります．気と津液を強力に肺から腎へ降ろす作用ももっています．知母は胃と腎の熱をとりつつ，津液を補う作用をもっています．滑石は膀胱と胃での熱化した気を冷ます作用をもっています．尿を出させるとともに排尿の違和感を除きます．**邪が熱をもっているものを冷ます作用がある生薬**は化膿した病変などにも使用できます．代表的生薬は"黄連"，"黄芩"，"黄柏"，"山梔子"，"大黄"，"連翹"，"金銀花"があります．特に黄連・黄芩・黄柏は乾かして湿を除く作用もっています．また黄連・黄芩・黄柏・山梔子・大黄は全て寒性で苦味があり，当帰や牡丹皮，地黄，玄参などと組んで血に熱が結びついた血熱を冷ます機能もあります．黄連はこのグループの中では最も強力に熱を冷ます作用があり，全身に作用しますが，主に心・胃に働きます．また，心や胸・胃の気を下にさげる意味で使用することもあります．黄芩は主に肺・肝・胆・胃・脾・大腸・小腸・膈に作用します．熱と湿で滞っている膈周囲の気の流れを改善する意味もあります．黄柏は腎・膀胱・胃・大腸に主に働き，陰を補う作用も弱いな

がらあります．山梔子は肝・胆・三焦・心・膈・胃に主に働き，三焦の津液の流れを改善するとともに熱を除きます．また，胸のもやもやとした弱い熱をとる作用もあります．大黄は心・胃・小腸・大腸の熱を主にとりますが，下剤としての薬効を生かして，全身の全ての熱を便ともに排泄する効果があります．これらの薬は乾かす性質があり湿に結びついた熱を除く作用があります．連翹・金銀花は苦味はほとんどなく，頸部～頭部・皮膚の熱をとるとともに化膿した病変に有効です．連翹は

表6-12 体を冷ます生薬の特徴：寒性のものが多い．熱化した気を冷ます生薬，邪の熱化したものを冷やす生薬，血に熱が結びついた血熱を冷ます生薬がある．熱化した気を冷ます生薬，邪の熱化したものを冷やす生薬は脾・胃に負担をかけやすい．邪の熱化したものを冷やす生薬は血に働く薬と併用して血熱を除く作用ももつ．

生薬	主な作用部位	特徴
熱化した気を冷ます生薬：暑邪による熱にも対応可能		
石膏	全身（特に肺・胃・心）	最も強力な熱化した気を冷ます生薬．気と津液を強力に肺から腎へ降ろす作用をもつ
滑石	膀胱・胃	尿を出させるとともに排尿の違和感を除く
知母	胃・腎	津液を補う作用ももつ
邪の熱化したものを冷やす生薬		
黄連	全身（特に心・胃）	苦味．邪の熱を冷ます薬中で最も強力．心や胸・胃の気を下にさげる意味で使用することもある
黄芩	肺・肝・胆・胃・脾・大腸・小腸・膈	苦味．熱と湿で滞っている膈周囲の気の流れを改善する意味もある
黄柏	腎・膀胱・胃・大腸	苦味．陰を補う作用も弱いながらある
山梔子	肝・胆・三焦・心・膈・胃	苦味．三焦の津液の流れを改善するとともに熱を除く．胸のもやもやとした熱をとる作用もある
大黄	胃・小腸・大腸・心	苦味．下剤としての薬効を生かして，全身の全ての熱を便ともに排泄する効果がある
連翹	咽頭・頭頸部，皮膚の熱，心	頭頸部，皮膚の熱，化膿性病変に有効．心の熱もとる作用がある
金銀花	咽頭・頭頸部，皮膚の熱，肺	頭頸部，皮膚の熱，化膿性病変に有効．肺の熱もとる作用がある
血熱を冷ます生薬		
牡丹皮	全身	血の流れを改善しながら，血熱を取る．心・肝・腎の熱をとるのにすぐれている．熱を発散させる効果をもち，化膿性病変に伴う血熱に対しても使用する
芍薬	肺・心以外	血の流れを改善しながら，血の熱を取る．内に下に引き込むベクトルをもっている
地黄	全身	陰を補う作用が強力
玄参	全身	玄参は湿と熱が結びついたものも治療することができ，化膿性病変に伴う血熱も治療可能

心の熱にも対応します．金銀花は特に皮膚・肺の熱をとるのに有効です．血熱に使用する生薬と併用して，熱が血に入り込みそうになっている状態を押し戻す意味で使用することもあります．この2つはしばしば一緒に使われます．

血に熱が結びついた血熱を冷ます代表生薬には，"牡丹皮"，"芍薬"，"地黄"，"玄参"があります．牡丹皮・芍薬は血の流れを改善しながら，血の熱を取ることができます．牡丹皮と芍薬は類似した効能がありますが，牡丹皮は心・肝・腎の熱をとるのにすぐれているのに対して，芍薬は肺や心にはあまり影響しません．また，芍薬が内に下に引き込むベクトルをもっているのに対して，牡丹皮は熱を発散させる効果を併せもっていて，化膿性病変に伴う血熱に対しても使用されます．こうした芍薬の血熱をとる作用を期待して使用する場合には赤芍がとくに有用です．地黄，玄参は陰を補いながら血の熱を改善する作用があります．陰を補う作用は地黄が強力で，陰虚の程度が強い場合には，特に地黄がおすすめです．一方，玄参は湿と熱が結びついたものも治療することができ，化膿性病変に伴う血熱に対して対応が可能です．

☯ 特殊な気の動きをさせる生薬

これからは，特殊な気の動きを期待して使用する生薬を紹介していきたいと思います．

まずは，**体表の衛気を巡らせて発散させる生薬**です．風邪によって起こる体表での邪正相争の状態である表証を，衛気を巡らせ供給して，発散することで風邪を除くことに最も使用されるため，これを"解表薬"と言います．いわゆるカゼのようなときに主に使用されますが，衛気の流れを促進して発散させますので，皮膚病変では内風などの邪を外に排泄させる意味でも応用されます．巡らせる性質が強いので辛味をもっている生薬たちですが，温性をもっているものと涼性ももっているものに大別されます．温性のものは主に風邪と寒邪が結びついて侵襲している表証に使用します．涼性のものは主に風邪と温邪が結びついて侵襲している表証に使用します．温性を持っている生薬の代表は"麻黄"，"桂枝"，"独活"，"羌活"，"蘇葉"，"荊芥"，"防風"があります．麻黄は最も強力に体表の衛気と津液を巡らせる作用がある生薬です．特に次に説明する温める作用の強い桂枝（日本では桂皮），附子と組むと，強く衛気を発散させ，結果として発汗させます．この体表の衛気と津液を巡らせる力を利用して，体表の湿を除くためにも利用されます．また，肺の気の外に上に広がるベクトルを強く推進する効果をもっています．桂枝は辛味と甘味があ

第6章 漢方の治療方針と代表的生薬・処方

り，気血を巡らせる効果が強く，体表に気血を動員することができ，発散する効果があります．桂枝は字の如く，枝の部位を使用してより辛味が強く発散の効果が強いのですが，日本では樹皮の部分である"桂皮"を使用します．こちらは，より甘味が強く陽を補い温める作用が強くなります．独活・羌活はいずれも，温性で体表の風邪と湿邪が結びついたものを除く作用があります．蘇葉は比較的マイルドな解表薬です．単独では弱いですが体表面・体内の気と湿のいずれも巡らせる作用を

表6-13 体表の衛気を巡らせて発散させる薬の特徴：衛気を巡らせ供給して，発散することで風邪を除く以外に，皮膚の内風などの邪を排泄させる意味でも使用される．辛味をもつ．
温性の生薬：風＋寒に使用
涼性の生薬：風＋熱に使用
代表的組み合わせ：麻黄＋桂皮，薄荷＋連翹・金銀花

生薬	主な作用部位	特徴
温性の生薬		
麻黄	皮膚の浅層＋肺	最も強力に体表の衛気と津液を巡らせる作用がある．体表の湿を除くためにも利用される
桂枝（桂皮）	皮膚の深部から皮下組織	気血を巡らせ発散させる効果が強く，体表に気血を動員しながら，発散させる
独活	下半身の体表	体表の風邪と湿邪が結びついたものを除く
羌活	上半身の体表	体表の風邪と湿邪が結びついたものを除く
蘇葉	体表，胃，肺	単独では弱いが体表面・体内の気と湿のいずれも巡らせる作用をもっている
荊芥	体表	あまり，温・涼に偏っていないため，風＋寒，風＋熱のいずれにも使用できる．皮膚疾患にも衛気を発散させることで邪を排除させ意味で広く応用される
防風	全身	気を発散させる効果は弱い．体表の外邪としての風邪から体内の内風まで気の流れを穏やかに流す作用がある
涼性の生薬		
薄荷	のど・体表・胸	胸の気の流れをよくするとともに喉や体表の衛気を冷ましながら発散させる
葛根	体表の皮下組織から筋層（特に後頚部から僧帽筋），胃，小腸，脾	胃の津液を増やす作用，小腸から脾に津液を引き上げる作用，脾や胃から津液と気を筋肉から体表面に持ち上げる作用がある．特に僧帽筋の緊張を除く作用が強い
升麻	皮膚の深層（特に頭部〜前額部），胃	胃の熱を除き，化膿性病変にも有効．気を引き上げる作用があり，皮膚では発赤を伴った発疹性病変，部位では頭部〜前額部に特に強く作用
牛蒡子	咽頭部	咽喉部の熱をとり，衛気を発散させる
柴胡	半表半裏（特に膈）	膈周囲の気をめぐらせ，半表半裏の部位にとどまる邪を押し出すのと同時に，弱いながら体表の衛気を発散させる

もっています．荊芥はマイルドな解表薬です．日本や中国ではやや温性と考えられていますが，韓国の韓医学では涼性と考えられており，風と熱とが結びついた表証にも他の薬と組み合わせることで対応が可能です．また，皮膚疾患にも衛気を発散させることで邪を排除させる意味で広く応用されます．防風は単独では気を発散させる効果は弱いですが，体表の外邪としての風邪から体内の内風まで気の流れを穏やかに流す作用があり広く使用することができると考えられています．両者とも皮膚に他の生薬の効果を届ける意味でも配合されます．涼性の解表薬の代表が"薄荷（はっか）"，"葛根（かっこん）"，"升麻（しょうま）"，"牛蒡子（ごぼうし）"があります．薄荷は胸の気の流れをよくするとともに喉や体表の衛気を冷ましながら発散させる，最も標準的な涼性の解表薬です．葛根は胃の津液を増やす作用，小腸から脾に津液を引き上げる作用，脾や胃から津液と気を筋肉から体表面に持ち上げる作用があり，特に後頚部から肩甲骨の間にかけての僧帽筋の緊張を除く作用が強い薬です．升麻は胃の熱を除き，化膿性病変にも有効です．気を引き上げる作用があり，皮膚では発赤を伴った発疹性病変，部位では頭部〜前額部に特に強く作用します．牛蒡子は咽喉部の熱をとり，衛気を発散させる作用があります．柴胡は膈周囲の気をめぐらせ，半表半裏の部位にとどまる邪を押し出すのと同時に，弱いながら体表の衛気を発散させる効果もあります．

次は**内風を落ち着けさせる生薬**（中医学では"**熄風薬**（そくふうやく）"とよばれます）です．内風は気の過剰運動という説明をしました．この過剰に動いている気をなだめて，本来の緩やかな流れに戻すことが期待されている生薬です．このグループの代表は，"天麻（てんま）"，"釣藤鈎（ちょうとうこう）"，"蒺藜子（しつりし）"，"菊花（きっか）"です．多くは涼性です．これらの薬は気の過剰な流れを緩めるとともに，気の動きを抑制している血や陰に気を結びつけることで過剰な運動を防ぐような働きがあります．天麻・釣藤鈎の両者はよく併用されますが，天麻は気の過剰運動を抑えている陰や血の不足である陰虚や血虚などの虚の病態に伴う内風に，釣藤鈎は気が停滞してたまった気の運動性が増したり，熱にあおられて運動性が上がっている実の病態の内風に主に使用します．蒺藜子は特に

表6-14　内風を落ち着けさせる生薬：過剰に動いている気をなだめて，本来の緩やかな流れに戻す．涼性のものが多い
代表的組み合わせ：天麻＋釣藤鈎

生薬	主な作用部位		特徴
天麻	肝・胆・頭部	平性	陰虚や血虚などの虚の病態に伴う内風に主に使用
釣藤鈎	肝・胆・頭部	涼性	気滞や熱を背景とした実の病態に伴う内風に主に使用
蒺藜子	体表	平性	かゆみを止める作用が強い
菊花	眼・頭部・肝	涼性	内風・外風ともに除く

表6-15 内側に引き込むベクトルをもつ生薬

生薬	主な作用部位	特徴
五味子	肺・腎・心	気と陰を内側に引き込む．咳嗽，息切れに応用
山茱萸	肝・腎	気と陰を内側に引き込む
酸棗仁	胆・心	気と血を内側に引き込む．不眠，ため息に応用
芍薬	肝・脾・胃・小腸・大腸	気と血・陰を内側に引き込み，腎の方向に導く

皮膚の病変に応用されて，痒みを止める作用が期待されます．菊花は主に眼や頭部の内風を除くのと同時に，外界からの風邪を除く作用もあり，眼のかゆみや頭痛に応用されます．

　今度は気を内側に引き込むベクトルをもつ生薬です．この代表は"五味子"，"山茱萸"，"酸棗仁"，"芍薬"です．このグループの生薬は酸味があり，気だけではなく，五味子・山茱萸は陰も，酸棗仁は血を，芍薬は陰も血も収斂して引き込む作用をもっています．五味子は肺・腎・心に，山茱萸は肝・腎に酸棗仁は胆・心に芍薬は肝・脾・胃・小腸・大腸に主に働きます．五味子は咳や息切れ，酸棗仁は不眠やため息によく応用されます．

　最後は気の運動の不安定さを安定させる生薬です．代表生薬は"竜骨"，"牡蛎"です．竜骨はナウマンゾウなどの古代の哺乳類の化石です．牡蛎は海のカキの貝殻です．このように，このグループの生薬は鉱物や貝殻などが多くなります．どちらも上昇した気をおもりで沈めこむイメージの薬で，不安定でふらついて上昇傾向の陽や気を下に引き降ろしたり，ふらついて運動性の増した気の動きを安定させたり，出ていこうとしている気や陰を収斂させて出ていかないようにする作用があります．お気づきかと思いますが，気の流動性が増した内風の病態にも気の過剰な運動をなだめる薬とよく併用して使用されます．竜骨は心・腎に，牡蛎は肺・肝・腎に主に作用します．特に竜骨は神の不安定性を安定化させる効果が，牡蛎は肝の陽を鎮める効果が強い特徴がありますが，しばしば併用されます．

　どうでしたか，なかなか数が多くて大変と思われるかもしれませんが，全部がすぐに憶えられなくても，これから説明していく処方の中の生薬をみていきながらその効能をみていくとだんだんと，生薬を憶えていけますし，構成している生薬からどんな効能をもつ処方かがわかるようになってきます．

　これからいよいよ，効能別代表処方を解説していきたいと思います．精気に働き

表6-16 気の運動の不安定さを安定させる生薬: 鉱物や貝殻などが多い.
代表的組み合わせ: 竜骨＋牡蛎

生薬	主な作用部位	特徴
竜骨	心・腎	神の不安定性を鎮める効果が強い
牡蛎	肺・肝・腎	肝の陽を鎮める効果が強い.

かける処方を説明したあとで，臓腑の病態に対応した処方を解説していきたいと思います．ここでは日本の医療用漢方製剤に収載されている処方を中心に取り上げます．処方名の後の番号は医療用漢方製剤の番号です．紹介する処方の生薬の分量は，エキス剤メーカーごとに若干の違いがありますので，日本での，1日量のおおよその代表的分量と考えてください．現在，ほとんどの医療保険審査で常用量以上の処方を認めないことが多いようですが，医療用漢方製剤の添付文書にも「年齢，体重，症状により適宜増減する」とあるように，**本来は状態に応じて量を調整します**．因みに現在の処方量のもととなったといわれる浅田宗伯の流派では，最低用量としての提示で，状態に応じて量を増やしていたようです．実際の臨床でも急性期や重症では2～3倍量を使用するとかなりの手ごたえが得られます．

気に働きかける処方

気の流れをよくする処方

気に働きかける処方のトップバッターは**気の流れをよくする処方**です．中医学では“理気剤”または“行気剤”，日本漢方では“気剤”と呼ばれる場合があります．

代表的な気の流れをよくするための処方には下の4つがあります．

“**香蘇散**”(70)：香附子4　蘇葉2　陳皮2　甘草1　生姜1
“**半夏厚朴湯**”(16)：半夏6　茯苓5　厚朴3　蘇葉2　生姜1
“**平胃散**”(79)：蒼朮4　厚朴3　陳皮3　甘草1　生姜2　大棗2
“**四逆散**”(35)：柴胡5　芍薬4　枳実2　甘草1.5

最も広く，気を巡らせる目的で使用するのに向くのは香蘇散です．特に気滞に伴う痛みの疾患にはよく効きます．この香蘇散は本来は，外邪が体表に侵襲した病態に使う処方ですが，日本では曲直瀬流の発見で気を巡らせる代表処方となっています．半夏厚朴湯は気を下に向ける作用が香蘇散と比較すると強くなります．また痰

や湿が合併している場合や咳嗽や喀痰，喘鳴などの肺の症状が伴う場合，気滞に伴ってのどの違和感がある場合に特に有効です．この喉の違和感は，"梅核気"とよばれていて，中高年女性などでのどに梅の種のようなものが引っかかってなかなか取れない感じがして，特に内視鏡でのぞいても何もみえないという患者さんは結構いますよね！ そう咽頭喉頭神経症ですが，実体がないのに詰まった感じというのは，まさに気滞によるものと漢方では考えられ，この時の 1st choice として半夏厚朴湯はしばしば用いられます．平胃散は，脾や胃に湿がたまったときによる気滞に最も用いられる処方です．四逆散は肝の気が鬱結して起こった気滞に用いる代表処方です．肝の気の流れをスムーズにコントロールするための処方は四逆散以外に数多く存在しますので，肝の病態に用いる処方の中でさらに詳しく説明したいと思います．

気を補う処方

次は気を補う処方の代表です．以下の3つがあります．中医学ではこれらの処方を"補気剤"と表現します．

"四君子湯" ㊄：人参 4　白朮 4　茯苓 4　甘草 1.5　大棗 1.5　生姜 1.5
"六君子湯" ㊸：人参 4　白朮 4　茯苓 4　半夏 4　陳皮 2　大棗 2　生姜 2
　　　　　　　甘草 1
"補中益気湯" ㊶：黄耆 4　人参 4　白朮 4　甘草 1.5　升麻 1　柴胡 2　当帰 3
　　　　　　　陳皮 2　大棗 2　生姜 2

※ツムラは白朮が蒼朮に代っています．

組成の生薬を見て頂いてわかるようにかなりそれぞれの処方の構成が似通っていますよね．生理のところでお話しした気がどうやって作られるかを思い出してください．気を補うためには，まずは脾の機能をよくして，消化吸収を活発にして気の産生のもとを支える必要があることが想像できますよね！ ということで，脾の働きをよくするために，脾の気の産生と津液の流れをよくする代表的な組み合わせである白朮+茯苓が基本の組成となっています．これに多くの薬によって胃が荒れるのを防ぎ，胃の働きを整え，脾での精気を作り出す機能を刺激し調整する大棗・生姜・甘草の組み合わせが入ります．ここに気を補う作用の東の横綱である人参が入ったのが，四君子湯です．気を補う処方の基本の組成ですが，前にも書きましたように，現代の日本人のように湿度の高く，食べ過ぎ・飲みすぎ・運動不足の人が多いところでは，脾に津液の滞りである湿がたまって，気も滞っている場合が多く，

単純に気を補う作用に特化している四君子湯を飲むと，気の流れがさらに悪くなったり，湿が増悪して胃もたれや嘔気を起こすことが多く，あまり使用される機会がありません．ただ，かなり衰弱して気が枯渇しかかった状況では，他の薬を飲んでも消化吸収することができないことがあります．こういう時に四君子湯を少量ずつ頻回に飲ませるという特殊な治療法があることは参考にされるとよいと思います．
四君子湯に脾や胃の気の流れと湿や痰を除く作用をもっている陳皮・半夏を加えたものが，六君子湯です．こちらは頻用処方の一つです．陳皮・半夏は胃の気を下向きに向かわせて胃からの食物の排出を助けたり吐き気を止める作用ももっています．次は，気を上に向かわせるベクトルを強力に意識して作られた処方が，補中益気湯です．先ほどの白朮＋茯苓，大棗・生姜・甘草の組み合わせから，気を下向きに下げる作用をもっている茯苓を除いて，代わりに気を上に持ち上げながら補う働きをもつ西の横綱である黄耆を加えて，気の上昇方向に巡らせる作用のある柴胡・升麻を加えています．これだけでは吐き気がしそうということで，気を巡らせ，胃もたれを防ぐ陳皮と，気だけ補い・動かすと血とのバランスを失うとの観点から当帰が入っています．気が虚しているために気の上に向かう力も失った状態に最も適合した処方です．ただし，茯苓を除いた分だけ，脾の働きを持続的に高める作用が減弱していますので，注意が必要です．

☯ 血に働きかける処方

血に働きかける処方の最初は，血の流れを促進する処方・血を補う処方です．中医学では血の流れを促進する処方は"理血剤"，または"活血剤"，血を補う処方は"補血剤"とよばれます．日本漢方では，血瘀と瘀血を区別しないため，血の流れを促進する処方と次に説明する瘀血を除く処方を合わせて"駆瘀血剤"とよびます．

血の流れを促進する処方，血を補う処方

血の流れを促進する処方と血を補う処方は異なる概念ですが，同じ処方の違う側面で対応するということが多いのも事実です．特に医療用漢方製剤ではこの傾向が強いため，ここでは同時に解説したいと思います．

"四物湯"⑺ 地黄3 当帰3 芍薬3 川芎3
"当帰芍薬散"㉓ 当帰3 芍薬6 川芎3 白朮4 茯苓4 沢瀉4
　　　　　　　※ツムラは白朮が蒼朮に代っています．
"当帰建中湯"⑫ 芍薬5 当帰4 桂皮4 大棗4 生姜1 甘草2

“芎帰調血飲”(230)： 当帰 2　川芎 2　地黄 2　益母草 1.5　牡丹皮 2　香附子 2
烏薬 2　陳皮 2　白朮 2　茯苓 2　大棗 1.5　生姜 1　甘草 1

四物湯と当帰芍薬散は両者ともに組成が似ていますね．どちらも血を補う代表的組み合わせである当帰＋芍薬，血の流れを促進する代表的組み合わせである当帰＋川芎の両方が入っています．四物湯では，ここに地黄が入って，陰を補い潤いを与えながら，血をより強力に補う作用があります．一方で当帰芍薬散は白朮・茯苓・沢瀉を含んでいるので，津液の代謝を促進して尿を出して過剰な津液を体外に排泄する機能があります．また白朮＋茯苓の組み合わせですので，脾の機能をよくする働きももっています．当帰芍薬散でもう一つ注目すべきなのは芍薬の量が多いということです．芍薬が多いことで筋肉の緊張を和らげる効果があり，子宮の過剰な収縮や腸管の蠕動亢進に伴う痛みを和らげる作用があります．当帰芍薬散が月経困難症や切迫早産に使用されるのもうなづけますね！　私の経験では，更年期の方の血虚では四物湯を，若い方の血虚では当帰芍薬散を使用することが多いように思われます．若い人では月経期にホルモンの影響でむくみやすく，更年期は老化で細胞内液の減少に伴う体内水分量が低下して乾いてきますから（つまりは陰虚！），この両者の違いがわかりやすいと思います．当帰建中湯は温めながら血を補い巡らせる作用が強い処方です．この薬も芍薬の量が多いので，筋肉の収縮が強いことによる腹部の疼痛に有効です．芎帰調血飲は血を補い，巡らせるとともに気も巡らせ，脾・胃も活発化させるという処方です．構成生薬の益母草は，その名前が表すように子宮や肝の血を巡らせ湿を巡らせる作用があります．また，烏薬は温性の気を巡らせる生薬で，子宮や肝の気を巡らせる作用が強い薬です．これらの生薬が含まれているために，産婦人科領域の血瘀と血虚，気滞が合併した病態に広く使用されます．

瘀血を除く処方

瘀血を除く処方は，中医学では“化瘀剤”，“祛瘀剤”とよばれます．日本漢方では“駆瘀血剤”と呼ばれます．

瘀血を除く処方の代表は以下のものです．

“桂枝茯苓丸”㉕： 桂皮 4　茯苓 4　桃仁 4　牡丹皮 4　芍薬 4
“桃核承気湯”(61)： 桃仁 5　桂皮 4　大黄 3　芒硝 2　甘草 1.5
“通導散”(105)： 蘇木 2　紅花 2　当帰 3　大黄 3　芒硝 4　厚朴 2　枳実 3
木通 2　陳皮 2　甘草 2

JCOPY 498-01798

桂枝茯苓丸は瘀血を除く代表的な処方です．芍薬，牡丹皮は涼性ですが，桂皮が入っており，全体としては温めながら瘀血を除く作用があります．桂皮と茯苓が組むと下に向かうベクトルが出てきます．結果として，全身の瘀血を除く作用がありますが，特に下腹部の瘀血に有効です．桃核承気湯は瘀血と熱を便から排泄させる効果があり，急性の瘀血に特にむくという特徴があります．因みに芒硝（ぼうしょう）は天然の硫酸マグネシウムで，寒性で軟下剤の効果があり，大黄と組んで排便を促します．瘀血と熱が結びつくと精神症候が出やすく，興奮などの陽性の精神症状，攻撃的な譫妄が出やすくなります．通導散は気の流れの滞りと瘀血を除く作用があります．特に四肢の瘀血を取り除く効果に優れています．もともとは多発外傷に伴う瘀血を一気に取り除くための処方として開発されたものですが，日本の近代の一貫堂派が少量長期に用いて瘀血ができやすい人の体質改善に使用してきました．

血に寒熱が結びついた病態への処方

血に寒が結びついた血寒，血に熱が結びついた血熱に対する処方たちです．

血に寒が結びついた時の代表処方（中医学では“**温経散寒剤**”といいます）

“**当帰四逆加呉茱萸生姜湯**（とうきしぎゃくかごしゅゆしょうきょうとう）”㊳：**当帰 3　桂皮 3　芍薬 3　細辛 2　木通 3　甘草 2　大棗 5　呉茱萸 2　生姜 4**

冷えをとり血を巡らせる内容となっています．エキス剤で使用する場合には，より強力に血を温め巡らせたい場合には，附子を粉末にした附子末を併用する方法があります．

血に熱が結びついた時の処方（中医学では“**清営涼血剤**”といいます）

血に熱が結びついた時に最も適合した処方は“清営湯（せいえいとう）”や“犀角地黄湯（さいかくじおうとう）”などですが，日本では医療用漢方製剤に含まれていませんし，犀角地黄湯は保険適応のない生薬も含まれており，処方するのは困難です．代わりに使用できる処方の代表としては，“温清飲（うんせいいん）”，“桃核承気湯（とうかくじょうきとう）”“大黄牡丹皮湯”があります．

“**温清飲**”57：**当帰 3　芍薬 3　川芎 3　地黄 3　黄連 2　黄芩 2　黄柏 2　山梔子 2**

“**桃核承気湯**（とうかくじょうきとう）”61：**桃仁 5　桂皮 4　大黄 3　芒硝（ぼうしょう）2　甘草 1.5**

“**大黄牡丹皮湯**（だいおうぼたんぴとう）”㉝：**桃仁 4　牡丹皮 4　冬瓜子（とうがし）6　大黄 2　芒硝 1.8**

温清飲は四物湯と後で述べます黄連解毒湯を合わせた内容となっています．桃核承気湯は瘀血と熱を便から一気に取り除く内容となっています．大黄牡丹皮湯は桃核承気湯と似ていますが，桃核承気湯はより下剤の成分が多く，大便から一気に熱を除きますが，大黄牡丹皮湯は化膿性病変を排膿する作用をもつ冬瓜子が含まれていて，化膿性病変に結びついてできた瘀血と熱を桃核承気湯より緩やかに除く作用があります．歴史的には桃核承気湯は細菌性腸炎に伴う熱譫妄，DIC（播種性血管内凝固症候群），HUS（溶血性尿毒症症候群）などのような病型に使用されてきました．一方で，大黄牡丹皮湯は虫垂炎や憩室炎などの腸管の膿瘍形成をきたす疾患に使用されてきました．こうしてみると，桃核承気湯は下行結腸〜S状結腸に病態が主座があるため大便から強力に出すことを意識した処方内容になっています．一方で，大黄牡丹皮湯は桃核承気湯に比べると下剤としてはマイルドで，排膿を促す作用が強くなっています．因みに日本漢方の腹診所見では桃核承気湯は左下腹部の圧痛が著明で，大黄牡丹皮湯が右下腹部の圧痛とされているのもこのような病態を反映してのものと考えられます．

☯ 津液に働きかける処方

津液の停滞である湿を除く処方には，津液の代謝を促進して尿を出す処方と，衛気の流れを促進して体表・関節・筋肉の湿を取り除く処方，脾や胃の湿を乾かしながら除くと同時に気を巡らせる処方があります．津液の代謝を促進して尿に出す処方の中には，衛気の流れを促進して体表・関節・筋肉にも働く処方の一部も含まれています．

津液の代謝を促進する処方

このグループの処方にはさらに，津液の代謝を促進する処方，陽が弱って津液の代謝が衰えている時に，陽を鼓舞して津液の代謝を促進する処方と，熱と結びついた湿を除く処方があります．代表的処方は以下のものです．

津液の代謝を促進する代表的な処方（中医学では"滲湿利水剤"とよばれます）
"五苓散"⑰：猪苓3　茯苓3　沢瀉5　白朮3　桂皮2
"猪苓湯"㊵：猪苓3　茯苓3　滑石3　沢瀉3　阿膠3
"木防已湯"㊱：防已4　石膏10　桂皮3　人参3
"防已黄耆湯"⑳：防已3　黄耆5　朮3　大棗3　生姜3　甘草1.5

"越婢加朮湯"㉘：麻黄6　石膏8　大棗3　生姜3　甘草2　白朮4
"麻杏薏甘湯"㉘：麻黄4　杏仁4　薏苡仁10　甘草2
"薏苡仁湯"㊾：薏苡仁8　麻黄4　桂皮3　芍薬3　白朮4　当帰4　甘草2

※ツムラは白朮が蒼朮に代っています．

　五苓散は，津液の代謝を促進する薬物に桂皮を加えた組成です．三焦・脾・胃・膀胱・小腸・腎と，肺を除くほとんどすべての全ての津液の代謝にかかわる臓腑の津液の代謝を促進する処方です．また，桂皮のために表の衛気を発散する作用があり，弱いながら表証を除くことができます．桂皮＋茯苓の組み合わせは冷えて動かなくなった，津液を動かしやすくするとともに，脾の津液を腎に動かす作用も期待できます．このような働きがあるために，全身の津液代謝を活性化させることができます．西洋医学の利尿剤と異なり強制的に水分を排泄させるわけではなく，溢水では無駄な水分を排泄させ，脱水の場合には水分吸収を促進させる効果があります．特に，あるところには津液の不足があって，一方であるところには津液の停滞がある，津液の偏在がある病態に最も適合します．

　猪苓湯は猪苓・茯苓・沢瀉が組み合わさることで，小腸・腎・膀胱と津液の代謝を活発化させて，尿量をまして無駄な津液の排泄を促します．また，滑石は膀胱の熱を除いて尿を出しやすくし，痛みなどを除きます．止血効果があり，血や陰を補う作用がある"阿膠"を配合することで，津液の排泄に伴って陰が不足するのを防ぐとともに血尿への治療効果も期待できます．このような意味で膀胱炎や血尿に広く応用されてきた処方です．

　木防已湯は心と脾・胃の陽を補い賦活させながら肺の熱と津液を腎に送りこむ作用があります．このような作用があるため，鬱血性心不全に応用されることが多い処方です．ただし，気が過剰に反応している急性増悪期にはよい処方ですが，慢性期に使用すると陽や気を消耗させてしまって，症状が悪化することがありますので要注意です．

　防已黄耆湯の"防已"は下腿をはじめとする四肢の津液の流れを促進生薬です．これと黄耆が組み合わさされるために，気が足りないために気の運動性が低下して，下腿をはじめとする四肢の浮腫が起こった時に最も有効に働く処方です．最も端的な例では，下肢の運動不足や筋力低下によって，起こる浮腫は，"働き・運動性の低下"による浮腫ということでこの処方がしばしば著効します．

　越婢加朮湯は越婢湯に白朮または蒼朮を加えた処方という意味です．麻黄と石膏が組み合わさると，様々な効能が生じますが，この場合には体表面の気が熱化して

うまれた熱を発散させるとともに津液の流れを促進して体内に引き入れます．ここに白朮または蒼朮が加わることで，津液の代謝促進が強化されます．主に蕁麻疹や関節炎，急性の発赤を伴う浮腫など体表面での熱を伴う津液の停滞に用いられます．

湿と熱が結びついた邪を除く処方の代表は以下のものがあります(中医学では"清熱利湿剤"とよばれます)．
"茵蔯蒿湯"⑬⑤：茵蔯蒿4　大黄1　山梔子3
"茵蔯五苓散"⑰：茵蔯蒿4　猪苓3　茯苓3　白朮3　沢瀉5　桂皮2
"竜胆瀉肝湯"㊄：竜胆草1　黄芩3　山梔子1　地黄5　当帰5　木通5
　　　　　　　　　沢瀉3　車前子3　甘草1
※ツムラは白朮が蒼朮に代っています．小太郎漢方製薬の竜胆瀉肝湯は別処方です．

茵蔯蒿湯は，黄疸を除く特異的な効果がある"茵蔯蒿"を含み，熱が結びついた湿を大便と尿から出す処方です．黄疸も湿に熱が結びついた病態の一つと考えられますが，特に黄色みが強い黄疸に応用されます．一方，五苓散に茵蔯蒿を加えた茵蔯五苓散は湿を除く作用が強く，熱を除く作用は弱くなります．主に暗い色の黄疸に多く利用されます．茵蔯五苓散は黄疸だけではなく広く様々な湿と熱が結びついた病態に応用できます．竜胆瀉肝湯は，肝・胆の熱と湿を除く代表的生薬である竜胆草を含み，肝・胆の熱と湿を除く代表的処方です．特に肝の経絡の走行から腹部から泌尿・生殖系にある熱を強く除く作用を持っています．このため化膿性病変にも応用できます．一般論として，湿と熱が結びついている時に，熱をとることに集中すると早く症状は改善しますが，湿がなかなかとれなくり病態が慢性化しやすくなる特徴があります．

陽が低下しているために津液の代謝のコントロールができなくなった状態を改善する処方のグループです．(中医学では"温化利水剤"とよばれます)代表的処方は下記のものです．
"真武湯"㉚：附子1　茯苓5　芍薬3　白朮3　生姜3
"苓桂朮甘湯"㊴：茯苓6　桂皮4　白朮3　甘草2
※ツムラは白朮が蒼朮に代っています．

真武湯は白朮＋茯苓により脾の津液を巡らせる作用の強化に加えて，生姜で胃と脾をあたため気と津液を巡らし，芍薬で腎に津液を引き込みます．そこに腎を中心

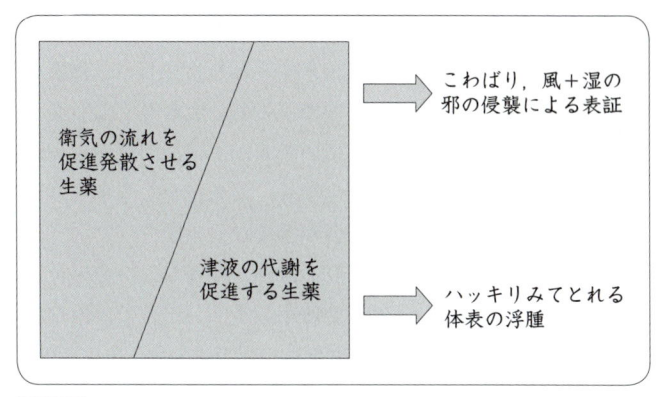

図6-1 体表・四肢での津液を巡らせる時の処方中の生薬の割合

に全体の陽を高める附子が加わります．結果として，腎と脾を中心とした陽を鼓舞して，冷えて動きにくくなった津液の流れを改善します．苓桂朮甘湯は脾が冷え，津液を巡らせる作用が低下した際に，腎に向かうはずの津液がコントロールできなくなり心に向かって昇ってくるのを，心陽を鼓舞する桂皮＋甘草，津液と気を上から下に引き降ろす桂皮＋茯苓，脾の津液をめぐらせる機能を高める白朮＋茯苓が組み合わされ対応しています．主に動悸発作や，めまい，腹部から胸部に突き上げるような感覚に応用されます．

体表や関節・四肢や筋肉の湿を除く代表的処方

"麻杏薏甘湯"⑦⑧：麻黄4　杏仁4　薏苡仁10　甘草2
"薏苡仁湯"㊺：薏苡仁8　麻黄4　桂皮3　芍薬3　白朮4　当帰4　甘草2
"防已黄耆湯"⑳：防已5　黄耆5　白朮3　大棗3　生姜3　甘草1.5
※ツムラは白朮が蒼朮に代っています．
"越婢加朮湯"㉘：麻黄6　石膏8　大棗3　生姜3　甘草2　白朮4
"十味敗毒湯"⑥：柴胡2.5　桔梗2.5　独活1.5　防風2.5　荊芥1.5　連翹2
　　　　　　　　桜皮2.5　川芎2.5　茯苓2.5　生姜1　甘草1.5
　　　　　　　　　　※ツムラとKTSでは桜皮は撲樕
"二朮湯"㉘：天南星2.5　半夏4　黄芩2.5　蒼朮3　白朮2.5　羌活2.5
　　　　　　威霊仙2.5　香附子2.5　陳皮2.5　茯苓2.5　生姜1　甘草1
"桂枝加朮附湯"：桂皮4　芍薬4　大棗4　生姜4　甘草2　蒼朮4　附子0.5

このグループ（中医学では"祛風湿剤"とよばれます）の処方には，先にあげた，

津液の代謝を促進する処方にも分類されるものと，湿を乾かしながら体表の衛気の流れを促進・発散させる処方が含まれています．どちらにしろ，体表の衛気を動かすことで津液の流れを改善することが必要ですので，大なり小なり衛気の流れを促進・発散させる作用をもつ生薬が含まれていますが，津液の代謝を促進する処方にも分類されるものは，この生薬の割合が少なく，湿を乾かしながら体表の衛気の流れを促進・発散させる処方の場合には割合が多くなります．

　臨床的な使い分けは，はっきり見て取れる浮腫が存在している場合には，津液の代謝を促進する処方にも分類される処方を使用します．一方で，湿を乾かしながら体表の衛気の流れを促進・発散させる作用をもつ処方は，明らかな浮腫には向かず，湿度が上がると増悪するこわばりにより効果的で，外邪としての風邪＋湿邪が侵襲し表証となっているものにも使用可能です．

　麻杏薏甘湯は肺の気の動きを高めることで，体表面の気と津液の流れを改善させる処方です．このため，体表の浮腫や関節痛やこわばりに有効です．麻黄で体表の気と津液を強く動かしますので，気も津液も停滞している成分が強く，浮腫の場合はパンパンに張っている場合が多いようです．また，面白い使い方では，薏苡仁の湿の塊を排除する効能を利用して，流行性軟属腫やガングリオンや疣贅に使用しても有効です．この場合にはヨクイニンエキスを追加して使用した方がより効果的です．寒熱はあまり関係はありません．一方，冷えて疼痛も強い場合には薏苡仁湯を使用します．浮腫は軽度でこわばり感と冷えに伴う疼痛がさらに強い場合には温めて気の流れを強力に通じされる附子を用いた，桂枝加朮附湯が選択されます．さらに津液を巡らせたい場合には，桂枝加朮附湯に茯苓を加えた桂枝加苓朮附湯もあります．

　気が体表で津液とともに鬱滞して熱をもった場合には越婢加朮湯を使用します．寒熱にあまり関係なく，気が不足したために津液を体表で動かせなくなったために起こった浮腫やこわばり，疼痛には防已黄耆湯を使用します．

　十味敗毒湯は皮膚の表層の風邪と湿邪を乾かしながら衛気を発散させることで除く薬です．あまり寒熱に偏らない風邪＋湿邪による表証に対処する荊防敗毒散(けいぼうはいどくさん)を改造して，やや熱に傾いた皮膚の表層に留まる化膿性病変の初期にも使用するために作られた処方です．やや熱に傾いた程度の蕁麻疹にも応用することができます．越婢加朮湯と比較すると熱は弱く，膨隆の程度も軽いものが多いようです．

　二朮湯は湿邪によって起こる重くだるい痛みとこわばりを除くことを得意とした処方です．半夏と天南星が含まれているために，湿に痰が交り組織の変性・変形が起こっている場合にも対応します．日本漢方では五十肩に用いることで有名です

が，広く痰湿によって起こる関節および周囲組織の変性・変形を伴う病変の疼痛に応用できます．

痰を除く処方

痰を除く処方は，寒と結びついた痰を温めて取り除く処方（中医学では"温化寒痰剤"とよばれます），熱と痰が結びついたものを冷ましながら取り除く処方（中医学では"清熱化痰剤"とよばれます），内風と痰が結びついたものを除く処方（中医学では"熄風化痰剤"とよばれます）に主に分類されます．

寒と結びついた痰を温めて取り除く代表処方

"二陳湯"⑧：半夏5　茯苓5　生姜3　陳皮4　甘草1
"苓甘姜味辛夏仁湯"⑲：茯苓4　甘草2　乾姜2　細辛2　五味子3　半夏3　杏仁4

二陳湯は最も基本的な温めて痰を除く処方です．脾と胃，肺の痰を除くとともに気を下方向に巡らせる作用ももっています．痰のために嘔気があったり，食欲が低下した場合などに利用されます．苓甘姜味辛夏仁湯は肺にたまった冷えた痰と飲を主に除く処方です．五味子＋細辛の組み合わせは，五味子で肺の気を内側に引き込み，細辛で外側に発散させる作用が期待され，喘鳴を伴う咳嗽や鼻汁が止まらない・鼻閉といった，上手く肺の気が外に出ることができない（鼻閉と呼気のしにくさ）ものと，肺の気を内側に行きこむことができない（鼻汁が止まらないと吸気のしにくさ）を治療するのに応用されます．ここに温める作用の強い乾姜と半夏が加わることで，冷えた痰を除くことができます．寒の性質の慢性的な気管支炎や鼻炎などに応用されます．よく似た組成の小青竜湯は，外邪を除く作用をもち，気を発散させ肺の気が外に出ることができないのを治療するのにより優れています．

熱と結びついた痰を冷やして取り除く処方

"小陥胸湯"：栝楼仁3　半夏6　黄連2

小陥胸湯は胸の熱と結びついた痰を除く処方で，本来は胸膜炎のような病態に使用されていました．医療用漢方製剤のエキス剤には存在していませんが，小柴胡湯と合体した"柴陥湯"⑰は医療用漢方製剤にあります．

内風と痰が結びついたものを除く処方

"抑肝散加陳皮半夏"㊳：釣藤鈎 3　柴胡 2　白朮 4　茯苓 4　当帰 3　川芎 3
　　　　　　　　　　　甘草 1.5　陳皮 3　半夏 5

※ツムラは白朮が蒼朮に代っています．

"半夏白朮天麻湯"㊲：半夏 3　陳皮 3　天麻 2　白朮 3　人参 3　黄耆 2
　　　　　　　　　　茯苓 3　沢瀉 2　蒼朮 3　麦芽 2　黄柏 1　乾姜 1

※メーカーによって，処方構成の差が大きい処方です．ここでは基本の組成を示します．

　抑肝散加陳皮半夏は，肝の気が滞ったことによる気滞から発生した内風と肝の気滞によって起こった脾・胃の異常により発生した津液の流れの停滞と痰が結びついた病態に使用できます．このため，めまいや，習慣性嘔吐などにも利用できます．
　半夏白朮天麻湯は脾・胃の気虚によって生じた津液の停滞からの痰と風が結びついた病態で，慢性化した原因不明のめまいで胃腸が弱い人などに広く応用されます．

津液・陰を補う処方

津液を補う代表処方です．

"麦門冬湯"㉙：麦門冬 10　半夏 5　人参 2　甘草 2　粳米 5　大棗 3

　麦門冬湯は肺・胃の津液を補います．半夏は津液を補う際の停滞の予防，胃での気の逆流の予防が期待されます．津液が足りない病態と考えると，シェーグレン症候群が想像されるかもしれません．実際にシェーグレン症候群に対して，麦門冬湯が有効ということを示した無作為比較試験があります[3]．さらに，腎の陰虚が合併した場合には麦門冬湯に後で述べます六味丸や八味地黄丸を併用した方がより有効という準ランダム化試験もあります[4]．

陰を補う処方の代表は以下のものがあります．

"六味丸"㊻：地黄 5　山茱萸 3　山薬 3　牡丹皮 3　茯苓 3　沢瀉 3
※六味丸は六味地黄丸ともよばれます．

"滋陰降火湯"㉝：地黄 2.5　当帰 2.5　芍薬 2.5　天門冬 2.5　麦門冬 2.5
　　　　　　　　知母 1.5　黄柏 1.5　白朮 3　陳皮 2.5　甘草 1.5　大棗 1
　　　　　　　　生姜 1

　六味丸は腎を中心として肝・脾の陰を補うとともに，茯苓＋沢瀉で津液の代謝を

活発にして陰を補うことでおこりやすくなる津液の滞りを防ぎます．また牡丹皮で陰虚に伴う熱を冷まして，熱による陰の消耗を防ぐという内容になっています．一方，滋陰降火湯は肺の津液と陰と腎の陰を補いつつ，黄柏・知母が入ることでより強力に熱を冷ます内容となっています．六味丸がより腎の陰を補うのに優れているのに対して，滋陰降火湯はより肺の陰を補うのに優れた処方です．

☯ 陽を補う代表的処方

"四逆湯"：附子6　乾姜9　甘草6
"真武湯"㉚：附子1　茯苓5　芍薬3　白朮3　生姜3
"八味丸"⑦：地黄5　山茱萸3　山薬3　牡丹皮3　茯苓3　沢瀉3　桂皮1
　　　　　附子0.5

　四逆湯はエキス剤には存在しない処方ですが，この世界では非常に有名な処方です．『傷寒論』の中で，脈が極端に弱くなり立ってもいられないような状況で，さらに肘関節から先，膝関節から先が冷えあがって冷たくなっている病態に用いる処方です．『傷寒論』はある種の感染症の治療マニュアルですから，そう，敗血症性ショックのような病態に使用されてきました．附子・乾姜ともに陽を鼓舞して補う生薬で，甘草は附子の毒性を和らげ，陽がバーストしすぎて逃げてしまうのを防ぎます．真武湯は『傷寒論』の中では四逆湯の一歩手前で尿量が減ったりした時に使用されていました．無駄な津液を除きながら芍薬で陰の消耗を防ぎます．最後は八味丸です．補陰の処方の中で出てきた六味丸は八味丸から陽を補う生薬を除いた形になっています．慢性的な陽虚に使用します．こうしてみると，急性の陽虚には陽を補う薬に特化して，慢性の陽虚ほど陰を補いながら陽を補っていくことがわかります．焚火に例えると，消えそうな火を一気に燃え上がらせる場合にはガソリンをまいてフイゴで空気を送るような内容で治療します．徐々に持続的に火力を強めようとすると，薪（陰）をくべながら火種（少量の陽を補う薬）を入れる形になります．ちなみに八味丸は，医療用漢方製剤で唯一生薬による丸剤が存在しています．

☯ 熱を除く代表的処方

　熱を除く処方は，気が過剰になりすぎて熱に変わった時に使用する処方と，熱と邪が結びついた時に使用する処方が大きくあります．

気が過剰になりすぎて熱に変わったものを冷ます代表処方
　　"白虎湯"：石膏15　知母5　甘草2　粳米8

　白虎湯は医療用漢方製剤のエキス剤の中には入っていませんが，このグループの処方の代表です．医療用漢方製剤では白虎湯に人参を加えた"白虎加人参湯"㉞があります．白虎湯と比較すると津液の消耗が激しい場合に使用します．

熱と邪が結びついたものの熱を冷ます代表処方
　　"黄連解毒湯"⑮：黄連1.5　黄芩3　黄柏1.5　山梔子2

　熱と邪が結びついた熱を冷ます代表生薬を集めた構成になっています．乾燥させる性質と，血に作用する生薬と組み合わせると血の熱も除く作用があります．

◆ 複数の精気の異常にまたがる処方

気を補いながら気の流れを促進する処方
　　"茯苓飲合半夏厚朴湯"⑯：半夏5　茯苓5　蒼朮4　厚朴3　陳皮3　人参3
　　　　　　　　　　　　　蘇葉2　枳実1　生姜3

　茯苓飲合半夏厚朴湯はこのグループの代表的な処方になります．また，痰を除く作用も期待できます．

気と血両方を補う作用をもつ代表的な処方（中医学では"気血双補剤"とよばれます）
　　"十全大補湯"㊽：当帰3　川芎3　芍薬3　地黄3　人参3　白朮3　茯苓3
　　　　　　　　　黄耆3　桂皮3　甘草1.5
　　"帰脾湯"㉕：竜眼肉3　酸棗仁3　当帰2　遠志1.5　茯苓3　人参3　黄耆2
　　　　　　　白朮3　木香1　大棗1.5　生姜1.5　甘草1
　　"人参養栄湯"⑱：人参3　黄耆1.5　白朮4　茯苓4　陳皮2　地黄4　当帰4
　　　　　　　　　芍薬2　遠志2　五味子2　桂皮2.5　甘草1

　十全大補湯・帰脾湯・人参養栄湯はともに，気と血の両方を補う作用をもっています．十全大補湯は，気・血を補うとともに陽を補う作用も少しもっていて，気・血の両方を補う処方の基本の形をもっています．帰脾湯は脾の気と心の血を補う作用を，人参養栄湯は心の気・血，肺・脾の気を補う組成となっています．このため，

帰脾湯は主に精神症状が主の際に使用します．一方，人参養栄湯は慢性疾患や消耗性疾患での，呼吸器症状や動悸などと精神症状を同時に治療することができる処方になります．

気の流れを促進しながら津液の代謝を高める処方
"九味檳榔湯"⑪：檳榔子4　茯苓3　桂皮3　厚朴3　蘇葉1.5　呉茱萸1
　　　　　　　陳皮3　生姜1　木香1　大黄1　甘草1
"胃苓湯"⑮：厚朴3　蒼朮3　沢瀉3　猪苓3　陳皮2.5　白朮3　茯苓3
　　　　　桂皮2　生姜1.5　大棗2　甘草1

　気の流れを促進しながら津液の代謝を高める代表的な処方が九味檳榔湯と胃苓湯です．九味檳榔湯は肺と脾・胃などの腹部にまたがる気と津液の滞ったものを強力に除く作用がある処方です．江戸時代は脚気に伴う心不全にしばしば使用されてきました．胃苓湯は食べ過ぎるとむくみが出る，腹部の張りとむくみが同時にあるなどの症状に特に有効です．

血と気の流れを促進する処方
"芎帰調血飲"⑳：当帰2　川芎2　牡丹皮2　益母草1.5　地黄2　白朮2
　　　　　　　茯苓2　陳皮2　烏薬2　香附子2　大棗1.5　生姜1.5
　　　　　　　甘草1
"通導散"⑩：蘇木2　紅花2　当帰3　大黄3　芒硝4　厚朴2　枳実3
　　　　　　木通2　陳皮2　甘草2

　芎帰調血飲は，血を補いつつ血と気の流れを促進する作用があります．おもに肝に働く作用が強いので，月経困難症や更年期障害への応用が有名ですが，幅広く様々な疾患に適応可能です．通導散は強力に瘀血を除き，気と血の流れを良くする作用が期待できます．

血の流れを促進するとともに血と津液・陰を補う処方
"温経湯"⑩：呉茱萸1　桂皮2　川芎6　当帰2　芍薬2　阿膠2　牡丹皮2
　　　　　麦門冬4　人参2　半夏4　生姜2　甘草2

　温経湯は血の流れを促進するとともに血と津液や陰を補う作用が期待できます．

また，上昇した気を下に戻す作用もあるため，血や陰の不足を背景に気の異常に伴うほてりと，下肢の冷え，血の流れの停滞をきたしている場合に応用できます．このような病態は更年期の女性に多く認められます．

臓腑の病態に使用する代表生薬と処方

☯ 心の病態に使用する生薬

心の病態に対する代表処方

いよいよ臓腑の病態に対する生薬と処方をみていきましょう)^o^(！
　心の熱をとるには，黄連，山梔子．心の痰を除くには半夏，遠志(おんじ)，竹筎を使用します．特に遠志は心の神を賦活化する作用があり，心の精神活動に対してのkey drugともいえる生薬です．心の瘀血を除くには保険適応ではない生薬ですが，丹参(たんじん)が重要です．保険適応の生薬では桃仁も使用できます．心の血を補うにはこれも保険適応ではない生薬ですが，柏子仁(はくしにん)が重要です．保険適応の生薬では竜眼肉(りゅうがんにく)，酸棗仁が使用できます．心の陰を補うには地黄，心の気を補うには人参，心の陽を補うには桂皮＋甘草，附子が主に使用されます．また，心の神が不安定な場合には，竜骨や牡蛎を使用します．

心に熱がこもった際の代表処方
"三黄瀉心湯(さんおうしゃしんとう)" ⑬：黄連3　黄芩3　大黄3

　この病態には，黄連解毒湯も使用できますが，短期的に効果的なのは，三黄瀉心湯です．

心の痰を除く代表処方
痰が精神症状を起こしている場合の処方
　本来この病態に最も適合している処方は残念ながら日本では手に入らない，"礞(もう)石滾痰丸(せきこんたんがん)"などの処方です．礞石滾痰丸も江戸時代ぐらいまでは日本でも使用されていたようですが，その後は使われなくなっています．医療用漢方製剤のエキス剤でかろうじて，この効果が期待できる処方には"竹筎温胆湯(ちくじょうんたんとう)"がありますが，この処方は呼吸器症状に合併した心と胆による精神症状が主な適応症です．

痰が胸部不快感・胸痛を引き起こしている場合の処方

“栝楼薤白半夏湯”: 栝楼仁 2　薤白 4　半夏 6　白酒 400 mL

この処方も医療用漢方製剤のエキス剤の中には収載されていません．うーん残念（‘:’）一般用漢方製剤で製品化されています．痰による胸痛は重苦しい感じの胸痛という特徴がありましたね．

心に過剰な津液が迫りくるのを抑える代表処方

“苓桂朮甘湯”㊴: 茯苓 6　桂皮 4　白朮 3　甘草 2

脾が冷え，津液を巡らせる作用が低下し，腎に向かうはずの津液がコントロールできなくなり，気とともに心に向かって昇ってくるのを，心陽を鼓舞する桂皮＋甘草，津液と気を上から下に引き降ろす茯苓＋桂皮，脾の津液をめぐらせる機能を高める白朮＋茯苓が組み合わされ対応しています．主に動悸発作や，めまい，腹部から胸部に突き上げるような感覚に応用されます．また，津液の代謝を促し利尿をつける生薬や心の気を補う生薬を組み合わせると心不全にも応用可能です．

心の瘀血を除く代表処方

瘀血が精神症状を起こしている場合の代表処方

“桃核承気湯”㊶: 桃仁 5　桂皮 4　大黄 3　芒硝 2　甘草 1.5

“血府逐瘀湯”: 桃仁 12　紅花 9　川芎 5　当帰 9　赤芍 6　地黄 9　柴胡 3
桔梗 5　枳殻 6　牛膝 9

血府逐瘀湯は中国で今から約180年前に作られた比較的新しい処方です．医療用漢方製剤のエキス剤には収載されていませんが，比較的日本でも煎剤で使用される機会が多くなってきている処方です．枳殻は保険収載の生薬ではないので，一般的には枳実で代用されます．血と気を両方巡らせる作用が期待される処方です．

瘀血が胸痛を起こしている時に使用する代表処方

“冠心二号方”: 赤芍 15　川芎 15　紅花 12　丹参 24　降香 12

“血府逐瘀湯”: 桃仁 12　紅花 9　川芎 5　当帰 9　赤芍 6　地黄 9　柴胡 3
桔梗 5　枳殻 6　牛膝 9

冠心二号方は現代中国になって作られた処方で，名前があらわすように，冠動脈疾患専用の処方です．日本の医療用エキス製剤にはありませんが，一般用漢方製剤で，冠元顆粒®の名前で類似の処方が流通しています．

また，精神症状のところでご紹介した血府逐瘀湯は胸痛を呈する場合にも使用可能です．瘀血による胸痛は刺すような痛みが特徴とされています．

心の気を補う代表的処方
"補元湯（ほげんとう）"：黄耆21　人参6　桂皮5　甘草5　生姜3

心の気を補うのに最も適した処方は補元湯などですが，残念ながら医療用漢方製剤のエキス剤には収載されていません．代用としては前述の補中益気湯＋桂枝加竜骨牡蛎湯が使用できます．

心の陽を補う代表的処方
"参附湯合生脈散（じんぷとうごうしょうみゃくさん）"："参附湯（じんぷとう）"：人参9　附子6
　　　　　　　　　＋"生脈散（しょうみゃくさん）"：麦門冬15　五味子6　甘草6
"参附竜牡湯（じんぷりゅうぼとう）"：人参9　附子6　竜骨12　牡蛎12

心の陽を補い鼓舞する代表的な生薬の組み合わせが附子＋人参です．ここに何らかの収斂させる生薬を組み合わせることで，生まれた陽が発散してしまわないようにします．陰虚が合併している場合には，陰と津液を補う生脈散を併用します．生脈散とはいかにも心臓に良さそうな名前でしょう！　ちなみに中国最後の王朝である清王朝では皇帝たちのカルテが詳細に残っています．この中で歴代皇帝たちが今際の床で最後に飲まされた処方の内，最も多かったのが生脈散です．輸液のなかった時代に最後に血圧を出させようとしたときに，気と津液を急激に補充・収斂して心を賦活化さることを目標とした処方です．参附竜蛎湯は心原性ショックのような病態にとりあえずまずは陽を賦活化することに集中した処方です．しかし，これまた残念ながらどちらも医療用漢方製剤のエキス剤の中にはありません (:_;) でも知識として理解しておくことは参考になると思います．たとえば，医療用漢方製剤のエキス剤では陰虚・津液の虚を伴う参附湯合生脈散の適応となるような病態には，麦門冬湯＋附子末をなどの工夫ができます．

心の血を補う代表処方

"帰脾湯"⑥⑤：竜眼肉 3　酸棗仁 3　当帰 2　遠志 1.5　茯苓 3　人参 3　黄耆 2
　　　　　　　白朮 3　木香 1　大棗 1.5　生姜 1.5　甘草 1

"酸棗仁湯"⑩③：酸棗仁 15　知母 3　川芎 3　茯苓 5　甘草 1
＋
"四物湯"⑦①：当帰 3　芍薬 3　川芎 3　地黄 3

"甘麦大棗湯"⑦②：甘草 6　小麦 20　大棗 5

　心の血虚では"神"に影響がでて，精神症状が主に出るのでしたね．そのため，この心血を補う処方は向精神作用をもつ処方たちになります．帰脾湯は心の血虚と脾の気虚が合併した状態に最も適合した処方です．酸棗仁湯は単独でも心の血を補う作用が軽度ありますが，四物湯を併用した方が心の血を補うには向いています．この場合の茯苓は，心の神の不安定さを落ち着かせる作用が期待された使用法です．知母は消耗により陰虚気味になった時のほてりを除く意味で使用されています．甘麦大棗湯は，心の血が不足したために心の神が不安定になっているのを緩めて落ち着かせる効果があります．中身を見てみると，全て食べ物で甘いものばっかりです．皆さんも疲れて気分が落ち着かないときには甘いものを食べてリラックスしませんか？　そのような効果をパワーアップしたような処方で，ちょうど，西洋医学のベンゾジアゼピン系の抗不安薬のような抗不安効果があり，しかも即効性があり，頓用でも使用できます．日本漢方では子供の夜泣きにもよく使用される薬です．

心の陰を補う代表的処方

"天王補心丹"：地黄 120　人参 15　丹参 15　玄参 15　茯苓 15　五味子 15
　　　　　　　遠志 15　桔梗 15　当帰 60　天門冬 60　麦門冬 60　柏子仁 60
　　　　　　　酸棗仁 60

以上を丸剤にして 1 回 9 g　1 日 3 回．地黄を 15 g 程度にして他を 1/5 程度にして煎剤にすることもできます．

　心の陰虚では，陰虚に伴う熱症状に加えて，心による精神症状が出現します．代表処方はこの天王補心丹です．有名な処方ですが，これも医療用漢方製剤のエキス剤にはなく，一般用漢方製剤で流通しています．エキス剤で似た効能を期待する場合には，帰脾湯＋滋陰降火湯で代用することがあります．

肺の病態に使用する生薬

肺の病態に対する代表処方

　肺を一気に強く開き発散させることで，肺の気の上に外に広がるベクトルをたかめる作用をもつ生薬の代表は，麻黄です．似た効果をもっていますがよりマイルドなものに，桔梗があります．今度は肺の下に内に引き込むベクトルを強化する代表的な生薬は杏仁です．肺で気が熱化した場合には石膏を，邪が熱と結びついた時には黄芩を使用します．また，石膏は肺から気と津液を腎の方法に強力に引き降ろす作用を期待して使用することもあります．

　肺の痰を除くときには，半夏，貝母が主に使用されます．半夏は温性であるため，単独では熱をもたない痰，すなわち，白色〜無色の痰に向きます．一方，貝母は涼性であるため，熱と痰が結びついたもの，すなわち，黄色の痰に向きます．また，半夏は肺の気を下に向かわせる作用ももっています．肺の気の流れを促進する生薬では，蘇葉，厚朴があります．特に厚朴は強力に下向きに肺の気を巡らせます．肺の気を補うには最も重要な生薬は黄耆です．また，肺の陽を補い鼓舞するには乾姜が重要です．肺の津液を補うには麦門冬，栝楼根がよく用いられ，肺の陰を補う場合には地黄が重要となります．

肺で気が過剰になって熱を出している時の代表処方
　"麻杏甘石湯"⑤：麻黄4　杏仁4　石膏10　甘草2

　麻杏甘石湯は，いわゆる急性気管支炎の時に使用する処方です．熱をとりながら強力に肺の呼吸の気の動きを助けるので，喘鳴や痙性咳嗽にもよく効きます．ただ痰を除く内容が少ないため，痰がらみの咳には，肺の熱と痰の切れを良くする桑白皮を加えた"五虎湯"⑨が使用されます．さらに痰が多い咳と喘鳴の場合には，五虎湯に前述の二陳湯を加えた"五虎二陳湯"が使用されます．

肺の痰を除く処方
　"竹茹温胆湯"⑨：竹茹3　黄連1　半夏5　桔梗2　枳実2　陳皮2　柴胡3
　　　　　　　　香附子2　麦門冬3　茯苓3　人参1　生姜1　甘草1
　"清肺湯"⑩：貝母2　竹茹2　桑白皮2　杏仁2　桔梗2　黄芩2　山梔子2
　　　　　　　麦門冬3　天門冬2　五味子1　当帰3　茯苓3　陳皮2　生姜1
　　　　　　　大棗2　甘草1

竹筎温胆湯は肺での熱をもった痰との生体の戦いで，津液や気が少し消耗し始めた時に使用する処方です．気道感染症などの亜急性期〜回復期で痰が多くしかも粘稠で取れにくい状況に用いられます．心・胆の熱と痰ものぞいたり，香附子・柴胡・陳皮で気の流れも改善する作用があるため，こうした状況での気分の抑うつや不眠などの症状も同時に治療できます．感染症の後ではしばしば，抑うつ傾向が合併しやすいことが知られていますが，こうした状況まで対応することができるという便利な処方です．清肺湯は熱と結びついたなかなか取り除けない痰との長期にわたる生体の戦いで，津液や陰が消耗した時に使用する処方です．昔は，結核などに使用されてきました．慢性的な気道の炎症性疾患で熱を帯びているものに応用することができます．

肺に貯留した飲を除く処方の代表

"**木防已湯**" ㊱：防已4　石膏10　桂皮3　人参3
"**九味檳榔湯**" ㉛：檳榔子4　茯苓3　桂皮3　厚朴3　蘇葉1.5　呉茱萸1
　　　　　　　　　陳皮3　生姜1　木香1　大黄1　甘草1

　木防已湯は肺にある飲があるために肺の気が過剰に反応して生じた肺の熱と，飲を腎に送りこむために使用する処方です．このため，口渇や舌が赤みが強くなる，痰がピンク色になるなどの熱の症候が現れます．一方，九味檳榔湯は肺に飲があるために，気の流れが阻害されて生じた気滞を除く作用があり，あまり寒・熱に偏らない処方になっています．

肺に潜在している痰飲を改善する処方

"**小青竜湯**" ⑲：麻黄3　桂皮3　芍薬3　細辛3　乾姜3　五味子3　半夏6
　　　　　　　　甘草3

　津液の流れの停滞があっても，普段は何とか症状が起きないように処理できますが，ここに外邪が侵入することで，肺の気が外邪と戦うための衛気の産生にとられてしまって，津液の流れの悪さが顕在化して，痰飲が目立つようになり肺の気のベクトルが阻害されて，喘鳴や蕁麻疹が発作性に出現するようになります．このような病態に使用するのが，小青竜湯です．体表面での外邪の侵襲に対して衛気を発散させる麻黄・桂皮の組み合わせで温めて衛気を発散させて外邪を体外に除いています．また，強力に肺の上に外に拡散させる機能を高めます．芍薬も脾や胃から腎

津液や気を導くことで肺の内に下に向かわせる作用をスムーズにさせます．乾姜・桂皮・細辛で温めて，半夏で痰を動かしやすい状態に変えます．五味子・細辛の組み合わせは五味子の内側に引き込む作用と細辛の外側に発散させる作用で，呼気のしにくさと吸気のしにくさ，喀痰や鼻水の出しにくさと詰まりやすさといった正反対の性状の異常を解決できます．こうして肺に冷えた津液があるために，肺の津液と気の流れをコントロールできない病態を改善します．

肺の気を補う処方の代表
"補中益気湯"㊶：黄耆4　人参4　白朮4　甘草1.5　升麻1　柴胡2　当帰3　陳皮2　大棗2　生姜2

※ツムラは白朮が蒼朮に代っています．

"玉屏風散"：黄耆18　白朮12　防風9

散剤にして1回2g　1日3回内服．1/3の量を煎剤にすることも可能です．

　白朮・人参で脾・胃の気を補って，肺に向かう気の産生を高めたところで，よりダイレクトに肺の気を補う黄耆が加わります．肺の気虚の症状を考えると，COPDの症状によく合致していると思われますが，補中益気湯はCOPDに対して良い効果をもたらすというランダム化比較試験が存在しています[5]．玉屏風散は残念ながら医療用漢方製剤のエキス剤に存在しない処方です．肺からの衛気の供給を強化して，風邪の侵襲を予防したり，肺の衛気が不足したために勝手に汗ばむのを止める処方として知られています．防風によって若干の衛気の発散を行って調整しているのが，ミソです．医療用漢方製剤のエキス剤と同じような効果を得ようとする場合には，後で述べます桂枝湯と補中益気湯を少量ずつ併用や，前述の香蘇散と補中益気湯の少量ずつの併用などの手法があります．

肺の津液や陰を補う処方
"麦門冬湯"㉙：麦門冬10　半夏5　人参2　甘草2　粳米5　大棗3
"滋陰降火湯"㊉③：地黄2.5　当帰2.5　芍薬2.5　天門冬2.5　麦門冬2.5　知母1.5　黄柏1.5　白朮3　陳皮2.5　甘草1.5　大棗1　生姜1

　精気の異常に対する処方の解説の中ですでに説明しましたが，肺の津液の不足には麦門冬湯，肺の陰虚には滋陰降火湯が有効です．このため麦門冬湯は単なる乾性咳嗽に，滋陰降火湯の場合は手足のほてり，組織の萎縮，羸痩などがみられます．

脾の病態に使用する生薬

脾の病態に対する代表処方

　脾の津液の流れの改善と気の産生を高める代表的な生薬の組み合わせは白朮＋茯苓です．脾の気を強力に補う代表は人参です．脾の気を上方向に上昇させる代表的生薬は，升麻，葛根，柴胡です．脾の気の流れを促進する代表生薬は陳皮，蒼朮，半夏です．脾の湿を除くために津液の流れを促進する代表的生薬の組み合わせは，蒼朮＋茯苓です．脾の痰を除くには，半夏＋生姜（時には乾姜）ということになります．脾の熱を除くには黄連・黄芩がよく使用されます．では早速病態別の代表処方をみていきましょう．

脾の湿を除く代表的な処方

　"**胃苓湯**"（いれいとう）⑮：厚朴3　蒼朮3　沢瀉3　猪苓3　陳皮2.5　白朮3　茯苓3
　　　　　　　桂皮2　生姜1.5　大棗2　甘草1

　脾胃の気滞と湿を除く平胃散と，津液の代謝を促進する五苓散をあわせた処方です．

脾の痰を除く代表的な処方

　"**二陳湯**"（にちんとう）㉛：半夏5　茯苓5　生姜3　陳皮4　甘草1

　痰を取り除く代表処方で紹介した二陳湯です．痰の多くは脾の問題と肺の問題があります．主に脾の痰を除くとともに，気の流れを改善します．

脾の気を補う代表的な処方

　"**四君子湯**"（しくんしとう）㉕：人参4　白朮4　茯苓4　甘草1.5　大棗1.5　生姜1.5
　"**六君子湯**"（りっくんしとう）㊸：人参4　白朮4　茯苓4　半夏4　陳皮2　大棗2　生姜2
　　　　　　　甘草1

※ツムラは白朮が蒼朮に代っています．

　気を補う代表処方として説明した四君子湯と六君子湯です．気虚には多くの場合，気の産生の源になる脾の問題がかかわっています．

脾の気を補い上に持ち上げる代表処方

"補中益気湯(ほちゅうえっきとう)" ㊶：黄耆 4　人参 4　白朮 4　甘草 1.5　升麻 1　柴胡 2　当帰 3　陳皮 2　大棗 2　生姜 2

気を補う処方の代表として説明した補中益気湯です．前に説明したように気を補いながら上に持ち上げる作用があります．この気虚のために気が上に向かう力が低下した病態も脾に問題が多いことが知られています．

脾の陽を補う代表的処方

"人参湯(にんじんとう)" ㉜：人参 3　白朮 3　乾姜 3　甘草 3

※ツムラは白朮が蒼朮に代っています．

"附子理中湯(ぶしりちゅうとう)" (410)：人参 3　白朮 3　乾姜 3　甘草 3　附子 1

"小建中湯(しょうけんちゅうとう)" (99)：桂皮 4　芍薬 6　大棗 4　生姜 1　甘草 2　膠飴 20

人参湯は脾の陽虚があるときの代表処方です．人参湯は理中湯の別名があります．人参・白朮で気を補いながら乾姜で陽を鼓舞して補い，甘草で産生された気や陽が逃げるのを防ぎます．さらに陽を強めたい場合には附子を加えた附子理中湯を使用します．小建中湯は脾の陽を補うとともに陰も補う作用ももっています．

脾の気虚のために出血しやすくなっているのを改善する代表処方

"帰脾湯(きひとう)" (65)：人参 3　黄耆 2　白朮 3　茯苓 3　木香 1　竜眼肉 3　遠志 1.5　酸棗仁 3　当帰 2　大棗 1.5　生姜 1.5　甘草 1

帰脾湯は本来，脾の気を補うとともに心の血を補う処方です．一般にこの脾の気虚に伴って出血しやすくなっている状態を改善する機能をもっている処方は，脾の気虚を補うとともに酸棗仁や芍薬などの血を補い，内側に引き込む作用をもつ生薬を配合したものが多い傾向にあります．小建中湯も同様の効果があるといわれています．両者ともに小児の特発性血小板減少性紫斑病に有効との報告があります．

肝の病態に使用する生薬

肝の病態に対する代表処方

　肝の気の流れを促進する代表的生薬は柴胡，香附子，呉茱萸，川芎です．柴胡は涼性で，香附子は温性，呉茱萸は熱性です．また，柴胡は上に横に広がるように気の流れを促進します．向精神作用が強く，イライラや抑うつなどの肝の気が滞って鬱結したための精神症状に有効です．香附子は向精神作用は中程度ですが，強い鎮痛効果があります．呉茱萸は下方向に巡らせる強い作用と，温めることで冷えて痛むのを除く作用があります．しかし，向精神作用はほとんどありません．川芎は血を巡らせるだけではなく肝の気をめぐらせ，上方向に肝の気と血を巡らせる作用があります．肝の熱を除く代表的生薬は，黄芩，山梔子，竜胆草です．どれも苦味が強く，乾かす性質が強い生薬です．最も幅広く使われる肝の熱を除く生薬は黄芩です．山梔子は肝・心のボーっとしたほてり感やもやもや感などの弱い熱を優しく冷ます生薬です．一方，竜胆草は最も強力に肝の熱を除き，湿を乾かし，特に下向きに熱を津液とともに排泄させるのに優れています．この竜胆草は数ある漢方薬の中でも最も苦い薬として知られています (-_-;)

　肝の血を補う生薬の代表は当帰，芍薬，地黄です．当帰は巡らせながら血を補う生薬です．芍薬は肝の気や血，陰を内側に引き込み，肝の気のたかぶりをやわらげる作用をもっています．地黄は最も強力に肝の血と陰を補う作用をもっています．肝の気と陰を収斂する代表生薬は，芍薬，山茱萸，五味子です．肝の気と陽を鎮めて，下に落とし込む代表的生薬は牡蛎です．肝の気が上に昇ってしまって，流れが不安定化して過剰に動くのを和らげる代表的な生薬は釣藤鈎，天麻です．釣藤鈎は涼性で，天麻は寒や熱に偏らない性質をもっています．釣藤鈎は，肝の気滞や熱からの肝の気の流れの過剰を中心に使用します．一方，天麻は血虚や陰虚に伴う肝の気の流れの過剰を中心に使用します．しかし，両者はしばしば合併しますので，この二つを併用することもよくあります．

肝の気の流れをスムーズにする代表処方
"四逆散"㉟：柴胡 5　芍薬 4　枳実 2　甘草 1.5
"大柴胡湯去大黄"㉚：柴胡 6　黄芩 3　半夏 4　枳実 2　芍薬 3　生姜 4　大棗 3
"逍遥散"：柴胡 3　薄荷 1　当帰 3　芍薬 3　白朮 3　茯苓 3　生姜 2　甘草 1.5
"柴朴湯"⑯：柴胡 7　黄芩 3　半夏 6　人参 3　大棗 3　生姜 1　甘草 2　厚朴 3　茯苓 5　蘇葉 2

肝の気の流れをスムーズにする処方の骨格は，肝の気の流れをスムーズにする柴胡＋芍薬の組み合わせに，脾や胃に働く生薬を組み合わせた形になっています．憶えていますか！？　肝と脾・胃は一対のようになっていて，肝の具合が悪くなり肝の気の流れがスムーズにならないと脾・胃の気の流れが悪くなるんでしたね！　また，脾や胃の調子が悪いと，肝の気が相対的に亢進して，肝の気が上手く流れなくなって停滞したり，過剰に流れたりするようになるのでした！　だから，**肝の気の流れを調整するときには，同時に脾や胃を調整します**．

　四逆散は柴胡＋芍薬に胃の気を強力に下に巡らせる枳実が組み合わさった構成になっています．芍薬・甘草の組み合わせは，特に肝や筋肉の緊張を和らげる組合わせとして知られています．全体としてシャープに肝の気の流れを整える作用が期待できます．さらに四逆散に熱と痰がからんだ病態の場合には，大柴胡湯去大黄がよく適合します．肝の気は血の虚があると，流れが上手くコントロールできなくて，気の流れが鬱結するようになります．

　逍遙散は肝の血を補い巡らせながら，脾・胃の湿を除く作用があります．白朮では気を補う方向に，蒼朮にするとより湿を除く作用が強くなり，気の流れを促進します．この時の薄荷は気を巡らせながら胸の熱を除いて発散させる効果を期待しています．医療用漢方製剤のエキス剤では逍遙散に山梔子・牡丹皮を加えた処方"加味逍遙散"㉔です（ツムラは蒼朮です）．胸のモヤモヤや軽度のイライラなどの軽く鈍い熱症状を除く作用が強化されています．

　柴朴湯は後で外感病のところで述べます"小柴胡湯（しょうさいことう）"に"半夏厚朴湯（はんげこうぼくとう）"を合わせた構成になっています．小柴胡湯の成分で肝の気の鬱結を強力に除くとともに熱と痰を取り除き，半夏厚朴湯の成分で気の流れをより促進するとともに肺や腹部の気も巡らせます．

肝の熱の過剰を取り除く代表的処方

"**竜胆瀉肝湯**"㉗：竜胆草1　黄芩3　山梔子1　地黄5　当帰5　木通5
　　　　　　　　　沢瀉3　車前子3　甘草1

"**大柴胡湯**"⑧：柴胡6　黄芩3　半夏4　枳実2　大黄1　芍薬3　生姜4
　　　　　　　大棗3

　竜胆瀉肝湯は肝の熱と湿を強力に乾かして尿から出す処方です．地黄や当帰が入っているのは，肝の血や陰が消耗する副作用を防ぐ意味があります．下向きに気を向かわせる作用が強く，陰部や鼠径部など下半身の肝・胆の経絡の走行部位に強

く働く性質をもっています．大柴胡湯は肝の気の鬱結と熱，痰を一気に便から排泄させる効果が期待できる処方です．竜胆瀉肝湯は肝の熱を除く作用に優れていますが，肝の気の流れを改善させる作用はほとんどありません．一方，大柴胡湯は肝の気の流れの改善に優れています．

肝の血を補う代表処方

"当帰芍薬散"㉓：当帰3　芍薬6　川芎3　白朮4　茯苓4　沢瀉4
※ツムラは白朮が蒼朮に代っています．

"四物湯"㋑：地黄3　当帰3　芍薬3　川芎3

血を補う代表処方のところでも説明しました両処方です．肝の血を補う作用としては四物湯がより優れています．

肝の陰を補う代表処方

"滋陰降火湯"㉝：地黄2.5　当帰2.5　芍薬2.5　天門冬2.5　麦門冬2.5
　　　　　　　　知母1.5　黄柏1.5　白朮3　陳皮2.5　甘草1.5　大棗1
　　　　　　　　生姜1

"六味丸"㋇：地黄5　山茱萸3　山薬3　牡丹皮3　茯苓3　沢瀉3

医療用漢方製剤のエキス剤では，上の2処方を使用することとなります．中医学などでは，"一貫煎"などがよく使用されます．滋陰降火湯は上昇する気や陽を抑える効果，熱をとる効果に優れ，六味丸は肝の陰虚と合併しやすい腎の陰虚に対する効果に優れています．私はこの病態を医療用漢方製剤で治療する場合には，滋陰降火に少量の抑肝散を加えて使用する場合が多いです．

肝の陰虚・血虚のために陽が上昇してしまっている時の代表処方

"柴胡加竜骨牡蛎湯"⑫：柴胡5　半夏4　茯苓3　桂皮2　竜骨2.5　牡蛎2.5
　　　　　　　　　　　黄芩2.5　人参2　大黄1　大棗2　生姜2　甘草2
　　　　　　　　　　※ツムラは大黄が入っていません．

　　　　　　　　　　＋

"滋陰降火湯"㉝ or "四物湯"㋑
"七物降下湯"㊻：当帰3　川芎3　芍薬3　地黄3　黄耆3　釣藤鈎4　黄柏2
"連珠飲"："苓桂朮甘湯"㊴：茯苓6　桂皮3　白朮3　甘草2　＋　"四物湯"㋑

残念ながらこの病態に対しても最も適合した処方は医療用漢方エキス製剤には存在しません．この病態に適応した処方は，肝の血や陰を補う生薬（地黄や当帰，芍薬など）と下向きに鎮めるベクトルの作用をもつ生薬（竜骨，牡蛎，釣藤鈎など）を組み合わせた内容となっています．柴胡加竜骨牡蛎湯は鬱結した肝気が熱化して心に影響しているのを肝の気の鬱結を除いて，心に迫っている熱を抑える処方です．これと陰や血を補う作用の処方が組むと肝の陰虚・血虚のために陽が上昇してしまっている病態に応用可能です．七物降下湯は歴史のところでお話した，昭和の漢方の立役者である大塚敬節が自身の高血圧治療のために作った処方です．血虚を補う四物湯に肝の気の過剰運動（内風）を改善して肝に戻す釣藤鈎，熱をとる黄柏が入っています．しかし，気を上昇させてしまう黄耆が入っているのが，少し難点です．連珠飲は日本で開発された処方で，気と津液が上に昇ってしまうのを抑制する処方である苓桂朮甘湯に四物湯を併用することで，苓桂朮甘湯の気を下に降ろす作用を利用した内容となっています．ただし，熱をとる作用があまりないので，熱の症状が強い場合には不向きです．中医学では“鎮肝熄風湯（ちんかんそくふうとう）”，“夜交藤飲（やこうとういん）”などが使用されます．

肝の気の過剰運動を抑える代表処方

“抑肝散（よくかんさん）”(54)：釣藤鈎 3　柴胡 2　当帰 3　川芎 3　白朮 4　茯苓 4　甘草 1.5

※ツムラは白朮が蒼朮に代っています．

“釣藤散（ちょうとうさん）”㊼：釣藤鈎 3　菊花 2　防風 2　石膏 5　麦門冬 3　半夏 3　陳皮 3　茯苓 3　人参 2　生姜 1　甘草 1

“七物降下湯（しちもつこうかとう）”㊻：当帰 3　川芎 3　芍薬 3　地黄 3　黄耆 3　釣藤鈎 4　黄柏 2

抑肝散は今は老人の BPSD に主に利用されていますが，本来は子供の夜泣きや歯ぎしりのために作られた処方です．原法では，子供だけでなくその母親にも飲ませるというやり方をします．お母さんがイライラしていたら，子供も余計にストレスを感じて夜泣きしますよね！　なんと合理的！ (^^) ！　ついでに授乳期には，母乳を通じて有効成分が子供に投与されているとの仮説もあります．肝の気が鬱結して脾・胃の活動が上手く機能できない状況で，鬱結した肝の気が過剰流動した状態(内風）に使用する薬です．この処方を使用する病態では，情動的に「怒り」になりやすいとされています．釣藤散はより熱に傾いた肝の内風を発散させながら落ち着かせる処方です．日本漢方では頭痛に有効ということで有名です．この場合の頭痛は，肝の陽と気が上昇して出現するタイプの片頭痛などの頭痛です．七物降下湯は血虚

によって気の抑制がとれて，気の過剰流動をきたした病態に使用します．

肝の経絡に湿と熱が結びついた病態に使用する代表処方
"竜胆瀉肝湯"⑯：竜胆草1　黄芩3　山梔子1　地黄5　当帰5　木通5
　　　　　　　沢瀉3　車前子3　甘草1
"茵蔯五苓散"⑰：茵蔯蒿3　沢瀉5　猪苓3　茯苓3　白朮3　桂皮3

※ツムラは白朮が蒼朮に代っています．

竜胆瀉肝湯は強力に熱と湿を除きます．また，竜胆瀉肝湯は化膿性病変にも対応できます．茵蔯五苓散は熱をとる能力は弱いですが，津液の流れを改善して湿を除く作用に優れています．湿を除く処方の時にも説明しましたが，症状を早く除くには熱をとる作用が強い薬が優れていますが，あまり熱だけを早くとりすぎると湿がなかなか取れずに病態が慢性化しやすくなります．

肝の経絡に寒が入り込んだのを除く代表処方
"当帰四逆加呉茱萸生姜湯"㊳：当帰3　桂皮3　芍薬3　細辛2　木通3
　　　　　　　　　　　　　甘草2　大棗5　呉茱萸2　生姜4
"安中散"⑤：延胡索3　茴香1.5　良姜1　桂皮3　縮砂3　牡蛎4　甘草1

安中散は肝の経絡と胃の冷えを除いて気を巡らせて痛みを止める作用が強い処方です．一方，当帰四逆加呉茱萸生姜湯は血に寒が結びついた病態にも使用するように血を温めて巡らせる作用も期待できます．

◆ 腎の病態に使用する生薬

ついに五臓の最後の腎の病態についてです．早速，内容をみていきましょう(^)o(^)

腎の病態に対する代表処方

腎の陰を補う代表生薬は地黄，知母，山茱萸です．腎の陽を補う代表生薬は附子，桂皮です．腎の陽を発散させて寒を除く代表は細辛です．腎の気と津液を内側に引き込む代表生薬は五味子，山茱萸です．

腎陰を補う代表処方
"六味丸"⑧7：地黄 5　山茱萸 3　山薬 3　牡丹皮 3　茯苓 3　沢瀉 3
※別名は"六味地黄丸"です．

陰を補う処方の中でも説明したかと思います．腎の陰虚の代表的処方です．この処方に目的に応じて，生薬を組み合わせて数多くの処方が作られています．

腎の陽を補う代表的処方
"八味丸"⑦：地黄 5　山茱萸 3　山薬 3　牡丹皮 3　茯苓 3　沢瀉 3　桂皮 1
　　　　　附子 0.5
※別名は"八味地黄丸"です．

"真武湯"㉚：附子 1　茯苓 5　芍薬 3　白朮 3　生姜 3
※ツムラは白朮が蒼朮に代っています．

　八味丸は六味丸に桂皮＋附子という腎の陽を補う生薬が入った構成となっていますので，腎の陰を補う作用も合わせもっています（でも歴史的には八味丸が古くて，六味丸は八味丸より約 800 年ほど後にできた処方です）．もう一つ有名な"牛車腎気丸"⑩7は八味丸に牛膝・車前子を加えたものです．陰を補う作用も高めつつ，津液の代謝を活発化させる機能がより高められています．一方の真武湯は，陰を補う作用の生薬は芍薬しかなく，津液の代謝を活発化させる茯苓・白朮が入っており，腎の陽虚のために津液の代謝がうまくいかなくなって，湿が生じている時に最も有効です．また，お気づきのように，脾や胃に同時に問題があるときにも有効です．ちなみに八味丸は医療用漢方製剤に唯一の古典調整に基づく丸剤がウチダ和漢薬から出ています．

腎による肺の内に下に引き降ろす作用のバックアップが低下したときの処方
　残念ながら，医療用漢方製剤には適合する処方は存在していません．しかし，腎の機能の低下ですので，気や陽が上手く機能できないため，この作用が低下が起きていると考えられます．そのため，腎の陽を補う作用のある処方を用いることで，ゆっくりですが病態の改善が見込めます．私が医療用漢方製剤で治療するときには八味丸＋苓甘姜味辛夏仁湯を使用する場合が多いです．

腎の内に引き込み蓄える機能が低下した際に使用する処方
"桂枝加竜骨牡蛎湯"㉖：桂皮 4　芍薬 4　大棗 4　生姜 4　甘草 2　竜骨 3
　　　　　牡蛎 3

夢精や無意識の射精などの腎の問題で性が上手くコントロールできない時に最初に使用する処方として有名なのが，桂枝加竜骨牡蛎湯です．腎陰虚や腎陽虚が目立って，この病態が起こる場合には，桂枝加竜骨牡蛎湯は腎の陰や陽を補う力は弱いので，桂枝加竜骨牡蛎湯は使わずして六味丸や八味丸を使用したり，必要に応じて，六味丸や八味丸に桂枝加竜骨牡蛎湯を併用する場合があります．

☯ 六腑の異常に対する生薬と処方

　次は六腑の異常に対する処方についてみていきたいと思います．原則として腑の病態は臓に比べて，実の病態が多い傾向にあります．このため，治療法も邪を除く治療が多くなります．また，内容物を流す治療法が多くなるのは"つまる"病態が多いためです．

☯ 胆の病態に使用する生薬

胆の病態に対する代表処方

　胆の痰を除くには，竹茹＋半夏，天南星が使用されます．竹茹は涼性で熱を除きながら痰を除きます．心・肺の熱と結びついた痰を除く作用もあります．一方，天南星は温性です．内風と結びついた痰を除く作用に優れます．胆の湿を除くには，茵蔯蒿が使用されます．胆の熱をとるには黄芩，山梔子が使用されます．これらの生薬は湿を乾かす作用をあわせもっています．胆の気滞をとるためには，柴胡，枳実，香附子，川芎が使用されます．このうち，胆の気を強力に巡らせるために，柴胡＋枳実の組み合せがよく使われます．香附子は精神症状にも有効ですが，疼痛に対して強い効果があります．川芎は気とともに血を巡らせる作用に優れます．胆の気を補うためには，黄耆＋桂皮の組み合わせが使用されます．また，胆の気を内側に引き込む作用を高める生薬には酸棗仁があります．

胆の痰と熱が結びついたものを除く代表処方
　"温胆湯"：半夏6　竹茹6　茯苓5　枳実6　陳皮9　大棗3　生姜3　甘草3

　残念ながら，温胆湯も医療用漢方製剤にエキス剤には存在していません．この処方の発展処方である竹茹温胆湯㉑で代用することがあります．

胆の湿と熱が結びついたものを除く代表処方
"茵蔯蒿湯"⑬：茵蔯蒿4　山梔子3　大黄1
"茵蔯五苓散"⑰：茵蔯蒿3　沢瀉5　猪苓3　茯苓3　白朮3　桂皮3
※ツムラは白朮が蒼朮に代っています．

　どちらも胆の湿と熱を除くことで黄疸を改善します．
　強力に湿と熱を取り除く作用をもっているのが茵蔯蒿湯です．茵蔯五苓散は熱を除く作用は弱いですが，湿を除く作用に優れています．茵蔯蒿湯は熱を除く作用が強い薬ですので，急性期を乗り切ったら茵蔯五苓散への切り替えも治療戦略になります．

胆の気を内側に引き込む作用を高める処方
"酸棗仁湯"⑩：酸棗仁15　知母3　川芎3　茯苓5　甘草1

　胆の気が上手く気の出し入れができなくなると，不眠や過眠，不安感や焦燥感が出現します．これに適合した処方が酸棗仁湯です．皆さんも徹夜仕事のあとで，疲れているのに，むしろ目がさえて眠れなくなったことは経験がありませんか？　酸棗仁湯は本来，消耗性の病態のときに起きる不眠に使用された処方です．こうしたときにはベンゾジアゼピン系の入眠導入剤などはかえって，譫妄を招いたりしますが，酸棗仁湯は非常に効力を発揮します．

胆の気を補う処方
"黄耆建中湯"⑱：黄耆3　桂皮4　芍薬6　膠飴20　大棗3　生姜3　甘草3

　様々な病態に使用できる黄耆建中湯ですが，胆の気を補う目的でも使用できます．胆の気虚ではため息と，倦怠感，決断力の低下が出現します．状況に応じて，酸棗仁湯を併用すると効果が高まりますが，この時には，ため息，不安感や不眠を伴っています．

胃の病態に使用する生薬

胃の病態に対する代表処方

　胃の気を下に巡らせる代表生薬は，枳実，厚朴，呉茱萸，半夏，生姜，陳皮，蘇葉，大黄です．気を巡らせる作用は期待できませんが，胃の気を下向きに向かわせるベクトルを与える作用がある生薬の代表は石膏，芒硝，茯苓です．胃の気を巡らせながら痛みをとる代表生薬は延胡索，茴香，香附子です．胃の熱をとる代表的生薬は黄連，黄芩，黄柏，山梔子，大黄，石膏，知母です．胃の中の不消化物である食積を除く代表生薬は麦芽，神麹，蒼朮，厚朴です．胃の寒を取り除き陽を賦活化させる代表生薬は乾姜，桂皮，附子です．胃を気が急激に動くのを防ぐ代表生薬は甘草，大棗です．

胃の気を下に巡らせる代表処方
　"小半夏加茯苓湯"㉑：半夏 6　生姜 2　茯苓 5
　"平胃散"㉙：蒼朮 4　厚朴 3　陳皮 3　甘草 1　生姜 2　大棗 2
　"大承気湯"⑬⑶：大黄 2　枳実 2　厚朴 5　芒硝 2

　小半夏加茯苓湯は半夏＋生姜という非常にシンプルな処方である小半夏湯に茯苓を加えた処方です．純粋に胃の気が上手く下に行かない，つまり単純な嘔気・嘔吐に使用されます．内容も穏やかですので，妊娠悪阻にも使用されます．平胃散は，もう少し気滞が絡んだり食積が絡んだ病態に使用します．大承気湯は強力な下剤の作用をもった処方で，熱と腸管内の停滞物を一気に排泄させることが期待できます．イレウスなどの嘔気にも応用されます．

胃の熱をとる代表処方
　"黄連解毒湯"⑮：黄連 1.5　黄芩 3　黄柏 1.5　山梔子 2
　"三黄瀉心湯"⑬：黄連 3　黄芩 3　大黄 3
　"左金丸"：黄連 6　呉茱萸 1
　"白虎湯"：石膏 15　知母 5　甘草 2　粳米 8
　"大承気湯"⑬⑶：大黄 2　枳実 2　厚朴 5　芒硝 2

　熱をとる代表処方である黄連解毒湯は胃の熱をとることもできます．より強力に

短期間のうちに熱をとりたいときは，下剤の作用がある大黄が入った三黄瀉心湯で便とともに熱を排泄させます．左金丸は熱をとる作用の強い黄連と嘔気・嘔吐を止める作用が強い，呉茱萸を少量合わせる形で，胃の熱をとりながら嘔気・嘔吐を強く止める作用を発揮します．医療用漢方製剤のエキス剤には存在しない処方ですが，エキス剤では黄連解毒湯に少量の呉茱萸湯を合わせることで代用します．白虎湯は気が熱化したことによる熱をとる作用があります．黄連解毒湯・三黄瀉心湯と白虎湯の使いわけは，黄連解毒湯や三黄瀉心湯は邪そのものが熱の性質をもっていたり，血に熱が結びついた熱を取り除くことができます．一つのメルクマールは，舌の苔が黄色い場合，舌体の色が暗い赤みに赤みが強くなっている場合や，消化管粘膜病変で出血している場合に使用すると効果的のようです．また，面白いところでは，飲酒や抗がん剤・放射線療法の粘膜障害も熱をもつ邪の侵襲と考えて黄連解毒湯や三黄瀉心湯といった黄連，黄芩，山梔子などが入った処方が有効です．一方，石膏は気のオーバーシュートに伴う熱ですので，脱水による胃の熱や，舌体が明るい赤みが強い場合に効果的のようです．医療用漢方製剤のエキス剤には白虎湯に人参を加えた白虎加人参湯があります．大承気湯は強力な下剤の作用がありますので，熱と腸管内の停滞物を一気に排泄させることで胃の熱をとります．

胃の気を巡らせながら痛みをとる代表処方
"安中散"⑤：延胡索3　茴香1.5　良姜1　桂皮3　縮砂3　牡蛎4　甘草1
"香蘇散"⑦⓪：香附子4　蘇葉2　陳皮2　甘草1　生姜1

安中散は温めて気を巡らせて痛みをとる作用が強い処方です．香蘇散はより広範囲な気滞に有効です．気滞に伴う精神症状にも有効です．

胃の寒をとる処方
"安中散"⑤：延胡索3　茴香1.5　良姜1　桂皮3　縮砂3　牡蛎4　甘草1
"呉茱萸湯"㉛：呉茱萸3　人参2　生姜4　大棗4
"人参湯"㉜：人参3　白朮3　乾姜3　甘草3

胃の寒をとり痛みを除くのが安中散です．嘔気・嘔吐を止める作用が強いのが呉茱萸湯です．脾の陽虚が合併している場合には人参湯を使用します．

胃の津液・陰を補う代表処方
"麦門冬湯"㉙：麦門冬10　半夏5　人参2　甘草2　粳米5　大棗3
"玉女煎"：石膏30　知母4.5　麦門冬6　熟地黄15　牛膝4.5

　麦門冬湯は胃の津液を中心に補う作用があります．さらに陰虚に伴い陽が激しく亢進した状態には玉女煎を使用します．この処方も医療用漢方製剤のエキス剤にはありません．エキス剤では白虎加人参湯＋六味丸で代用します．

☯ 小腸の病態に使用する生薬

"清心蓮子飲"⑪：蓮肉4　麦門冬4　人参3　黄耆2　黄芩3　地骨皮2
　　　　　　　　茯苓4　車前子3　甘草1.5

　小腸の教科書的病態は熱がこもる病態しかありません．残念ながら医療用漢方製剤のエキス剤には，この病態に最も適合する処方がありません．応用可能な処方として清心蓮子飲がありますが，本来は心の陰虚に伴う心の熱が小腸に影響している病態に使用します．このため，心の虚弱性に伴う心因性の，熱性（尿の色が濃いなど）の頻尿に使用されます．

☯ 大腸の病態に使用する生薬

大腸の病態に対する代表処方

　大腸の熱をとるには代表生薬は黄芩，黄柏，大黄，石膏です．大腸の気の流れを促進するのは厚朴，大黄を使用します．大腸の動きを緩めるのは，芍薬＋甘草の組み合わせです．大腸の津液を増やす代表生薬は麻子仁，地黄，麦門冬，当帰です．

大腸に熱がこもる場合の代表処方
"黄芩湯"：黄芩4　芍薬3　大棗4　甘草3
"乙字湯"③：当帰6　柴胡5　黄芩3　升麻1.5　大黄1　甘草2
"大柴胡湯"⑧：柴胡6　黄芩3　半夏4　枳実2　大黄1　芍薬3　生姜4
　　　　　　　　大棗3
"大承気湯"⑬：大黄2　枳実2　厚朴5　芒硝4

黄芩湯は湿と熱が結びつく場合に使用されます．大腸型の感染性下痢症にしばしば使用されます．乙字湯は本来，痔核の処方ですが，肝の熱が大腸に移った病態に幅広く応用可能です．より一気に肝由来の大腸の熱を取りたい場合には大柴胡湯も使用可能です．ちなみに，痔核陥頓の超急性期では，肺の熱をとることで有名な麻杏甘石湯が著効することがあることが，日本の経験からしられています．これも経絡では肺と大腸の関係が深いことと関係しているのでしょう (*^_^*)．大承気湯は大腸にこもった熱を一気に排泄させます．

大腸の津液が足りない場合の代表処方

“麻子仁丸”(126)：麻子仁 5　杏仁 2　枳実 2　厚朴 2　大黄 4　芍薬 2

“潤腸湯”(51)：当帰 3　地黄 3　熟地黄 3　麻子仁 2　桃仁 2　杏仁 2　枳実 2　厚朴 2　大黄 2　黄芩 2　甘草 1.5

麻子仁丸は本来は脾の津液を配る機能が低下したことによる大腸の津液の虚に使用する処方でした．基本的な組成の薬なので急性期から慢性期まで広く応用可能な処方です．潤腸湯は，慢性の便秘で全身の血虚・陰虚がひどく，それを背景に大腸への津液の供給が不足して起こる便秘に使用します．麻子仁丸は大腸の局所における津液の不足，脾による津液の分配の異常による大腸への津液供給の異常による病態（この場合には，津液の偏在があり）に対して，潤腸湯は全身の血虚・陰虚が背景にあるのがポイントです．

膀胱の病態に使用する生薬

膀胱の病態に対する代表処方

膀胱の熱をとるには，黄柏，山梔子，滑石，沢瀉が使用されます．排尿をしやすくする効果を期待する場合には滑石，沢瀉を使用します．

膀胱に湿と熱が結びついたのを除く処方

“猪苓湯”㊵：猪苓 3　茯苓 3　滑石 3　沢瀉 3　阿膠 3

“五淋散”(56)：黄芩 3　山梔子 2　当帰 3　地黄 3　芍薬 2　茯苓 6　沢瀉 3　木通 3　滑石 3　車前子 3　甘草 3

※東洋は地黄，木通，車前子，滑石，沢瀉は配合されていません．

"竜胆瀉肝湯"㊻：　竜胆草1　　黄芩3　　山梔子1　　地黄5　　当帰5　　木通5
　　　　　　　　沢瀉3　　車前子3　　甘草1

　猪苓湯は，もっとも基本的な膀胱にたまった湿と熱を除く処方です．早期の病態に向きます．単純性膀胱炎の早期や急性の出血性膀胱炎などに使用されます．五淋散はやや慢性化したり，熱が血に結びついた病態に使用します．複雑性膀胱炎や，やや慢性化した尿路感染症に利用されます．また，高熱を呈している場合にも使用できます．竜胆瀉肝湯は肝の熱が膀胱に影響した病態に使用します．

☯ 複数の臓腑にまたがる病態に対する処方

心と腎のバランスが崩れた病態に使用する処方

心の陽が亢進して腎陰が不足している病態への処方

"天王補心丹"：　地黄120　　人参15　　丹参15　　玄参15　　茯苓15　　五味子15
　　　　　　　　遠志15　　桔梗15　　当帰60　　天門冬60　　麦門冬60　　柏子仁60
　　　　　　　　酸棗仁60

　以上を丸剤にして1回9g　1日3回．地黄を15g程度にして他を1/5程度にして煎剤にすることもできます．

　この病態への治療は心の陽を抑えて腎の陰を補いながら心と腎との交通を行わせる生薬である遠志が入った処方で治療します．前述の"天王補心丹"が最も適合しますが，医療用漢方製剤にはありません．エキス剤では帰脾湯＋滋陰降火湯で代用します．

心と腎の両方の陽虚を改善する処方

"人参湯"㉜ ＋ "真武湯"㉚：　人参3　　白朮3　　乾姜3　　甘草3　　＋　附子1
　　　　　　　　　　　　　　茯苓5　　芍薬3　　白朮3　　生姜3

　心の陽虚の症状は西洋医学的には左心不全の症状，腎陽虚による浮腫は右心不全の症状に相当します．この両処方の組み合わせは昭和の漢方の立役者である大塚敬節が好んで心不全に使っていた処方です．また，近代にシルクロードの敦煌から見つかった1500年ほど前の文献の中で，この両方の処方を合わせた処方は大玄武湯という名で記載されています．

心と肺の両方の気虚を改善する処方

“補中益気湯”㊶：黄耆4　人参4　白朮4　甘草1.5　升麻1　柴胡2　当帰3　陳皮2　大棗2　生姜2

“黄耆建中湯”(98)：黄耆3　桂皮4　芍薬6　膠飴20　大棗3　生姜3　甘草3

黄耆，人参に桂皮＋甘草の組み合わせを使用するのがこの病態への基本的なアプローチになります．補中益気湯は上向きのベクトルが強化され，津液を乾かす方向性をもっているのに対して，黄耆建中湯は，軽度の血虚・陰虚も補うことができる内容になっています．

心の血虚と脾の気虚が合併するのを改善する処方

“帰脾湯”(65)：竜眼肉3　酸棗仁3　当帰2　遠志1.5　茯苓3　人参3　黄耆2　白朮3　木香1　大棗1.5　生姜1.5　甘草1

心の血虚と脾の気虚が合併している場合に使用する代表処方です．心・脾の問題で，相対的に肝の気滞と熱が発生している場合には，帰脾湯に柴胡と山梔子を加えた（さらに牡丹皮を加えている場合があります）“加味帰脾湯”(137)が使用されます．

脾と腎の両方の陽虚を改善する処方

“附子理中湯”(410)：人参3　白朮3　乾姜3　甘草3　附子1

“真武湯”㉚：附子1　茯苓5　芍薬3　白朮3　生姜3

※ツムラは白朮が蒼朮に代っています．

“小建中湯”(99)：桂皮4　芍薬6　大棗4　生姜1　甘草2　膠飴20

附子理中湯がより脾に重点があり，真武湯がより腎に重点があります．また，真武湯は茯苓・白朮が入っており，陽が弱ったために津液の代謝・移動がうまくできない状態により適合します．小建中湯は，脾の陰・陽の不足を背景に気の生成が上手くいっていない状態に使用しますが，脾が弱いために腎に十分な陰や陽を供給することができない状態にも使用できます．しばしば，小児は脾が弱く，腎の発達も不十分です．このため，小建中湯は虚弱な小児の様々な問題によく使用されます．

胃の熱を帯びた痰湿や気滞と脾の気虚を改善する処方

“半夏瀉心湯”⑭：半夏5　黄芩2.5　黄連1　乾姜2.5　人参2.5　大棗2.5　甘草2.5

胃から膈に熱を帯びた痰湿や気滞があって，しかも脾の気虚でやや冷えがある場合は治療しにくいことは想像するのに難しくありませんよね！　でも実際にはよくお目にかかります．この場合は，心窩部が痞え（腹診では"心下痞"でしたね！）て嘔気や嘔吐があり，しかも脾の気虚もあるため軟便・下痢が出現します．舌の苔も白色〜やや黄色が出現します．黄連・黄芩・半夏・乾姜で胃から膈の痰湿と気滞を除いて，人参・大棗・乾姜・甘草で脾の気虚を補います．ただし，脾の気を補う作用があまり強くありませんので，必要に応じて六君子湯などを併用する場合があります．

肝の気の異常が脾に異常を与えた場合の処方

肝の気の鬱結によって脾の気が相対的に抑制された場合に使用する処方
"加味逍遥散"㉔：柴胡3　薄荷1　当帰3　芍薬3　白朮3　茯苓3　生姜2
　　　　　　　甘草1.5　牡丹皮2　山梔子2
"柴胡桂枝湯"⑩：柴胡5　桂皮3　芍薬3　黄芩2　半夏4　人参2　大棗2
　　　　　　　生姜1　甘草2

　このグループの構成は，柴胡＋芍薬という肝の気の流れを整える生薬の組み合わせに，脾の働きを改善する生薬を合わせた内容となっています．柴胡桂枝湯は，本来，外感病に使用する処方ですが，日本の経験では外感病以外にも様々な病態に使用されてきました．外感病以外に使用する場合の病態の基本は，この肝と脾の関係の不具合です．加味逍遥散に比較すると，痰を除く作用と体表面の異常にも働きやすく，慢性・急性疾患ともに使用できるという特徴があります．ただし熱の病態が中心の場合や湿が強い時，肝の血虚が目立つ場合には向きません．

肝の気が過剰に流れて脾の気が過剰に動くときに使用する処方
"痛瀉要方"：白朮9　白芍9　陳皮6　防風5
"桂枝加芍薬湯"⑥：桂皮4　芍薬6　大棗4　生姜3　甘草2

　この病態の代表的なモデルは，過敏性腸症候群の下痢型ですが，非常に面白い論文があります．過敏性腸症候群の患者に対して，プラセボ，痛瀉要方類似の約束処方，最後は中医学に基づく弁証論治（すなわち病態診断に基づく治療）での3群のRCTです．結果は，プラセボと比較して，漢方薬治療群の2群がまさり，漢方治療群の2群間では有意差が出なかったというものでした．しかし，その後にさらに

面白い結果があり，治療を中止した場合に，約束処方群と比較して病態診断を行って治療した群は症状の再燃が少なかったというものです[6)]！　何とも興味深いですね～)^o^(. 痛瀉要方も残念ながら医療用漢方製剤のエキス剤には存在しない処方です．この病態に使用する処方の基本的な組成は，脾の機能を高める生薬と，肝の気の流れを促進する生薬少量＋大量の芍薬ですので，エキス剤では加味逍遥散などである程度代用は可能です．桂枝加芍薬湯は冷えると症状がでる場合に主に使用される処方です．腹痛を除く作用が強いので，肝の気の鬱結が強くて熱が強い時には加味逍遥散と併用して使用する方法もあります．

肝の気の流れが胃に影響を与えた病態に使用する処方

"左金丸"（さきんがん）：黄連 6　呉茱萸 1

"大柴胡湯去大黄"（だいさいことうきょだいおう）：柴胡 6　黄芩 3　半夏 4　枳実 2　芍薬 3　生姜 4　大棗 3

"呉茱萸湯"（ごしゅゆとう）㉛：呉茱萸 3　人参 2　生姜 4　大棗 4

"安中散"（あんちゅうさん）⑤：延胡索 3　茴香 1.5　良姜 1　桂皮 3　縮砂 3　牡蛎 4　甘草 1

"香蘇散"（こうそさん）(70)：香附子 4　蘇葉 2　陳皮 2　甘草 1　生姜 1

左金丸，大柴胡湯去大黄は肝の熱が胃に波及して胃にも熱が生まれた病態に使う処方です．大柴胡湯去大黄の方が肝の気の流れが悪くなっている時に主に使用します．呉茱萸湯，安中散は肝の気の流れが悪いために胃に寒があるときに使用します．呉茱萸湯のほうが嘔気を止める作用が強く，安中散は鎮痛効果に優れます．香蘇散はあまり，寒熱に関わらず，肝の気の流れが悪くなったために胃の気の流れが悪くなった場合に使用します．上腹部にガスがたまった時が最もよい適応ということになります．

肝の問題が肺に影響した病態に使用する処方

"神秘湯"（しんぴとう）(85)：麻黄 3　杏仁 4　厚朴 3　陳皮 3　柴胡 4　蘇葉 3　甘草 2

"柴朴湯"（さいぼくとう）(96)：柴胡 7　黄芩 3　半夏 5　人参 3　茯苓 5　厚朴 3　蘇葉 2　大棗 3　生姜 1　甘草 2

"滋陰至宝湯"（じいんしほうとう）(92)：薄荷 1　香附子 3　柴胡 3　芍薬 3　当帰 3　貝母 2　麦門冬 3　知母 3　地骨皮 3　陳皮 3　白朮 3　茯苓 3　甘草 1

いずれの処方も肝の気の鬱結が背景に肺の気の動きが上手くいっていません．肺の気の働きを中心にコントロールするのは神秘湯です．一方，柴朴湯は痰・湿があ

る場合により有効です．滋陰至宝湯は，肝・肺の陰虚があるために起こった，肝の気滞と肺の痰の病態です．肝に熱が発生して，肺に影響した場合には以上の処方に適宜，黄連解毒湯などを併用します．

肺と腎の陰が両方虚した病態に対する処方

"**麦味地黄丸**"：地黄5　山茱萸3　山薬3　茯苓3　沢瀉3　牡丹皮3　麦門冬6　五味子3

"**滋陰降火湯**"⑨3：地黄2.5　当帰2.5　芍薬2.5　天門冬2.5　麦門冬2.5　知母1.5　黄柏1.5　白朮3　陳皮2.5　甘草1.5　大棗1　生姜1

麦味地黄丸は六味丸に麦門冬と五味子を加えたものです．麦味地黄丸と滋陰降火湯の違いは，麦味地黄丸は腎に力点があり，滋陰降火湯は肺に力点があります．麦味地黄丸も医療用漢方製剤のエキス剤にはありませんが，エキス剤で代用する場合には，麦門冬湯＋六味丸の組み合わせを用います．

では，5章でみた2つの症例ではどのように処方を考えるのでしょうか？　症例のチャートとそこから導き出された治療方針をもう1回確認してみましょう．

症例2

	【全身状態】	【病態の位置】	【病態の情勢】	【病態の性質】
＜八綱弁証＞	やや陰	裏	虚	熱
＜病因や邪の分析＞			邪はない	
＜精気の異常の分析＞			陰虚	
＜臓腑の確定＞		肺＞腎		

＜病態のメカニズム＞肺・腎の陰虚に伴って，肺・腎の気や陽の抑制ができなくなり，肺の気の運動が上手くコントロールできなくなったために，呼吸困難感・喘鳴が出現．

＜治療方針＞肺と腎の陰虚を補って（特に肺）過剰な熱を抑え喘息を抑えます．
このような治療方針を実現化する処方を考えてみたいと思います．
では肺と腎の陰虚に対する処方のところをみてみましょう．このうち肺が中心の場合には，そう滋陰降火湯が選択されます．

症例3

	【全身状態】	【病態の位置】	【病態の情勢】	【病態の性質】
<八綱弁証>	陽	裏	虚<実	寒<熱
<病因や邪の分析>			気滞，瘀血，湿	
<精気の異常の分析>			血瘀＞血虚	
<臓腑の確定>			肝＞脾	

<病態のメカニズム>肝の気滞とそれに伴う血瘀や瘀血が発生し，月経困難症を引き起こす．瘀血との肝の気滞のために肝の血虚も続発．肝の気滞が脾に影響を与えて，脾で湿がたまり気滞も起こっている．

<治療方針>肝の気の流れを改善して，血の流れを改善，瘀血・脾の湿も除きます．また，やや熱を冷やすようにします．また血も少し補うこととします．

　肝の気の流れを改善する生薬としては柴胡＋芍薬が重要でしたね！ これに瘀血を除くには桃仁に，血瘀を除く当帰＋川芎を加えます．さらに脾の湿を除くのは蒼朮（または白朮）＋茯苓を加えます．熱を冷ますのは，牡丹皮・山梔子，少し血を補うには当帰＋芍薬の組み合わせがありましたね．こうした骨格を実現すると，加味逍遥散に桃仁を加えるとまさに，治療方針を体現した処方となります．エキス剤では，少し熱が強くなりますが，加味逍遥散＋桂枝茯苓丸で代用可能でしょう．

文献

1) 梁哲成　三大法則で解き明かす漢方・中医学入門　基礎理論とエキス製剤による臨床　東京：燎原書店，2009．
2) Makino T. et al. Processed aconite root prevents cold-stress-induced hypothermia and immuno-suppression in mice. Bio Pham Bull. 2009; 32: 1741-8
3) 西澤芳男，他．原発性シェーグレン症候群乾燥症状改善効果に関する長期，無作為比較試験，漢方薬，麦門冬湯と Bromhexine hydrochloride の効果比較試験．日本唾液腺学会誌．2002; 43: 62-6.
4) 大野修嗣．免疫疾患の漢方薬 RCT シェーグレン症候群の唾液分泌障害に対する漢方薬治療の効果．漢方と最新治療．2006; 15: 134-40
5) 福地義之助，他．慢性閉塞性肺疾患に対する漢方治療の有用性評価に関する研究．厚生労働省科学研究研究費補助金　長寿科学総合研究事業　慢性閉塞性肺疾患に対する漢方治療の有用性評価に関する研究　平成18年度総括研究報告書 2007; 1-31.
6) Alan B. et al. Treatment of irritable bowel syndrome with Chinese Herbal Medicine. A randomized controlled trial. JAMA. 1998; 280 (18): 1585-9

第7章 漢方の感染症とは

◯ 外感病とは

　ここでは，漢方の急性感染症を分析する分野である"外感病"について説明していきたいと思います．八綱弁証のところを思い出してみてください．表証から始まるんでしたね！　すなわち風邪とその他の外邪が一緒になって侵襲するところから始まる病態です．一方，今まで説明してきた裏証からはじまる病態は外感病に対して"内傷病"とよばれます．現在の外感病の考え方は風邪＋寒邪の組み合わせの侵襲によって起こる"傷寒"と風邪＋熱邪の組み合わせの侵襲によって起こる"温病"という2大体系に分かれています．この2つは分析の方法や使用する処方も異なっています．歴史のところで説明したように，傷寒に対する分析と治療法は漢方三大古典の1つである約1800年前に原型ができたとされる『傷寒論』の研究によってできました．一方，現在の温病に対する分析と治療法は約370年前より傷寒の方法で分析治療を行ってうまくいかない病態があることに気づいて，新たな体系が作られました．そのために温病の分析と治療法は傷寒の分析と治療法を改造して作られています．こうした歴史的な過程から温病を説明するには傷寒を知らなくてはなりませんので，ここではまず傷寒と温病の初期症状の違いと，経過の基本的な違いを説明した後で，傷寒から先に説明していきます．

傷寒と温病の初期症状と経過の違い

　傷寒と温病は特に初期においてこの両者を鑑別することが重要になります．それは途中の経過から最終段階に至るまでは，どちらもよく似た治療を行うことになりますが，初期は治療が大きく異なるためです．まず，発症する環境が異なります．傷寒は冬場などの寒い環境で発症します．一方，温病は夏場などの暖かい環境で発症します．ところで，同じ20℃でも暖かいか寒いかは人によって異なります．私が研修医時代に沖縄にいたときに衝撃を受けたのが，冬に沖縄のおばあさんが「今日は20℃いかないから寒いね～」と言っていたことでした！　本土からきた私にとっては真冬でも20℃もあって暖かいと思っていたのですから……．沖縄のように20℃でも寒いと感じる場合には傷寒が発症します．でも，暖かいと感じる人にとっては，温病の病型になります．やはり，相対的なんですね～ (^^)！　傷寒では，悪寒が持続する時間が長くなります．温病では悪寒がないか，あっても短時間で消失して，すぐに熱感を感じます．傷寒では背中から頸部のこわばりと痛みを感じます．一方，温病では咽頭痛が強く，発赤も目立ちます．また，傷寒では口渇を感じるのは発症からおよそ24時間程度たってからですが，温病ではごく初期から口渇を感じます．

　その後の経過についてですが，**傷寒・温病ともに基本的に，表証→半表半裏証→裏証**と進行していきます．どちらも裏証の初期では邪正相争が激しくなって気の暴発が起こって激しい熱が発生します．さらに病態が進行すると，傷寒は邪が風邪＋寒邪のため，冷えの性質があり，熱エネルギーである陽が消耗して陽虚となります．温病では，邪が風邪＋熱邪ですので，熱の性質のために，陰が消耗しやすく，陰虚となっていきます．

表7-1　傷寒と温病の病初期の鑑別のポイント

	傷寒	温病
寒気	強く，比較的長い（通常12時間以上）	軽い，通常6時間以内
発症環境	"寒い"環境	"暑い"環境
のどの渇き	強くない 冷飲を嫌う	初期から強い
症状の出やすい部位	背中から頸部のこわばりと痛み	咽頭痛が強く，発赤も目立つ
体熱感	四肢の冷感	体の熱感あり

傷寒の分析法

　傷寒の分析方法は，中医学では"六経弁証"，日本漢方では"六病位"とよばれます．名前は異なっていますが，具体的な内容は基本的に同じです．いずれも，"太陽"・"陽明"・"少陽"・"太陰"・"少陰"・"厥陰"の6つに分類するものです．3つの陽と3つの陰が出てくるので，中医・日本漢方を問わず"三陰三陽"とよぶことがあります．この名前どこかで見おぼえがありませんか？　そう，経絡の名前に冠でついている名前と同じですね．現代中医学では，この三陰三陽をそれぞれの名前が対応する経絡と考えています（第3章を思い出して下さい）．一方，日本漢方は疾患のステージとして理解しています．先ほど書きましたように，傷寒の分析は『傷寒論』の研究からつくられましたが，現在，主流の傷寒の分析方法の基本は，日本漢方を含めて，宋～明の時代に確立した『傷寒論』の解釈から生み出されました．ここではその内容を説明したいと思います．また，処方の解説では，近年，京都の江部洋一郎先生らが提唱している"経方理論"の考え方も参考にしながら，説明を試みたいと思います．ちなみに北宋以前の『傷寒論』の解釈と分析は現在のものとは大きく異なっていますが，その内容はいまだ研究段階ですので，ここでは省略します．

　太陽から陽明までの三つの陽病は陽がまだ十分にある状態で，邪の勢いも激しく正気も十分にあって，邪の実が目立ち激しい闘病反応が起こっている状態です．一方，太陰から厥陰までの三つの陰病は陽が消耗して，虚が目立ち寒の症状がひどくなります．三陰三陽と外感病の基本の分析である表・半表半裏・裏との関係ですが，太陽病は表証，少陽病は半表半裏証，陽明病以降は裏証となっています．

　一般的な進行の順番は，現在の多くの考え方では太陽→少陽→陽明→太陰→少陰→厥陰となっています（しかし，『傷寒論』そのものでは少陽と陽明が入れ替わっていて，太陽→陽明→少陽→太陰→少陰→厥陰になっています）．現在の考え方では病

表7-2 三陰三陽と表裏・虚実寒熱

表裏	三陰三陽	虚実・寒熱
表証	太陽	
半表半裏証	少陽	実熱
	陽明	
裏証	太陰	
	少陰	虚寒
	厥陰	

第7章　漢方の感染症とは

態の分析には陽と気の消長が重要と考えられています．陽と気が十分あれば熱がでて，弱れば熱が出ず冷えていきます．脈も陽と気が十分にあれば有力ですが，弱れば無力となりますので，陽と気の消長を端的に表すのは熱型と脈の性状と考えられています．そのため各病期の診断では熱型と脈の分類が特に重視され，そこに部位の症状を参考所見として判断していきます．太陽病では悪寒と発熱という寒気と熱が同時に併存します．また，脈は浮脈です．少陽病では寒気と熱感が交互に現れます．これを"往来寒熱"といいます．脈は弦脈が出現します．陽明病では寒気はなくなり，強い熱感になります．便秘と腹痛などの消化器症状を伴う場合と伴わない場合があります．消化器症状がない場合には脈は力強く迫りくるような脈がふれます．これを"洪脈"と言います．一方，消化器症状を伴う場合には，脈は沈脈で有力となります．陰病は熱がなくなり基本は冷えにかわります．太陰病では手足の裏には軽いほてりはありますが，腹部に冷えが出て，食欲の低下と下痢になります．

表7-3 三陰三陽の概観

	病態	症状	治療法
太陽病	風邪＋寒邪が体表で邪正相争を行っている．	悪寒と発熱，体表の違和感，節々の痛み，浮脈	解表法（衛気を発散させる）
少陽病	少陽の部位による邪正相争	往来寒熱，弦脈，胸脇苦満，表証の部分症状（頭痛，咽頭痛）＋裏証の部分症状（上腹部不快感，嘔気，軟便）	和解法
陽明病	邪正相争が激しくなり，動員された気が熱を生じている．胃腸で邪正相争をきたすこともある．	高熱，悪寒なし，口渇 肌部で気が熱化している場合　発汗，洪脈 胃腸で邪正相争している場合　腹痛，便秘，沈・有力な脈	肌部で気が熱化している場合⇒熱を冷ます 胃腸で邪正相争している場合⇒熱を冷ましながら下痢させる
太陰病	脾の陽が消耗した病態	下痢・軟便，食思不振，弱い腹痛．手足の裏のほてり感が軽度あり．脈は重按で無力	陽を補う
少陰病	腎・心の陽が消耗した病態	尿量の減少や多尿，未消化便の下痢，手足が冷えあがる．立ち上がろうとするとふらつく．脈は無力	陽を一気に賦活化
厥陰病	肝や心包の機能が低下することで，陰と陽のつながりが保てなくなり，弱った陽が体外に逃げていくような病態	上半身はほてっているけど，下半身は冷たくなっていたり，身体はほてっているけど，冷たい水は飲みたくない．脈が軽按で強く，少し力をいれるとすぐに触れなくなる	肝・心包の陽を補いつつ陽を巡らせて，陰陽の調和をはかる．

脈は軽く触れるとさほど弱くありませんが強く触れると脈が弱くなります．少陰病では四肢を触ると冷たくなってしまっていて，立ち上がるとふらつきが出て立てなくなります．脈はとても弱くて触れてもわからないほどです．下痢をした場合には未消化便や水様下痢が出現します．厥陰病では上半身は熱感があるけど下半身は冷えがあるなどの症状がでます．陽が弱って陰と陽がはなれて，陽が逃げ出しそうになっている病態です．陽の病態の時に説明しました"格陽"や"戴陽"の状況です．のどが渇くけど冷たい水は受け付けないなどの症状が現れます．こうした分類に治療法が対応しています．太陽では衛気を発散させることで一緒に体表面の邪を外に出します．この時，結果として発汗が起きます．この方法を"解表"といいます．少陽では積極的な発汗や次に述べます下痢させる，強く熱を冷ますような治療ではなく，穏やかに出しやすいところから邪を外に出す"和解"を行います．陽明では，便秘と腹痛を伴う場合には下痢をさせて一気に邪と熱を除きます（"下法"といいます）．一方，便秘と腹痛などの消化器症状を伴わない場合は熱を強力に冷ます方法が使用されます．三つの陰病になると基本的に陽を補い温める治療を行いますが，その内容が若干異なります．太陰の場合には脾の陽を補います．少陰の場合は心と腎の陽を補い一気に賦活化させます（"回陽"といいます）．厥陰の場合には肝・心包の陽を補い巡らせることで離れそうになっている陰陽を調和させます．

では，早速，各ステージの具体的な内容をみていきましょう．

太陽病

　太陽病は体表で風邪＋寒邪が侵入して邪正闘争が起きた病態です．体表での邪正相争ですから，気が体表面に動員されています．それを反映して脈は軽く按えるだけで強くふれる"浮脈"になります．寒邪は冷えているとともに気の流れを阻害しやすい性質をもっています．このため，太陽膀胱経の走行部位（つまりは脚の屈側から腰部・背部・肩・頸部・頭部：図3-26 参照）を中心とした体表部分に，冷えの性質から「寒気」と，気の流れの阻害のための「痛み」が出現します（一部，太陽小腸経の走行部位である上肢の伸側も症状が出ることがあります：図3-23 参照）．そういえば，カゼをひいたときにゾクゾクとしたさむけは背中側に感じることがあっても，お腹が冷えると訴える患者さんは滅多にお目にかかりませんが，漢方では侵襲をうけた経絡の部位によるものと解釈しています．邪正相争のために体表面で気が動員され鬱滞すると熱が生まれるようになり，発熱します．このため，熱型は"悪寒・発熱"となります．侵襲している邪が風邪＋寒邪ですが，この割合で現れてくる病態が変化します．風邪＜寒邪の場合は，強い悪寒，汗が出ない，節々

表7-4 太陽病表実と表虚

	病態	症状	処方
風＜寒 （表実）	寒邪が皮膚の気を阻害	強い悪寒，汗が出ない，節々の痛みが出て，咳嗽，浮脈で緊張度が高い	麻黄湯
風＞寒 （表虚）	風邪が衛気を破壊し肌部まで侵入	寒気は強くなく，自然と汗がでて，嘔気が出る場合もある，浮脈で緊張度が低い	桂枝湯

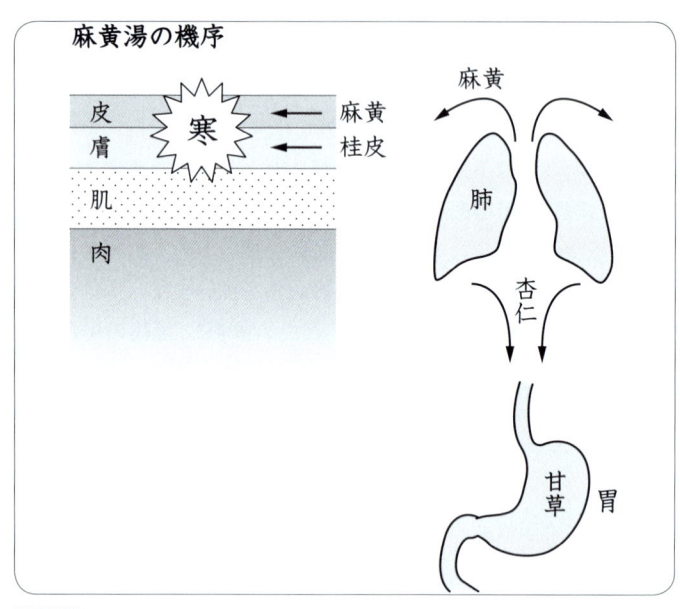

図7-1　麻黄湯の機序

の痛みがでて，咳嗽が出現します．風邪＞寒邪の場合は寒気は強くなく，自然と汗が出て，嘔気が出る場合もあります．これは，寒邪は気の流れを停滞させやすく，体内への進行も緩徐であるという特徴があり，皮膚の部位での邪正相争が長引きやすくなります．一方，風邪は衛気を破壊し，体内に容易に入りやすいという特徴があり，皮下の部位での邪正相争を起こしやすくなります．**皮膚の衛気は肺が供給・コントロールしている**と考えられていて，皮膚の衛気の異常があると肺の症状が出やすいとされています．一方，皮下の部位（漢方では"肌"といいます）の衛気や，ここまでくると豊富に血管が存在しますので営気も流れていますが，この部位の衛気や営気は脾・胃が供給・コントロールをしているので，**皮下の部位での異常があ**

図7-2 桂枝湯の機序

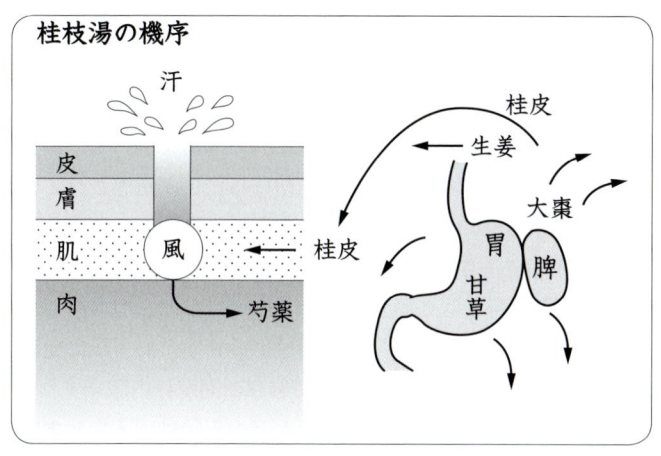

ると嘔気などの消化器症状が出現しやすくなります．寒邪が強いと皮膚での気の停滞が強くなかなか自然発汗しません．風邪が強いと衛気が消耗されやすいため，体表面の津液を体内に留め置くことができなくなって，自然発汗を起こしやすくなります．また，六淫外邪の中で季節を問わず最も普遍的に存在する邪は風邪ですので，衛気がもともと弱い状態の人は容易に風邪に侵されやすく，風邪＞寒邪の病態を起こしやすい傾向があります．こうした病態の違いを表現する言い方があります．風邪＜寒邪の場合は，衛気の虚より邪の侵襲が中心の病態ということで，表実証とよばれます．一方，風邪＞寒邪の場合は衛気の虚が目立つため，表実証に対して，表虚証とよばれます．風邪＜寒邪には"麻黄湯"を使用します．対して，風邪＞寒邪には"桂枝湯"を使用します．

"麻黄湯"㉗：麻黄5　桂皮4　杏仁5　炙甘草1.5
"桂枝湯"㊺：桂皮4　芍薬4　大棗4　生姜4　炙甘草2

　麻黄湯の麻黄＋桂皮の組み合わせは，桂皮で温めながら衛気を巡らせ，麻黄で外側に発散させるベクトルを与えます．こうすることで強力に衛気を発散させ寒邪を除き，発汗します．また，麻黄は肺の上へ外へ広がる気の性質を強化し，杏仁は肺の内へ下へ引き降ろす気の性質を強化する作用があります．この両者の組み合わせは，皮膚の衛気を調整している肺の機能を高めて，皮膚の衛気の供給・調整をバックアップします．甘草は一気に気がながれすぎることを抑えるとともに，麻黄などの胃を荒らしやすい生薬の副作用を緩和します．桂枝湯は，大棗・生姜で脾・胃の

機能を高めて衛気と営気の産生を高めます．桂皮でできた衛気・営気を皮下の部位に供給します．芍薬は発散のし過ぎを抑制します．甘草は一気に高められた衛気や営気，津液が発散してしまうのを防いで穏やかに供給するように調整します．ちなみに桂枝湯では服用後にお粥など暖かい消化にいい汁物を食べて，衛気・営気・津液の生産の原料の供給と，体を温める作用を助けることが指導されています．こうした傷寒で衛気を発散させて発汗を起こす処方では，内服後，布団などにくるまって体を温めてわずかに発汗させることが求められますが，なかなか発汗しない場合には短時間（私は30分毎にしています）のうちにどんどん追加投与を行います．私はこの方法を"解表パルス療法！"と名付けています．わずかに発汗したらそれ以上に発汗しないようにして，6〜8時間後にもう1回だけ内服をすれば終了です．この方法を用いたら，翌日には解熱してほとんどの症状は消えてしまいます．

次に，太陽病のその他の基本的病態をみてみたいと思います．

"大青竜湯"：麻黄6　桂皮3　杏仁5　石膏10　生姜3　大棗3　炙甘草2
"小青竜湯"⑲：麻黄3　桂皮3　芍薬3　細辛3　乾姜3　五味子3　半夏6　甘草3

もともと熱が体内にあるか，皮膚での邪正相争に動員された衛気が皮下で鬱滞し

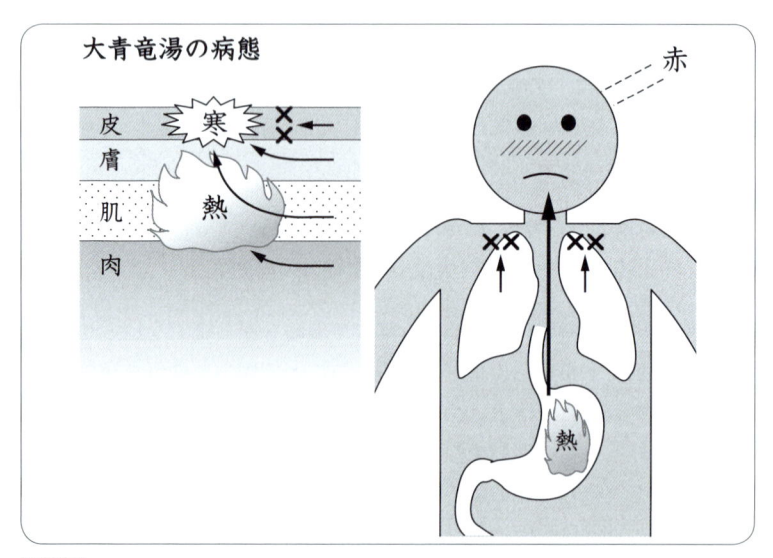

図7-3

図7-4 小青竜湯の病態

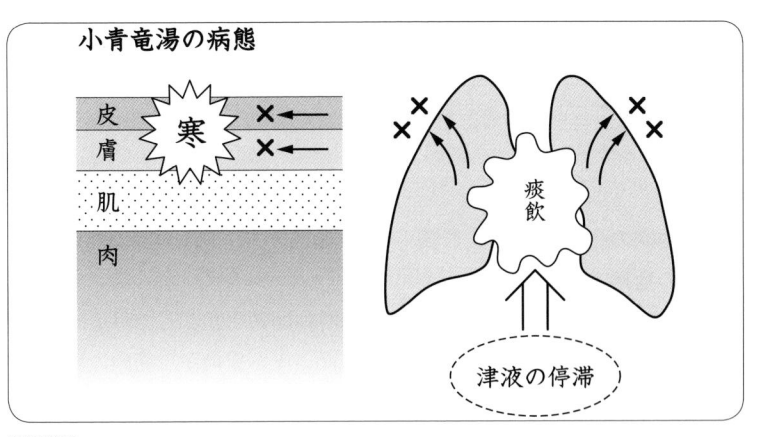

て熱化した状況で，皮膚の表面にまだ寒邪に残っていると，皮膚の部位は寒邪によってふさがれて，皮下組織以下に熱がこもってしまいます．肌の部位の熱に対応して，体内では胃に熱が生じ，しばしばのどは強く発赤し，顔面や眼の充血が認められ，冷たい水を欲しがります．また，皮膚の部位に寒邪が強固に居座っているので，肺の気の運動が妨げられて，息遣いが粗くなります．このような状況に使用するのが，"大青竜湯"です．麻黄湯によく似た処方構成ですが，石膏で皮下の部分の熱を冷まします．また，麻黄湯より状態が長引いて生じていますので，脾や胃からの気や津液の供給を盛んにさせるために，大棗・生姜が加わります．次に，津液の停滞がそもそもあるところで，肺の機能などでぎりぎり問題を起こさずに過ごせていた場合に，風邪＋寒邪が皮膚の部位に侵襲して，邪正相争が発生すると，肺が皮膚での邪正相争によって機能が阻害させて，潜在化していた停滞・変性した津液である痰飲が症状をあられます（つまりは，感染症や寒冷刺激で誘発される喘息発作やCOPDの急性増悪，鼻炎の急性増悪など，その他にRSウイルス感染症などの漿液性の喀痰などの分泌物が増加する感染症もこの病型です）．こうした状況に使用するのが，"小青竜湯"です．体表面での外邪の侵襲に対して，衛気を発散させる麻黄・桂皮の組み合わせで温めて衛気を発散させることで外邪を体外に除いています．また，強力に肺の上に外に拡散させる機能を高めます．芍薬も脾や胃から腎に津液や気を導くことで肺の内に下に向かわせる作用をスムーズにさせます．乾姜・桂皮・細辛で温めて，半夏で痰を動かしやすい状態に変えます．五味子・細辛の組み合わせは五味子の内側に引き込む作用と細辛の外側に発散させる作用で，呼気の

しにくさと吸気のしにくさ，喀痰や鼻水の出しにくさと詰まりやすさといった正反対の性状の異常を解決できます．こうして外邪の侵襲によって，潜在していた肺の冷えた痰飲が顕在化したために，肺の津液と気の流れをコントロールできない病態を改善します．

■太陽病と他病の合併病態の代表■
太陽と陽明の合病

表証の太陽と胃・脾と関連が深い陽明が同時に問題を起こしている病態です．このため，下痢を起こしたり，胃・脾と関係が深い皮下組織から筋肉の津液の不足が出現して，筋肉のこわばりが出現します．

"**葛根湯**"①：葛根8　麻黄4　桂皮3　芍薬3　大棗4　生姜4　甘草2

桂枝湯の組成に，麻黄・葛根が配合された内容になっています．葛根は脾や胃の津液を増やしながら上昇させる効果があり，皮下・筋肉（特に背部〜頸部の筋肉に強く働きます）に導きます．また，衛気を発散させる効果ももっています．これによって，下痢をとめ，筋肉のこわばりを除きながら，皮下〜筋肉の邪を除く作用があります．さらに麻黄＋桂皮で皮膚の衛気を発散させて発汗させ邪を除きます．

"**桂枝加葛根湯**"：葛根8　桂皮3　芍薬3　大棗4　生姜4　甘草2

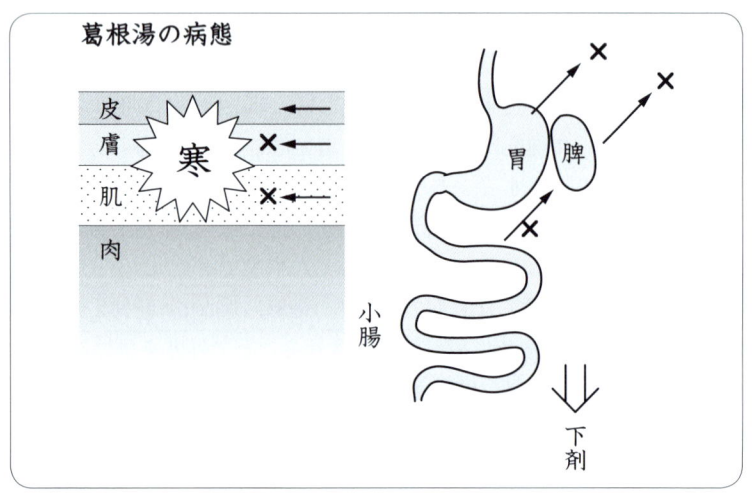

図7-5

葛根湯から麻黄が除かれた組成になっています．葛根湯は皮膚で寒邪が強く，気が渋滞させられているので，自然発汗はみられていません．風邪が強いために衛気が消耗させられ，自然発汗がみられている場合には，麻黄を用いて衛気を発散させすぎると気と津液をさらに消耗してしまうために，麻黄を除いた桂枝加葛根湯を使用します．

少陽病

　少陽病は半表半裏で邪正相争が起こっている病態です．少陽胆経の走行部位と横隔膜に相当する"膈(かく)"の周囲の症状が出現します．膈は，三焦の一部で，体の深部から気が体表に出ようとする通り道であり，この場所で邪正相争が発生しているために気がうまく流れなくなっている状況が起こります．この気が体表にうまく出てこれない抑圧された状態を反映して，脈は弦楽器の弦をふれているように緊張度が高くピーンと張ったような脈である"弦脈"が現れます．内側に気がこもって体表面に出てこれないときには，寒気を感じ，邪正相争のためにブーストされた気が体表面に出てこれた時には熱感を感じます．このため，熱型は寒気と熱感が交互に出現する"往来寒熱"になります．膈の周囲での気の停滞が起こるため，季肋部周囲の自覚的な不快感や圧痛が出現します．診察法の腹診のところを覚えていらっしゃいますか！？　これを"胸脇苦満"というのでしたね！　この膈は津液や気・陽の通り道である三焦の一部ですので，気の停滞に伴い津液の停滞が起き，湿や痰も発生しやすくなります．膈の周囲には胃や脾，胸や心包がありますので，これらの周囲病変を合併することもしばしば起こります．胃に影響が出始めると，嘔気や便秘が出現します．脾に影響が現れると軟便，胸に影響がでると咳嗽や胸痛，心包に影響がでると胸苦しさや胸部の熱感や不眠などが出現します．また，この段階になると，邪も性質の変化が始まります．邪正相争のために動員された気の熱化の影響をうけて，もともとは寒邪であったものでも熱の性質をおびはじめます．

"小柴胡湯(しょうさいことう)"⑨：柴胡7　黄芩3　半夏5　人参3　大棗3　生姜4　炙甘草2

　少陽病の病態に対応した最も基本になる処方です．柴胡＋黄芩で胆・肝の経絡と膈の気の流れを改善するとともに熱を帯びた邪を除きます．また黄芩＋半夏＋生姜で膈とそのすぐ近傍にある胃の気の流れと津液の停滞を改善していきます．こうすることでより気の流れをスムーズにして邪を追い出せるようにしています．人参・大棗・生姜で脾や胃における気の産生をふやして，それ以上深部に邪が侵入するのを抑制します．甘草は一気に薬剤によって起こる気の変化が起きないように緩徐に

図7-6 小柴胡湯の機序

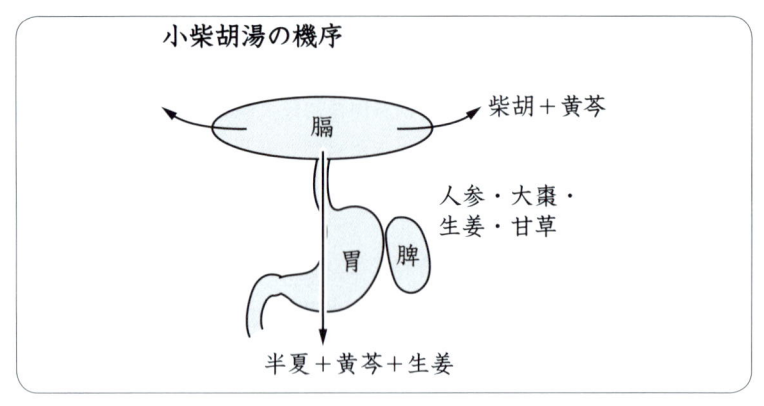

膈 → 柴胡＋黄芩
人参・大棗・生姜・甘草
胃　脾
半夏＋黄芩＋生姜

することで作用を持続させる効果が期待されます．小柴胡湯は積極的な発汗をさせる生薬や下剤の成分の薬がないため，積極的に邪を除く治療ではないという意味で"和解"の処方とされますが，実際には内服後にしばしば発汗や下痢を起こして治癒します．積極的な発汗や下剤を使用して，一気に邪を除くというより，うまく働けなくなっている精気の手助けをして，出しやすい経路から邪を排泄させているような処方です．

■少陽病と他病の合併病態の代表■
少陽と太陽の合併

　少陽病の病態がある状況で，太陽病が残っている状況，言い換えれば半表半裏に問題があるけど表証も持続している状況です．

　　"柴胡桂枝湯"⑩：柴胡5　半夏4　桂皮3　芍薬3　黄芩2　人参2　大棗2
　　　　　　　　　生姜1　甘草2

　若干量を少なくした小柴胡湯に桂皮・芍薬を加えた内容になっています．半表半裏での邪正相争の結果，気の停滞によって十分に体表面に気を供給できない状況に対して，より気を体表に導く作用の強い桂皮とその行き過ぎを抑制できる芍薬を加えています．違う視点からみると，組成は小柴胡湯と桂枝湯を合わせた内容になっていますので，単に太陽から少陽に変化しかかっている病態にも利用できるという意味では非常に便利な処方です．

■**少陽の部位での合併病態**■

　病期として少陽病とは別に少陽の部位，つまりは膈の周囲に起こる，いくつかの病態があります．もちろん，病態の主座が近いわけですから，少陽病のときに合併しやすくなります．

結胸証

　膈から胸にかけて，邪が進行してしまい，そこで津液の停滞と邪が結びついた状況です．特徴は胸苦しさや，胸痛が出現します．いわゆる胸膜炎を含んだ病態です．診察所見では，心窩部に相当する"心下"で圧痛や抵抗が出現します．

"小陥胸湯"：栝楼仁3　半夏6　黄連2
"大陥胸湯"：大黄6　芒硝7　甘遂1

　痰と熱が結びついた病態と，さらに重症化して大量の痰・飲と熱が停滞した病態があります．小陥胸湯は単純に気と痰が胸にこもった状況に対応した処方です．大陥胸湯は大量の痰・飲と熱が胸にこもってしまったときに使用する処方です．小陥胸湯は単純な胸膜炎，一方，大陥胸湯は胸水貯留まできたした病態と考えるとわかりやすいでしょう．大陥胸湯は強力な下剤を使用して一気に排泄させる内容となっています．残念ながら両処方ともに医療用漢方製剤のエキス剤には存在しない処方ですが，小陥胸湯は小柴胡湯と合わせて"柴陥湯"⑦3として利用できます．

痞証

　半表半裏証に誤って下剤（下剤の投与は後で次に説明する陽明病の治療法です）による治療を行った際に邪が膈の中央部に留まってしまいます．膈を挟んだ胸腔・腹腔間の気の上下運動はここを通っていますが，邪がとどまるため阻害されます．結果，膈の中央部の状況を反映する心下が詰まった感じが出現します．詰まった気は周辺の器官に影響を与えます．胃に影響を与えると嘔気・嘔吐が出現します．脾に影響を与えると下痢となってしまいます．また，心包に影響を与えると胸苦しさの原因となります．身体所見では，心下の軽度の抵抗や押さえたときの不快感が出現します．

"半夏瀉心湯"⑭：半夏5　黄芩3　黄連1　乾姜2　人参3　大棗3　甘草3

　黄連は膈の中央部の熱と邪をのぞき気の流れを改善します．また黄芩が膈の熱と

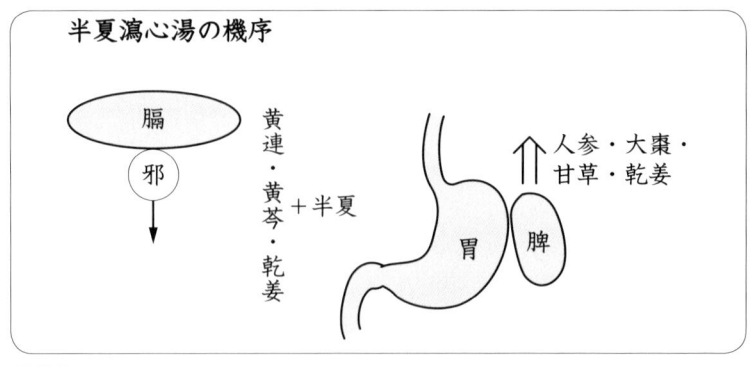

図7-7

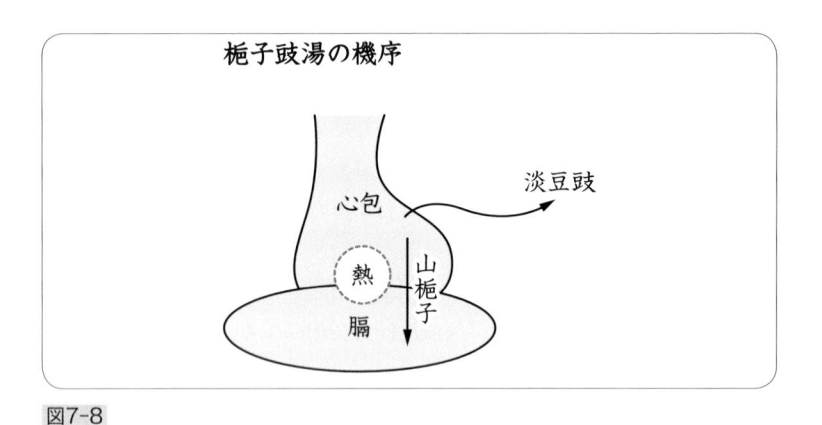

半夏瀉心湯の機序

図7-8

梔子豉湯の機序

邪を除きますが，ここに乾姜が加わることで，より気の流れを改善しやすくするのと同時に黄連・黄芩の強い寒の性質を乾姜の熱の性質で和らげています．さらに半夏を加えることで胃と膈の中心部の津液と気の流れを改善させる効果が高まります．人参・大棗・乾姜・甘草は，下剤を使用したことで消耗した脾や胃の気と津液を補うことで病態の進行をくい止めているとのと同時に脾の気を上昇させるベクトルを保持させて，気の膈を挟んだ上下運動の改善を促します．

鬱熱証

発汗させたり，嘔吐をさせたり，下剤を使用したりした後で，大部分の邪は除かれてしまった後で，膈から心包にかけて，熱がこもってしまった場合には，胸苦し

い感じや不眠などが出現します．身体所見では心下部を押したときに抵抗はほとんどないのに不快感のみが出現することがあります．

"梔子豉湯"：山梔子3　淡豆豉4

山梔子で心包の熱を除き，淡豆豉で鬱滞した気を体表面の方向に逃がします．梔子豉湯は医療用漢方製剤のエキス剤にはありません．淡豆豉も保険適応外の生薬ですが，中国料理に使われる調味料のトウチです．

陽明病

陽明病は，裏で邪正相争が起こって，激しい熱が発生している状態です．そのため高熱が出現し，寒気は全くありません．胃や大腸に邪が入って邪正相争が発生して便秘・腹痛を起こしている病態と，消化管では鬱滞が起こっていない病態に分かれます．胃や大腸に邪が入って便秘・腹痛がある病態は，体内の深部に気が動員されているのを反映して，脈は深くおしてふれる"沈脈"となり，まだ気や陽が虚していないため"有力"となります．一方，消化管での停滞が起こっていない場合には，押し寄せるように力強く触れる脈がふれます（これを洪水のような脈という意味で"洪脈"とよばれます）．腹診では，胃や大腸に邪が停滞している病態では，腹部の膨満と強い緊張，圧痛が認められます．

"白虎湯"：石膏15　知母5　粳米8　甘草2
"大承気湯"⑬：大黄2　枳実2　厚朴5　芒硝2

白虎湯は消化管での停滞が起こっていない場合の代表処方です．白虎湯の指標症状は有名な「四大症状」というのがあります．一．大熱，二．大汗，三．大渇，四．脈洪大の4つの「大」です．つまり高熱と大量発汗，激しい口渇，脈が強くビンビンにふれるということです．激しい邪正相争のためにブーストされている気が熱化しているものを石膏と知母で冷ます内容となっています．粳米は発汗で消耗している気と津液を少し補うのと，石膏によって胃があれるのを防ぐ作用が期待されています．甘草も石膏の副作用予防と気が消耗するのを防ぐ意味合いで使用します．医療用漢方製剤のエキス剤には白虎湯に人参を加えた白虎加人参湯㉞があります．発汗が進行してさらに津液や気が消耗した場合の処方です．

大承気湯は胃や大腸で邪が停滞して激しい邪正相争が起きている時に用いる代表処方です．枳実・厚朴で邪正相争のために停滞してしまった気を強力に動かし，塩類下剤である芒硝で熱を取りつつ便を緩め，刺激性下剤の働きと熱を強力にとる大

黄で一気に便とともに邪を除いてしまう処方です．

■**陽明病と他病の合併病態の代表**■
陽明病と少陽病の合併
　陽明病の胃や大腸での邪正相争と半表半裏での邪正相争が同時に起こっている病態です．往来寒熱とともに腹痛・便秘が出現します．脈は沈で有力で，弦脈の性状をもっていることもあります．腹診では胸脇苦満と腹部の緊張圧痛が強く現れます．

　"大柴胡湯"⑧：柴胡 6　黄芩 3　半夏 4　枳実 2　大黄 1　芍薬 3　生姜 4
　　　　　　　　大棗 3

　小柴胡湯の組成から，人参，甘草を除いて枳実・芍薬・大黄を加えた内容になっています．脾や胃の気を守って邪を引き入れないようにしていた人参，甘草を外して，胃や大腸から邪を出すため，枳実・大黄が加えられています．代わりに芍薬を加えて少陽の陰が消耗しすぎるのを防ぐ内容になっています．

太陰病

　いよいよ陽と気が消耗され，冷えてくる三つの陰病の世界です．
　太陰病では脾の陽と気が消耗された症状が出現します．このため，下痢や軟便，食思不振，弱い腹痛が出現します．熱型は基本冷えており，発熱もみられませんが，手足の裏のほてり感などが生じる場合があります．

　"人参湯"㉜：人参 3　乾姜 3　甘草 3　白朮 3
　"桂枝加芍薬湯"⑥⓪：桂皮 4　芍薬 6　大棗 4　生姜 4　甘草 2

　人参湯は本来，『傷寒論』の三陰三陽が書かれた章の中には出てこない処方ですが，現在の理解では一般的に，太陰病の処方として考えられています．脾の陽と気を回復する処方です．一方，桂枝加芍薬湯は本来不適切に下剤を使用して，結果，脾の陽が損傷されたのと同時に陰も消耗してしまったために，一方は陽虚でかつ，陰虚に伴う見せかけの気の過剰流動が生じて，腸管の過剰蠕動と腹痛が生じている状態です．桂皮で陽を補いつつ大量の芍薬で陰を補うとともに過剰な流動性を安定させる効果が得られます．桂枝加芍薬湯では腹部全体の腹壁の緊張は低下しているのに，腹直筋が強く緊張していたり，腸管の過剰蠕動をふれたりします．

少陰病

　少陰病は心と腎の陽が消耗された病態です．こうなると，立ち上がろうとしてもフラフラで立ち上がられず，脈も非常に弱い無力の脈になります．腎の津液に対する機能が低下すると，尿量の減少や多尿が出現します．また，腎の陽が脾や消化管の陽の供給ができなくなると，激しい水様下痢・未消化便が出現するようにもなります．さらに進んで心・腎両方の陽が極端に減少すると，脈がほとんど触れなくなり，上肢の肘関節より末梢，膝関節より末梢が冷たくなってしまいます．まさに敗血症性ショックですね(;o;)．

　"真武湯"㉚：白朮3　茯苓5　芍薬3　生姜3　附子1
　"四逆湯"：附子6　乾姜9　甘草6

　真武湯は腎の津液をコントロールする機能が低下した際に使用する処方です．白朮・茯苓で小腸と脾の津液の代謝を活発にさせつつ，生姜で脾・胃での気の産生を高め，津液の動きも活発化させます．こうして動きが活発化した津液と気を芍薬と茯苓で腎まで送り届けます．附子によって腎陽を鼓舞する内容となっています．一方，四逆湯は強力に陽を補充する処方で，脈がほとんど触れなくなり，上肢の肘関節より末梢，膝関節より末梢が冷たくなっているときに使用します．四逆湯は医療用漢方製剤のエキス剤には存在しません．また，ここで示した分量は真武湯は日本

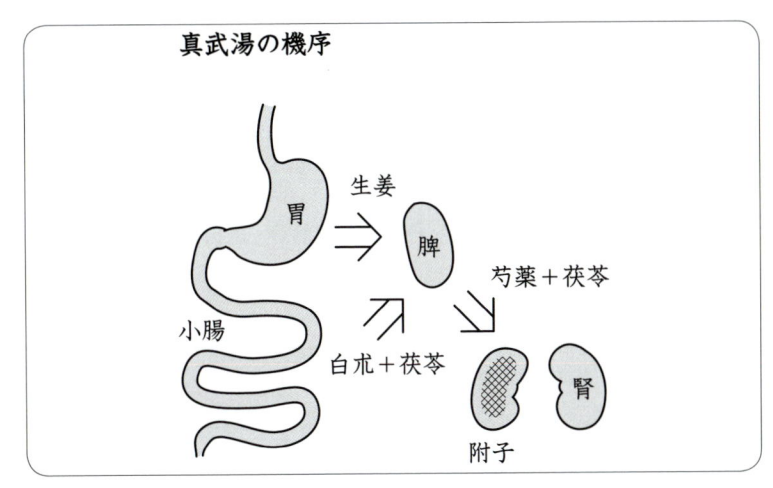

図7-9

のエキス剤での常用量，四逆湯は参考量と思ってください．本来の傷寒論の原文では四逆湯は1日量が甘草だけで約30g，乾姜22〜30g，附子は加熱減毒をしていないものをまるのまま使用することが書かれています．本当の敗血症性ショックで輸液も昇圧剤もなければこれぐらいの量を使用しないと効かないのでしょうね，，，(〜_〜;)

■少陰病と他病の合併の代表■
直中 少陰

少陰と太陽が同時に起こる病態が知られています．本来は，ステージを追って，表から裏に向かって病態が進行していきますが，陽がもともと弱い，虚弱な人では太陽と少陰が同時にやられてしまいます．この状態を直接少陰が侵されたという意味で，"直中少陰"とよびます．感染初期で悪寒がするにも関わらず発熱しないか，微熱程度で，強い倦怠感と悪寒のみが持続する症状が現れます．脈も沈，浮どちらの場合もありますが，いずれの場合も無力の脈が出現します．

"麻黄附子細辛湯"⑫⑦：麻黄4　細辛3　附子1

麻黄附子細辛湯はこの病態に使用する処方です．附子で陽を賦活化して，細辛でさらに賦活化させながら体表につないで，麻黄で体表面を衛気として走らせて邪を発散させるという内容になっています．

厥陰病

厥陰病は肝や心包の機能が低下することで，陰と陽のつながりが保てなくなり，弱った陽が体外に逃げていくような病態になるとされています．このため，上半身はほてっているけど，下半身は冷たくなっていたり，身体はほてっているけど，冷たい水は飲みたくなかったりなどの症状が現れます．

"烏梅丸"烏梅3　細辛3　附子3　桂枝3　人参3　黄柏3　当帰2　蜀椒2
　　　　乾姜5　黄連7

厥陰病では体が冷えた時に回虫を吐き出すという描写があります．昔の人の話ですので，腸管内に寄生虫がたくさんいたと想像できますが，寄生虫も宿主がいよいよの時には，冷たい腹部から上半身の熱があるところに逃げ出すのでしょうか…(-"-)．このような病態に使用された処方です．今は，寄生虫がからまなくても，厥陰病の病態に応用されています．この処方も医療用漢方製剤には存在していません．

実は厥陰病の病態の解釈や治療法に関しては，様々な学説が入り乱れていていますので，ここでは具体的な治療法に関してはこれ以上説明するのは差し控えたいと思います．

温病の分析法

　傷寒に引き続いて温病の分析を見ていきたいと思います．温病という概念の分析と治療法は少なくとも1500年以上前から存在していますが，現在のものとは大きく異なります．現在につながる温病の概念とその分析と治療法は約370年前から形成されてきました．現在の日本漢方では温病の概念や処方はほとんど使用されませんが，歴史のところでも簡単に触れましたが，江戸時代の末から明治の初めには温病の専門書である『温疫論』が研究され，研究書も数多く作成されています．現在の日本漢方に強い影響を与えた江戸時代末の著名な漢方医である尾台榕堂や浅田宗伯も温疫論を研究していますし，現在の日本漢方の大きな潮流の一つである千葉古方の祖である奥田謙三も最晩年に温疫論の研究を始めていました．しかし，温疫論以外の温病の研究書は日本での受容・研究にいたらずに終わっています．その内容はコレラなどの重症感染性腸炎にも応用できる内容ですので，あるいはこれが普及していたら，江戸末〜明治期の漢方の評価がもっと高かったかもしれませんが…残念 (;_;)．前置きが長くなりましたが，温病の考え方を早速みていきたいと思います．まず，**温病を引き起こす邪は大きく分けると風邪＋熱邪，風邪＋熱邪＋湿邪の2種類があります．**最初に確立したのは風邪＋熱邪による病態です．この分析法が"衛気営血弁証"です．この分析法は"衛分"，"気分"，"営分"，"血分"の4つのステージで分類されます．この分析では舌診が重視される特徴があります．ここで紹介する処方のほとんどは医療用漢方製剤のエキス剤にはなく，使用される生薬にも保険適応のないものがかなり含まれますので参考程度に解説するに止めたいと思います．

衛分証

　衛分証は温病の表証に相当します．表証なので脈は浮で，体表の違和感があります．軽度の寒気か短時間のみ悪寒があり，その後すぐに熱感になります．また咽頭痛と咽頭の腫脹が強いのが特徴です．この病態では明らかな舌の変化がないか，舌の尖端がわずかに赤い程度の変化しかありません．温病では，傷寒のように麻黄＋桂皮のような温性で辛味の生薬で強力に衛気を発散させ発汗させるのではなく（温

めると運動性が高まるという原則があります），薄荷などの涼性で辛味の生薬で衛気を穏やかに発散させることで邪を除きます．また，熱邪はすぐに化膿性病変を作りますので，化膿をとるような生薬を合わせた組成内容をもつ処方を使用します．

"銀翹散"：連翹9　金銀花9　桔梗6　薄荷6　竹葉4　甘草5　荊芥5
　　　　　淡豆豉5　牛蒡子9　散にして9gを鮮芦根の煎じ汁で煎じる

衛分証に使用する代表的な処方です．連翹・薄荷・牛蒡子・荊芥・淡豆豉などの衛気を発散させる効果がある生薬と，金銀花・桔梗などの化膿を改善する生薬が組み合わされています．残念ながら医療用漢方製剤のエキス剤にはありませんが，一般用漢方製剤では流通しています．医療用漢方製剤のエキス剤で代用する場合には，"清上防風湯"が最も適合します．

"清上防風湯"58：薄荷1　荊芥1　防風2.5　連翹2.5　白芷2.5　桔梗2.5
　　　　　　　川芎2.5　黄連1g　黄芩2.5　山梔子2.5　枳実1g　甘草1g

気分証

傷寒の分析の陽明病に相当する病態です．邪が裏に入り激しい邪正相争が起こって，激しい熱が出ている病態です．舌診では舌全体が明るい色調の発赤があります．また，黄色の苔が出現している場合もあります．腹痛などがなくて，舌が明るい色調の発赤での代表処方は"白虎湯"です．熱邪の性質を考えて，傷寒の白虎湯より石膏の量を増やして用いる工夫がされる場合があります．腹痛や便秘などの消化器症状があり，舌に黄色の苔がある場合には大承気湯などを使用します．

営分証

営分証では，特に夜間に増悪する発熱，譫妄や意識の混濁などの精神症状，舌の暗い赤みの発赤などが出現します．

"清営湯"：犀角3　生地黄15g　玄参9　竹葉3　麦門冬9　丹参6　黄連4.5
　　　　　金銀花9　連翹6

清営湯は血分証に用いる処方です．犀角はインドウサイというサイの角です．営分・血分の熱を冷ますキードラッグですが，絶滅危惧種でワシントン条約指定の動物です．こんな重篤な病態に使用できることから，あたかも寿命を延ばす薬のように思われ，一部の金持ちが珍重したので，乱獲されてしまいましたが，本来はこう

いう時に使用する薬です．さすがに，中国でも手に入らなくなり，水牛の角を5～10倍量で使用することで代用しています．生地黄は土から出したばかりの乾燥させていない地黄です．血の熱を強力に冷ます作用をもっています．後で述べます血分の熱を除く薬との違いは，血の熱を除く薬に金銀花・竹葉・連翹などの衛分に使用する薬が含まれているところです．営分の熱を気分に何とか戻したいという意味で使用するとされています（どうなんだろ(｡´・ω・)?）．

血分証

営分の症状に出血傾向が認められる病態です．舌にも紫斑が現れます．

"犀角地黄湯"：犀角3　生地黄30　赤芍9　牡丹皮9

非常にシンプルに血の熱を除く内容になっています．

でも，この病態の進行，凄まじいですね！　第1ステージは咽頭痛と発熱，第2ステージで高熱になったら，第3ステージで意識障害，第4ステージはDIC（播種性血管内凝固症候群）で出血傾向．う～ん…激烈な出血熱の病型ですね．さすがに，営分以降は予後が悪くなるので，できるだけ早く治療してしまえ！　という指摘がなされています．そりゃそうだ('ω')

表7-5　衛気営血弁証

	症状	治療方針	処方
衛分証	脈浮，体表の違和感，軽度の寒気か短時間のみ悪寒があり，その後すぐに熱感．咽頭痛と咽頭の腫脹が強い．明らかな舌の変化がないか，舌の尖端がわずかに発赤	辛味，涼性のもので，穏やかに衛気を発散させる	銀翹散（清上防風湯）
気分証	消化器症状なし：高熱，大量発汗，強い口渇，洪脈，舌は明るい発赤	熱を冷ます	白虎湯など
気分証	消化器症状あり：腹痛，便秘または悪臭のする軟便，高熱，脈沈有力，舌苔黄色	熱を冷ましながら下す	大承気湯など
営分証	夜間に増悪する発熱，譫妄や意識の混濁などの精神症状，舌の暗い赤みの発赤	血の熱を冷ましながら，気分に熱を戻す（衛分に使用する生薬を使用する）	清営湯
血分証	営分証の症状＋出血症状，舌に紫斑	血の熱を冷ましながら瘀血を除く	犀角地黄湯

風熱と風湿熱

　次は，風邪＋熱邪＋湿邪による病態です．風邪と熱邪は病態の進行が速い特徴があるとされており，両者が合わさった風邪＋熱邪は衛気営血弁証のようにあっという間に病態が進行しますが，湿邪はゆっくりと病態が進行するとされています．この風邪＋熱邪＋湿邪を分析するのは，"三焦(さんしょう)弁証"です．また，三焦弁証は衛気営血弁証に臓腑などの部位による分析を追加することが可能になるように組み立てられています．三焦弁証は上焦，中焦，下焦に分けられています．上焦は肺・心包，中焦は胃・大腸・脾，下焦は肝と腎です．少し漢方に詳しいかたは「ん？！」と思われたかもしれません．通常，他の分野では肝は中焦に分類されますが，この分野では例外的に下焦に分類されています．また，臓腑を示しただけならなんで，上・中・下焦に分類するんだ！　という声も聞こえてきそうです．これは湿邪はび漫性に広がる性質があって，一つの臓腑にならず広がりをもって臓腑を侵すためです．湿邪は表と裏を両方を同時に侵すこともしばしばあるため，両方をつなぐ半表半裏の一部で津液の通り道である三焦を通じての病態の進行を想定して，このような分類が採用されています．基本的には上焦→中焦→下焦の順番で病態が進行していきます．では，先ほどの衛気営血弁証と三焦弁証はどのような関係にあるのでしょうか？　風邪＋熱邪と違って，風邪＋熱邪＋湿邪では気分証が時間をかけて進行するとされており，この部分を詳細に分析して，より衛分証に近い病態からより営分に近い病態までを段階的に分析している方法が三焦弁証になります．また，風邪＋熱邪＋湿邪では，熱邪と湿邪の程度でさらに，熱邪＞湿邪，熱邪＝湿邪，熱邪＜湿邪での病態に分けて分析します．湿邪が強いものほど初期から中焦の特に脾と大腸の症状が出やすいとされています．熱邪と湿邪の割合が変化した場合の初期の病態をみてみたいと思います．湿邪が強いほど熱の性質をもっていても悪寒が強く，湿邪の特徴である気の停滞を引き起こしやすいために節々の痛みなどがでます．そう，まるで風邪＋寒邪の病型です．しかし，この時に麻黄湯などを使用するとかえって倦怠感と熱が高くなるなど悪化する場合をしばしば認めます．鑑別のポイントは，やはり発症した直前の暴露環境で，暑くて湿度の高い環境の場合，表証の段階で軟便・上腹部不快感があること，舌の苔が厚いことなどがあります．湿邪は脾や胃の症状が初期から出やすいのでした．また，風邪＋寒邪，風邪＋熱邪では表証の場合には苔の変化がないのでしたね！

　熱邪＞湿邪の場合，より肺の病態が出やすいと考えられています．初期に悪寒・発熱がみられ，咽頭部の発赤・腫脹・疼痛が出現します．次第に悪寒が消失し咳嗽・

黄色痰・口渇・煩躁が出現．舌苔黄・脈数有力となります．

"普済消毒飲"：酒黄芩 6　酒黄連 2.4　玄参 9　連翹 9　板藍根 9　馬勃 4.5
　　　　　　　牛蒡子 9　薄荷 3　白僵蚕 6　桔梗 3　升麻 2.4　柴胡 3
　　　　　　　陳皮 4.5　甘草 3

　熱邪＞湿邪のときの初期にしばしば用いられる処方です．もともとは，唾液腺や頭頸部のリンパ節が腫脹するような発熱性疾患のために作られた処方ですが，温病にも応用されるようになりました．歴史のところでお話したSARSに使用され大きな効果をあげた温病処方の一つは普済消毒飲を若干いじった処方です．この処方も医療用漢方製剤には存在していませんし，保険適応のない生薬も含んでいます．
　熱邪＝湿邪の初期の場合，発熱・熱感・汗が出るが解熱しない．口渇があるがあまり飲まない・胸苦しい感じや上腹部の不快感，舌苔は黄色く厚いなどの症状が現れます．さらに脾や胃に強く影響が出ると，悪心・嘔吐，悪臭のある下痢なども出現します．

"三仁湯"：杏仁 15　滑石 18　通草 6　白豆蔲 6　竹葉 6　厚朴 6　生薏苡仁 18
　　　　　半夏 15
"連朴飲"：黄連 3　厚朴 6　石菖蒲 3　半夏 3　淡豆豉 9　山梔子 9　芦根 60

　熱邪＝湿邪の場合で脾・胃への影響が大きくない場合に最も適合した処方が三仁湯です．一方，連朴飲は脾・胃への影響が強くでた場合に使用する処方となります．

表7-6 風湿熱の初期症状

	症状	処方
熱＞湿	悪寒・発熱，咽頭部の発赤・腫脹・疼痛．次第に悪寒が消失し咳嗽・黄色痰・口渇・煩躁が出現．舌苔黄・脈数有力	普済消毒飲
熱＝湿	発熱・熱感・汗が出るが解熱しない．口渇があるがあまり飲まない・胸苦しい感じや上腹部の不快感，舌苔は黄色く厚い，脈滑数	三仁湯
熱＝湿	発熱・熱感・汗が出るが解熱しない．口渇があるがあまり飲まない・腹部のはり・腹痛，舌苔は黄色く厚い，悪心・嘔吐，悪臭のある下痢，脈沈滑数	連朴飲（黄連解毒湯＋平胃散）
熱＜湿	悪寒・発熱・少し汗が出る・熱感があるけど高い熱が出ない・午後になると熱感が強くなる・締め付けられるような頭痛・肢体が重だるい・胸腹部が痞えて苦しい・舌苔白が厚くベッタリついている，脈滑	藿朴夏苓湯（半夏厚朴湯＋茵蔯五苓散）

第7章　漢方の感染症とは

どちらの処方も医療用漢方製剤のエキス剤には存在しません．連朴飲はエキス剤では平胃散＋黄連解毒湯である程度，類似の効能を期待することができます．

熱邪＜湿邪の初期の場合，悪寒・発熱・少し汗がでる・熱感があるけど高い熱が出ない・午後になると熱感が強くなる・締め付けられるような頭痛・肢体が重だるい・胸腹部が痞えて苦しい・舌苔白が厚くベッタリついているなど症状が出現します．

"**藿朴夏苓湯**（かつぼく か りょうとう）"：藿香（かっこう）6　半夏4.5　茯苓9　杏仁9　生薏苡仁12　白豆蔲1.8　猪苓4.5　沢瀉4.5　淡豆豉9　厚朴3

熱邪＜湿邪の初期に用いられる代表処方が藿朴夏苓湯です．これも御多分に漏れず，医療用漢方製剤のエキス剤にはありませんし，保険適応のない生薬を含んでいます．ただ，エキス剤で代用する場合には半夏厚朴湯＋茵蔯五苓散で代用可能のようです．

上焦

上焦には，肺の衛分・気分，心包の営分があります．肺の衛分とは衛分証で肺にも影響が出始めている病態です．軽い悪寒または短時間の悪寒とともに，咽頭痛と体表の違和感，脈浮がでます．ここまでは衛分証ですが，加えて咳嗽が出現するのが肺の衛分証の特徴です．

"**桑菊飲**（そうぎくいん）"：杏仁4.5　連翹9　薄荷5　桑葉（そうよう）12　菊花9　桔梗9　甘草3　芦根15

肺の衛分証に対応した処方です．ただ衛分証に使用する銀翹散と比較すると，化膿を止める生薬や表の衛気を発散させる生薬が減って，杏仁などの肺の気の動きを高める作用をもつ生薬が加わった組成となっています．残念ながら他の温病に用いる処方と同様に医療用エキス製剤のエキス剤にはありません．エキス剤では清上防風湯に少量の麻杏甘石湯を加えることで代用します．

肺の気分証では，悪寒がなくなり，高熱，口渇，強い咳嗽が出現します．

"**麻杏甘石湯**（まきょうかんせきとう）⑤"：麻黄4　杏仁4　石膏10　甘草2

麻杏甘石湯は本来，傷寒論の処方ですが，この病態にも使用します．熱が強い場合には，石膏の量を増やす場合もあります．痰が黄色になった場合には，黄芩などを足す場合もあります．

心包の営分は，本来でない経過です．それは最初に述べたように衛分証→上焦→

中焦→下焦→営分証となるはずが，上焦の段階ですぐに営分証を呈するからです．重症肺炎からの意識障害や肺炎から合併した髄膜炎・脳炎などの病態をいったものでしょう．この場合には，"安宮牛黄丸"などの"牛黄"という牛の胆石を中心とした処方を使用します．これも医療用漢方製剤のエキス剤にはありませんし，牛黄を含めて保険適応がない生薬を多く含んでいますので，あくまでここでは名前だけご紹介としたいと思います．ちなみに中国のお土産で時々お目にかかる"牛黄清心丸"がありますが，牛黄の質の高いものは単価は1gで一万円近い値段で流通していますので，お土産品はよほど気をつけないと粗悪品のことが多いようです．

中焦

風邪＋熱邪による侵襲による中焦では胃の気分の病態では高熱・口渇・発汗多量ということで，典型的な気分証の症状が出現します．使用するのはそう！　白虎湯です．もしこれが大腸で熱がこもって，便秘・腹痛が出現した場合には，大承気湯や熱邪の性質で津液が傷寒の場合より消耗されやすい特徴を考えて，大承気湯に津液を補う生薬を加えた処方を使用します．熱邪が大腸に侵襲した場合で下痢型の病型になった場合には，発熱・テネスムスを伴う軟便〜下痢・肛門の灼熱感・腹痛・舌苔が黄・脈が数などが出現します．この場合には，黄芩湯を使用します．

"黄芩湯"：黄芩4　芍薬3　大棗4　甘草3

病態が小腸にも及ぶとさらに頻繁な悪臭のある黄色の水様下痢が現れ，ひどくなると下痢が止まらなくなります．

"葛根黄連黄芩湯"：葛根6　甘草3　黄芩6　黄連6

小腸・大腸に熱邪が侵襲して下痢型の病態になった場合で，特に頻繁な水様下痢に対して使用されるのが葛根黄連黄芩湯です．もともとは傷寒論の中で誤って下剤を使用して下痢が止まらなくなった時に使用する処方ですが，温病でも応用されます．医療用漢方製剤のエキス剤ではありませんが，一般用漢方製剤では流通しています．医療用で代用する場合には，升麻葛根湯⑩＋黄連解毒湯⑮で代用できるようです．

熱邪＞湿邪の侵襲で胃の気分の病態では風邪＋熱邪の胃の気分の病態の症状に加えて，身体が重だるい・腹満・舌苔が黄などの症状が出てきます．

"白虎加蒼朮湯"：石膏30　知母15　生甘草9　粳米9　蒼朮9

白虎湯！　っと言いたいところですが，白虎湯に蒼朮を加えた白虎加蒼朮湯を用いることとなっています．医療用漢方製剤のエキス剤にはありません．エキス剤では白虎加人参湯＋平胃散で代用できるかもしれません．

　熱邪＝湿邪での中焦の病態は発熱・熱感・汗が出るが解熱しない．口渇があるがあまり飲まない・胸腹が痞える・悪心・嘔吐・悪臭のある泥状便・尿は濃く少量・舌苔は黄色で厚いなどの症状が出ます．この時は先ほど説明した"連朴飲"が適合します．

　熱邪＜湿邪での中焦の病態は熱感があるのに微熱にしかならない・腹が痞えて張る・悪心・嘔吐・口は渇かないあるいは渇くが飲みたくない・泥状〜水様便・混濁尿・舌苔は白くて厚いなどの症状が出ます．

"**藿香正気散**"：藿香1　蘇葉1　白芷1　白朮3　半夏3　茯苓3　厚朴2
　　　　　　大腹皮1　陳皮2　桔梗1.5　大棗2　生姜1　甘草1

　風邪＋寒邪＋湿邪による表証と脾・胃の病態に使用する処方が藿香正気散です．現在は医療用漢方製剤のエキス製剤にはありせんが，日本の江戸時代でも盛んに使用された処方の一つです．この藿香正気散に熱と湿を除く生薬を適宜入れ替えた処方を温病では使用します．漢方では**処方の基本の組成の骨格を残して生薬の入れ替えた処方のこと**を"**加減方**"と言いますが，温病では藿香正気散を温病用にアレンジした"**一加減正気散**"，"**二加減正気散**"，"**三加減正気散**が用いられます．

下焦

　下焦の病態では，腎の陰虚で手足の裏・胸のほてりが出ます．肝の陰虚では痙攣が起きます．この両者はほとんどの場合が合併して出現します．

"**炙甘草湯**"㊿：炙甘草3　人参3　阿膠1　桂皮3　生姜3　麦門冬6　麻子仁3
　　　　　　地黄6　大棗3

　ここで紹介した量は医療用漢方製剤のエキス剤の中の1日の生薬量です．炙甘草湯は『傷寒論』の中で動悸や不整脈に使用される処方です．心・腎の陰と気が虚して起こった動悸や不整脈に対する処方です．ある種のウイルス感染症による心筋炎のような病態に使用する処方でした．本来の傷寒論の中ではこの約15倍程度の量を使用します．まあこれぐらい重篤な病態ではこのぐらいの量が必要でしょう！(^^)!

表7-7 三焦弁証

三焦	臓腑	症状	処方
上焦	肺衛分	軽い悪寒または短時間の悪寒，咽頭痛と体表の違和感，脈浮，咳嗽	桑菊飲
	肺気分	悪寒が無くなり，高熱，口渇，強い咳嗽，舌明るい発赤	麻杏甘石湯
	心包	高熱，意識障害，舌暗い発赤	牛黄清心丸
中焦	胃・小腸・大腸	熱＜湿：熱感があるのに微熱にしかならない・腹が痞えて張る・悪心・嘔吐・口は渇かない或いは渇くが飲みたくない・泥状〜水様便，混濁尿・舌苔は白くて厚い	加減正気散
		熱＝湿：口渇があるがあまり飲まない・胸腹が痞える・悪心・嘔吐・悪臭のある泥状便・尿は濃く少量・舌苔は黄色で厚い	連朴飲 （黄連解毒湯＋平胃散）
	胃	熱＞湿：高熱，口渇，発汗多量，身体が重だるい・腹満・舌苔が黄	白虎加蒼朮湯 （白虎加人参湯＋平胃散）
	胃・大腸	高熱，口渇，便秘，腹痛，脈沈有力・滑，舌苔が黄	承気湯加減
	小腸・大腸	発熱，頻繁な悪臭のある黄色の水様下痢，肛門の灼熱感，舌苔が黄，脈が数	葛根黄連黄芩湯 （升麻葛根湯＋黄連解毒湯）
	大腸	発熱，テネスムスを伴う軟便〜下痢，肛門の灼熱感，腹痛，舌苔が黄，脈が数	黄芩湯
下焦	肝	手足の裏・胸のほてり，痙攣，舌裂紋，脈細・弦	三甲復脈湯
	腎	手足の裏・胸のほてり，舌裂紋，脈細	加減復脈湯

"加減復脈湯"：炙甘草18　生地黄18　生芍薬18　麦門冬15　阿膠9
　　　　　　麻子仁9

　炙甘草湯には正常な脈に戻すことから復脈湯の別名があります．温病の下焦の病態用に気や陽を補う生薬を炙甘草湯から除いたのが，加減復脈湯です．さらに陰虚に伴う気の過剰運動による内風が起こり，痙攣を起こす場合には加減復脈湯にさらに，陽や気の過剰運動を抑え込む牡蛎や鱉甲，亀板を加えて使用します．牡蛎と鱉甲を加えたものは"二甲復脈湯"，さらに亀板を加えたものが"三甲復脈湯"と言います．これらの処方は医療用漢方製剤のエキス剤にはありません．でもこうした方法論をみていくと，なんと多くの重大な問題に過去の人々が工夫を行って，分析・治療を試みていたかがわかるかと思います．

文献

1) 尾台榕堂. 井観医言
2) 浅田宗伯. 瘟疫論刊誤
3) 奥田謙三. 温疫論講義　皇漢医界連載
4) 江部洋一郎ら. 経方医学1・2・3・4. 千葉：東洋学術出版社.

第8章 日本漢方の構造と意義

　現代の日本で，独自の発展を遂げた漢方医学は通称，"日本漢方"とよばれます．ここでは日本漢方の構造を説明して，その上でその経験をどのように応用していくかを考えてみたいと思います．まず，日本漢方の特徴を以下にあげてみましょう．
①西洋医学と漢方を同じ医師免許の医師が使用する**一元的医療制度**で行われている．結果として，**世界的にも最も高度な統合医療**となっている．
②高品質の生薬や，高品質のエキス剤での診療が行われている．
③エキス剤，煎剤でも約束処方を使う場合が多く，**多様な病態への限られた処方での使用経験が集積している**．
④"方証相対"の方法論が発達している．結果として"生体現象"を中心とした視点の医学となっている．
⑤古典の文献的考証，漢方の歴史的検証の高度な研究が存在する．
⑥西洋医学的な発想での漢方薬の使用法が存在し，漢方薬の西洋医学的基礎研究が発達している．
⑦漢方概念の独自の解釈に基づいた方法論を作っている．

☯ 日本漢方の特徴

　では，それぞれの特徴を考えていきましょう．
　①についてですが，韓国や中国など日本以外の古代中国に起源を発する医学を実

践している国では，漢方を行う医師と西洋医学の医師は別資格です．日本では，明治時代に漢方医の政治運動が失敗して，漢方医の独自の教育制度が作られず，代替案として西洋医が漢方を使用することは自由となったために，西洋医学と漢方の一元的医療制度が行われるようになりました．日本最初の衛生・医療行政のトップだった長与専斎やその盟友で，論壇の有力者であった福沢諭吉が漢方廃止運動の急先鋒に立っていましたから，無理もない状況です．漢方薬を使用することが認められただけでも助かったと思います．でも，このお蔭で西洋医学の教育を受けた医師が漢方を実践することになりました．西洋医学では疾患概念を確立することで，疾患の予後や自然史の理解が詳しく解明されています．同じ慢性下痢でも潰瘍性大腸炎と過敏性腸症候群では予後が全く異なりますよね！　結果，同じ慢性下痢を治しても意味が全く違ってしまいます．西洋医学を学ぶことで，同じような症状を呈している疾患でも，性質，経過や予後を把握することができます．また西洋医学の治療法が十分でない点が詳細にわかりますから，漢方薬で西洋医学の治療を補完する適応がよくわかります．ケガの功名ですね('ω')ﾉ．もちろん，他の国では 6 年制の大学で専門の教育をみっちり勉強してようやく身につける膨大な内容ですから，西洋医学の教育とトレーニングを受けた後で本格的に身につけるのはそれなりの努力を要します．それでも，この本を読まれている皆さんのように，興味と必要性を感じて，漢方を学ぶ努力をされている方が大勢いるわけです．それと同じように，現在世界でも，西洋医学だけでは多様な医療ニーズに十分に応えることが困難であること，また今後の画期的な発展への起爆剤になるかもしれないという点から，西洋医学とその他の様々な伝統医学をはじめとする補完・代替医療との統合医療に関するかしましい議論が続いています．その中で，とにもかくにも，日本の漢方は一元的医療制度の中で正規の医学・医療体系の枠組みで西洋医学と一体となって結合していて，その一元化からの長い歴史と診療の実績，研究内容も高度で豊富な内容をもっているという点で，他の補完・代替医療とは一線を画しているといえます．結果的に今の日本の漢方は，現段階で最も完成した統合医療のモデルと言えるでしょう (^_^)/

　②についてですが，日本では長く生薬を中国から輸入して吟味して使用する経験があり，また日本人のまじめで学究的な性格が合わさり，生薬に対して非常に綿密に品質管理を行っています．エキス剤も日本で開発された技術ですから，本家として高い水準を維持しています！　これらの結果，世界で最高水準の高品質の保証と安全管理が行われ，均質化した材料が現場に供給されています．

　③についてですが，本来の中国伝統医学では，病態理解に基づいてその病態に

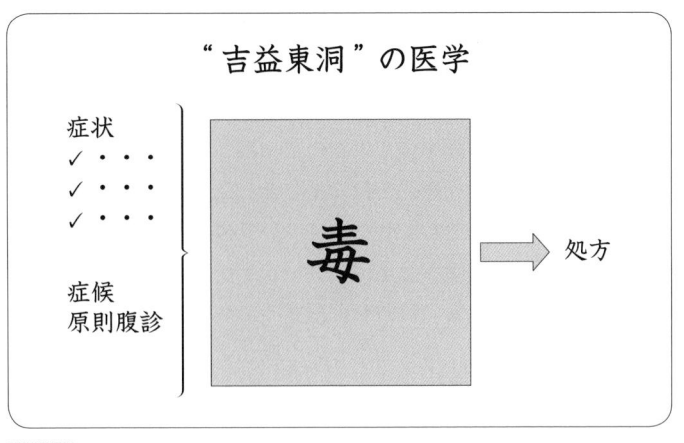

図8-1 万病一毒説

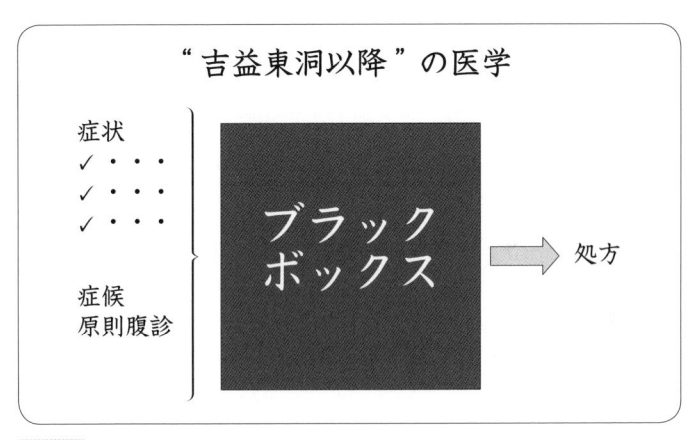

図8-2 "一毒"のブラックボックス化

あった処方を歴代作り出してきました．しかし日本では，歴史のところで説明したように，江戸時代の初期から口訣化が進んで，いくつかの処方集の処方を限られた構成生薬の調整だけで使用する傾向がありました．江戸時代中期に出現した古方派は基本的に『傷寒論』・『金匱要略』の処方で全ての疾患に対応しようとしていますので，限られた処方を様々な病態に使用する方法論が精鋭化され，経験の蓄積がなされました．こうした臨床のあり方は，他の流派にも影響して限られた処方を様々な病態に応用する研究が盛んに行われました．特に現代では，医療用漢方製剤のエ

キス剤というきわめて限られた処方しかなかなか使えないため，実に様々な病態への応用の経験が集積されています．これは，日本漢方の偉大な財産です．

　④についてですが，歴史の話を思い出してみてください．江戸時代中期の吉益東洞が病態の概念を捨てて，病因を全て単独の"一毒"と言う概念にして，しかもそれを分析してはいけないという考えを打ち出しました．様々な疾患があるのに，一つの毒が何で多様な症状を引き起こせるかについては，毒の存在する部位の違いによると考えていました．彼は腹診を重視していますが，これも毒がある部位は腹壁の緊張や圧痛があると考え，毒の位置を把握するために腹診を行っていました．治療も毒を除くことであり，薬により補うという概念を捨てています．また，毒の位置に対応した処方の選択という考え方をしていました．こうして，症状・主に腹診による症候から，分析なしに直接導かれる"毒"の位置に対応する処方という，毒の位置という"証"に処方が対応した"方証相対"の概念を提出しました（近年，方証相対という考え方は東洞と同世代の松原一閑斎が考えついて東洞に伝えたとの説がありますが，流行させたのはやはり東洞です）．このように吉益東洞自身は，"一毒"を治療の対象としていましたが，毒が分析の対象ではないとなると，結局，症状の組み合わせと，それに対応する処方の組み合わせによるシステムになります．つまり，これが症状の組み合わせ，いうならば"症候群"としての証に，対応する処方が選択されるというシステムである"方証相対"です．そして，東洞が言っていた毒はいわば人が認知できないブラックボックスとして取り扱わない形になってしまいました．この考え方が広がったために，それ以前に"口訣化"することですでに形骸化していた，曲直瀬流に代表される伝統医学的病態論とその概念が決定的に懐疑の対象になってしまいました．現在の日本漢方もこの影響を強く受けて成立しています．

　この方法論は伝統的な病態から解放されて，症状の類似点があるということで，本来は全く異なる病態に使用していた処方を応用することがなされます．たとえば，片頭痛について考えてみましょう．日本で片頭痛に広く応用される呉茱萸湯は『傷寒論』を出典とする処方です．厥陰病の章で，嘔気がして，唾液を吐き出し頭痛する場合に使用することが記載されています．これと片頭痛の症状が類似しているために，片頭痛に応用されました．そうしたところ，著効する人々がかなりいることが知られるようになって，この使用法が定着しました．『傷寒論』の厥陰病ですので，本来は，重症の髄膜炎や敗血症のかなり重篤な局面で出現した頭痛を合併した病態に使用する処方であったことがわかります．これを症状が似ているからということだけで，片頭痛にも使用するというのは無茶苦茶な論理の飛躍ですよね

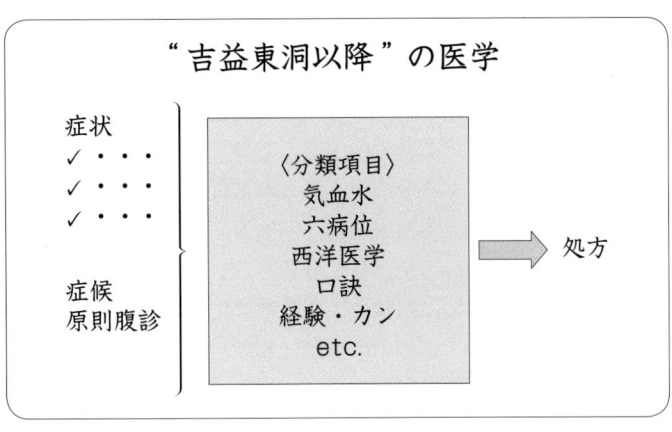

```
┌─────────────────────────────────────────────┐
│         "吉益東洞以降"の医学                 │
│                                             │
│      症状      ┌─────────────┐              │
│      ✓ ・・・  │  〈分類項目〉│              │
│      ✓ ・・・  │   気血水    │              │
│      ✓ ・・・  │   六病位    │    ⇒  処方   │
│                │  西洋医学   │              │
│      症候      │   口訣     │              │
│      原則腹診  │  経験・カン │              │
│                │    etc.    │              │
│                └─────────────┘              │
└─────────────────────────────────────────────┘
```

図8-3 ブラックボックスに導入された分類項目

('Д')！ でも，確かに著効する人々がいますから，仕方がありません．このように，ブラックボックス化することで，従来の枠組みに縛られない自由な臨床応用の端緒が開かれるきっかけになりえるとともに，純粋に現象のみを問題にしますので，EBMの方法論による評価もしやすいことに皆さんお気づきかと思います．

しかし，じゃ何で！？ ということになりますが，方証相対ですからその背景の論理の追及はしてはいけないことになっています．もちろん，こういうやり方をやっても全く無効の場合も数多くあることは想像に難くないでしょう！ たとえば，同じ『傷寒論』の処方でも麻黄湯は感染初期の体表の痛みの一つの症状である頭痛にも当然有効です．しかし，これを片頭痛に使用することはありません．このように，よっぽど勘の鋭い天才でもない限り，症状の類似点からのみで，的確に処方を選択するのはかなり困難です．ただし，発症の状況としての病態は大きく異なっていても，同じような症状が出現するということは何らかの同様の機序を背景に症状が出ていて，そこをコントロールするから同じ処方が全く異なった病態に応用可能ということが想像されます．これこそが方証相対の背景にあるブラックボックスの中身ですが，直接扱わないことになっています．ただし臨床上も直接の症状のみの組み合わせによる認識はかなり難しいものです．逆流性食道炎と急性冠動脈疾患，大動脈解離の胸痛をなんら概念を使わずに症状だけで見分けるのが困難なのは，皆さんもおわかりでしょう (´・ω・`)．このように一般にブラックボックスを完全なブラックボックスとして扱うのは難しくなると，ブラックボックスの中に何か新しい基準を入れ込むことで，わかるようにしようという動きが出現してきました．たとえば，吉益東洞の息子であった吉益南涯は，"気血水論"を唱えました．こ

れは，父の東洞が唱えた毒が気・血・水のそれぞれに結びつくことで異なる症状が起こるという考え方ですが，前の章までで述べてきた伝統的な医学理論の気・血・津液とは言葉は似ていますが，内容は異なります．あくまで，毒の現れ方としての症状のカテゴリー分類としての意味で使用されていて，病態の分析・著述のための概念ではありません．後で述べる今の日本漢方の気血水論とも全く異なるものですので，注意が必要です．また，吉益東洞は『傷寒論』の中の三陰三陽も否定していましたが，これを症状・病態のカテゴリー分類として，"六病位"という名前で復活させた人々もいます．さらに，口訣を入れ込んだ人もいます．このように本質はブラックボックスであるため，その中の分類は本質と関係なく自由に新しい分類基準を入れることができて，個々人が思い思いに入れ込むことができるようになりました．この新しい概念として復活した日本漢方の分類は後で詳しく説明したいと思います．一方で，ブラックボックスを分類ではなく，本当の原理を開けてみようとした試みをした人々もいます．本来の漢方医学の原理を求めて古典を再度正確に解釈して，その原理の抽出に情熱を傾けた人々です．それが，歴史の中で説明した考証学派の人々でした．こうした文献学的検証の業績は現在に十分に引き継がれているとは言い難い状況ですが，少なくともこの業績のレベル・量ともに現在に至るまで最高の業績です（これが⑤です）．

　また，特に明治以降，西洋医学の教育を受けた医師が漢方を行うようになって，このブラックボックスを西洋医学で開こうとした人々が出現しました．これが⑥につながっていきます．たとえば，明治〜昭和初期の漢方医の代表である湯本求真の考え方をみてみましょう．彼は，金沢医学専門学校（現在の金沢大学医学部の前身）を卒業し当初は普通の西洋医学を実践する医師でしたが，後に漢方医に転身します．彼の代表的著作の『皇漢医学』の中の瘀血についての記載をみてみましょう．彼は瘀血の診断には腹診が重要だと述べていますが，その理由として，「腹腔は身体中最大の腔洞で最多量の血液を受容するので，瘀血が最も多くなり，また，骨盤腔は最下部に位置するため，この部に最も沈墜しやすいので血塞が容易に形成され，これが，一定の容積に達すれば腹診時に診断の目標になる．門脈の存在によって瘀血が生じやすくなる．その解剖学的構造により，肝の通過に問題があるときには，抵抗が大きく，結果的に血塞を生じるからである．」と述べています．う〜ん，なんか違和感を感じる説明ではありませんか (-"-)？？　彼は自身が習った明治時代の西洋医学で漢方の本質を説明できると考えていたようです．でも今の西洋医学の知識から考えると，論理の飛躍がありすぎることがわかると思います．しかし，こうして西洋医学の知識を真実として，漢方のブラックボックスを開く試みは重要な位

置を今現在も占めていて，こうした研究では世界で最も長い歴史と成果を日本はもっています．また，西洋医学の医師が診療を行うため，西洋医学の診断病名に対しての漢方薬の使用経験が豊富に存在しており，特にある種の疾患に対しては，作用機序の解析やエビデンスの集積が行われていて，これは世界に誇るべき業績です．ところで，漢方薬の作用機序の解析には実は大きな問題があります．もちろん，作用機序の解明は大きな科学の進歩をもたらす重要なステップではありますが，厳密な薬理学の作用機序の解明には，物質科学ですので，作用する物質と作用点の解明が必須です．このため，薬理実験での作用機序解明では，第一段階としての薬理作用を全体としてもつことが判明した後では，その物質のどの分画に活性の中心のある物質が存在するかを分けていくことで，最終的な生理活性物質の同定を試みます．しかし，漢方薬は全体として強い薬理活性をもっていても，分けていく段階で急激に薬理活性が失活してしまう現象がしばしば認められます．どうも，相互作用が重要らしい，混ぜ合わせていることが重要らしいのです(*_*)．しかも，麦門冬湯のように，通常の機械的刺激による咳嗽のモデルマウスに対しては鎮咳作用がほとんどないのに，気管支炎モデルのマウスにはきわめて強い鎮咳作用を有するというように生体側の条件によって活性が出現することが確認されている処方もあります[1]．さらに漢方薬は多成分系でほとんど無限大といってもよいほどの天然化合物の集合体でかつ，西洋医学的には多様な生理活性が想定されている処方達です．複雑すぎる～！！ つまり，西洋医学的な作用機序から臨床効果を想定して使用するというのは，明らかに，大幅な論理の飛躍を伴う思考ということになります！(-_-)！ということで，この本の第1章で述べましたように，システム論的な意味で漢方的方法論で基本的な診療を行って，西洋医学的な知見は参考程度に使うということが

表8-1 日本漢方の虚実の概念

	実　証	虚　証
体　型	筋肉質	やせ，水太り
活動性	活　発	消極的
栄養状態	良　好	不　良
皮　膚	光沢・つや	さめ肌・乾燥
筋　肉	発達良好	発達不良
消化吸収	大　食	少　食
体温調節	季節に順応	夏ばて・冬は疲れる
声	力強い	弱々しい
汗	寝汗はない	寝汗をかく

現実的な対応となります．

最後に⑦についての解説として，現在，日本漢方で使用されている漢方概念の内容について説明してみたいと思います．日本漢方で使用されている基本的な漢方概念には虚実，寒熱，気血水，六病位があります．また，ユニークな体質論を提示している一貫堂医学があります．それぞれの内容をみていきたいと思います．

日本漢方の虚実

日本漢方では虚実は，虚証，実証，虚実中間に分けられます．虚証は体力がなく，また闘病反応も乏しいものを指します．一般に痩せている場合が多いとされています．実証は体力が充実していて，闘病反応も激しいものを指しています．一般には筋肉質でがっちりした体形をしている場合が多いとされています．（ちなみに，日本漢方を代表する学術組織である日本東洋医学会の用語解説のホームページから引用した表8-1を参考にしてみてください[2])．今まで説明してきた伝統的な虚実の概念である"虚は精気の虚"，"実は何らかの過剰か邪の侵襲"ということと異なりますね（˙_˙）．ちなみに，学会での発表でも日本漢方の虚実中間と，伝統理論で説明した虚実が同時に存在する状態（"虚実挟雑"というのでしたね！）が混同されて使用されることがありますが，これは概念的には全く異なるものですので，注意が必要です．このような変化にも歴史的な変遷があります．虚実は本来，充実している，足りないという一般的な状況を表す言葉ですが，病態としての理解は，日本でも江戸

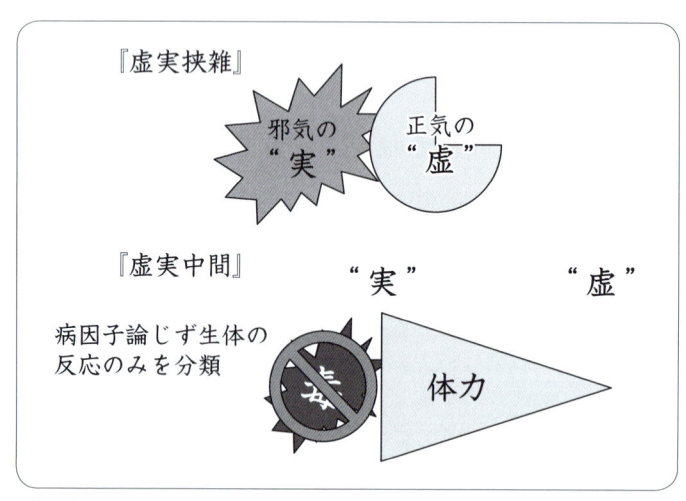

図8-4 虚実挟雑と虚実中間

時代中期までは，吉益東洞を含めて伝統理論と同じように，虚と言えば"精気の虚"，実と言えば"邪の侵襲"と"過剰"の意味で用いられていて，基本的に統一されていました．吉益東洞流の考え方では人が発病している原因は"毒"という名の邪があるためですので，病人はすべからく実という状態になり，治療はこの毒を除く治療のみを行います．虚は存在しても，薬物による治療の対象とせず，ただ食事で補うしかないというのが彼の考えでした．しかし，漢方薬は邪を除く薬は，精気も消耗し，精気を補う薬は邪を除きにくくする特徴があるので，たとえ邪を除くことが前提になっていても，弱っている状態に使用する処方が存在するのも事実で，これらをどのようにとらえて使用するかが問題になってしまいました．邪＝一毒として分析の対象としなくり，邪を除くことが暗黙の前提となると，生体の反応のみが分析対象となります．この場合には，体力が充実している状態か，消耗しているかが問題になるようになります．このような視点での分類はすでに吉益東洞直後の時代にも起こっていたようで，吉益東洞の考え方を強く受け継ぎ，腹診の大家として知られた稲葉文礼は著書である腹診の専門書の『腹証奇覧』(1799年)の中で，近ごろの医者は，体力があるのを実と勘違いしていて，弱った人に瀉剤を使うべきところで使えないでいて，けしからん，と嘆いています．また，吉益東洞と同世代～直後の名医で知られた和田東郭は，「……病勢の虚実変化は常なき所のものなり．故に今日の術の上にて言う時は，其の病勢の朝に実し，夕に虚し，昨盛にして今衰うる所を以て，其の体力の虚実と錯綜して術を下すに在り．……」と，一部体力の虚実に対する記述を『蕉窓雑話』の中で述べています．このような体力による虚実の概念は，湯本求真の『皇漢医学』(1927年)の中の虚実の定義で顕著になりました．この中で，虚実の定義は「虚証とは空虚の意にして，病毒未だ去らざるに，精力既に虚乏せるもの」「実証とは充実の義にして病毒体内に充実するも体力猶是れと対抗しつつあるもの」としています．これは，邪正相争の局面を体力の側と邪の勢いの両方を同時に表現した内容になっています．そしてついに，『理論と実際　漢方治療法講和』(馬場和光，1939年)では，虚証は「正気の虚は即ち発育力の微弱を意味し，痩せ型の体質を意味することは明らかでありませう．漢方では更に之を簡単に虚証と名付けております」また，実証を「之と反対に発育力が非常に強盛であるものを，漢方では実証と申しております」として，病態での闘病力としての体力の虚実ではなくて，体質的な意味での体力という今日の日本漢方の虚実の概念の一部を最初に打ち出しています[3]．この経緯をみていただいてわかるように，**邪の侵襲の実→邪正相争の正気が充実している意味の実→邪正相争とは関係なく体質的な体力が充実している実**　と徐々に邪の存在を前提としていることから離れていって

います．また，邪を分析の対象とせず，生体側からだけみると，どれぐらい虚しているかが問題になるようになります．このため，現在の日本漢方では治療の原則では，虚を補うことを優先させることを強調しています．本来，治療を邪＝毒を除くことに集中させることを説いた吉益東洞から始まった考え方が，精気の虚を中心に分析してそれを優先させて治療するという全く逆の形になったのは，興味深いですね（-.-）

日本漢方の寒熱

寒・熱は日本漢方と，伝統理論の寒熱とは一見よく似ていますが大きな相違点もあります．まず違いを挙げるとすると，日本漢方ではあまり分泌物の色での寒熱の分類はしないことです．また，最も大きな違いは，日本漢方では他覚的な触った感じの冷え・熱感を重視することですが，表証での寒熱の考え方に端的に表れています．表証での寒熱の考え方では，ここでも邪を分析の対象とせず生体の反応のみを分析する日本漢方の特徴を反映して，表証で発熱していれば，つまり，他覚的に熱が上がっていれば"表熱証"と表現します．しかし，この内容については近年，日本漢方を自認している専門家からも問題を指摘されるようになってきています．それは，漢方の原則として，温める処方は寒証に，冷やす処方は熱証に用いるという

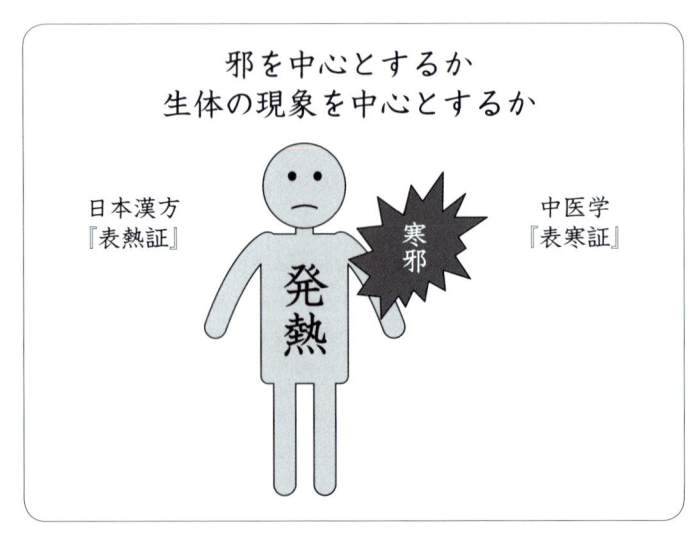

図8-5 日本漢方と中医学の視点の違い

のは，日本漢方も認めています．しかし，『傷寒論』の表証の処方である桂枝湯や麻黄湯は温める処方なのに，なぜ，"表熱証"に使用するのか！？　温める処方を使用するなら，表寒証でなくてはいけないじゃないか（'Д'）？　という，もっともな疑問です……．もうお分かりと思いますが，邪を分析する視点を失なったための混乱です．虚実・寒熱の組み合わせの表現も大きく意味が異なります．伝統概念では，"虚寒"と言えば，「精気の虚による寒」という意味になります．"実熱"と言えば，「熱の性質を持つ邪」または，「熱の性質をもつ精気の過剰の状態」という意味になります．精気のバランスが崩れた過剰も生体に不利な存在ですので，広義な意味での邪としての扱いです．一方，現在の日本漢方では"虚寒"と言えば，日本漢方の意味での虚証＋寒証となりますから，「虚弱な体力で冷えている状態」となります．同じように"実熱"と言えば，実証＋熱証となり，「体力が充実している状態で熱をもっている状態」という意味になります．

気・血・水

　伝統理論の気・血・津液としばしば混同される気・血・水ですが，大きな違いをもっています．前に述べたように，江戸時代の吉益南涯の気・血・水ともこれから説明する現在の日本漢方は大きく異なっています．現在の気・血・水には，気のサブカテゴリーには気滞（またの名は気鬱），気逆，気虚があります．血のサブカテゴリーは瘀血，血虚，水には水毒（またの名は水滞）があります．気鬱は抑うつ気分・喉のつかえ感・腹部膨満感などの症状，気逆では冷えのぼせ・発作性の頭痛・動悸発作・焦燥感などの症状，気虚では全身倦怠感・易疲労感・気力の低下・食欲不振などの症状が分類されます．瘀血では，不眠・精神不穏・目のくま・月経異常，腹診で下腹部の圧痛などの症状，血虚では，皮膚の乾燥やあれ，爪の割れ，頭髪が抜けやすい，月経異常を呈するなどの症状が分類されます．水滞では，むくみ・朝のこわばり・めまい・水様の鼻汁・立ちくらみ・嘔吐・下痢・車酔いと分類しています．現在の気・血・水の概念基本が最初に確認できるのは，『漢方診療の実際　第2版』(1954年) です．この中で，気のサブカテゴリーは気滞，血は瘀血，水は水毒のみが記載されています．歴史のところで述べましたが，『漢方診療の実際』こそは現代の日本漢方を確立したともいうべき書籍です．この本は，古方派の湯本求真の弟子であった大塚敬節，同じく湯本求真の弟子で薬学者の清水藤太郎，後世派の影響を受けた独特の医学である一貫堂医学（この医学の基本は後で解説します）を打ち立てた森道伯の弟子である矢数道明，古方派と後世派の折衷を行った江戸末の名医，浅田宗伯の系譜につながる木村長久の共著です．第1版 (1941年) は全く漢

日本漢方の"水"と伝統理論の"津液"

"水"	"津液"
疾患の分類概念 サブカテゴリーは水毒（水滞）しかない	身体の構成要素としての血以外の水分の総称．津液不足・陰虚，湿，痰飲などの病因・病態概念が存在

図8-6

方の概念が述べられず，西洋医学の疾患名に対して，適応の処方と処方を選択する際の簡単な鑑別点のみが記載されています．この本の編集方針が，その序文にあるように，全くの予備知識のない一般医師がすぐに漢方薬を使えるようにすることを目的としたものだからでした．この内容に対して漢方界からは，西洋医学に吸収されるような形は問題との指摘を受けて，第2版では総論として漢方概念の解説がのせられています．ここで，著者たちのバックグランウドの流派が大きく異なっていて，それぞれの流派の基本的な考え方が異なっているということが大きな問題となりました．しかも，漢方の知識が全くない一般の医師にわかるように解説しなくてはならないのですから，大変です"(-""-)"．そこで，漢方概念を，それぞれの流派で大きな矛盾なく，しかも当時の西洋医学のことしか知らない医師でも簡単にわかる内容に再定義して記述されることになります．現在の日本漢方で使用される漢方概念のほとんどはこの本の中の定義となっています．また，西洋医学の診断名を縦軸に，簡単な漢方概念を横軸に，あとは腹診と少しの口訣的なポイントとなる所見で様々な流派の処方を選択するという現在の日本漢方の一般的な診療スタイルもこの本の第2版以降の編集スタイルそのものです．注目していただきたいのは，『漢方診療の実際 第2版』で取り上げられているのは，気・血・水のいずれも，そこに分類される邪だけということです．病態を説明するには，「なにによって，どこで，何が，どう変化したか」という文脈を埋めなくてなりません．つまり，病因と病態生理が必要で，そのためには生理学と病因子の分析が必須となります．しかし，吉

益東洞以降，病因子の伝統的理論や生理学は破棄されています．このため，気滞や瘀血，水毒はあくまで症状の分類概念であって，伝統的な生理学概念とは切り離されています．ところで，水毒という概念は伝統理論の中には存在しません．これは，吉益東洞を信奉していた湯本求真が，著書の『皇漢医学』の中で，吉益東洞の主張する"一毒"を彼の見地でみると，食毒，瘀血，水毒の3つの毒として分類できるとして提示した概念が出発です．実は中医学でも気・血・津液の3つ組みが強調されるようになったのは『漢方診療の実際第2版』の影響との指摘があります．古典的には精気は気・血・精・神でしたが，中医学の教科書ではじめて気・血・津液となっています．中医学の教科書出版の直前に中国で『漢方診療の実際第2版』が中国で翻訳出版されています．

　こうして導入された気血水説に気虚や血虚の概念が導入されるようになった時期と状況を考えてみたいと思います．文献学的には1960～70年代頃より，変化が始まったのが確認できます．水毒は，水すなわち体液であり，生理学的な存在という観点が強調されて"水滞（すいたい）"という語が使用されるようになります．また，虚を補う作業が強調されると，何を補う対象とするかという問題が発生して，気虚・血虚などの概念の導入がなされました．しかし，気や血の生成・代謝などの伝統的生理学は導入されていません．さらに1980年代頃より若干の五臓の概念の導入も認められるようなってきました．しかし，伝統的な五臓の生理・病態概念ではなく，やはり症状の分類概念として使用されます．

六病位

　『傷寒論』の三陰三陽の概念を日本漢方では六病位（ろくびょうい）といいます．症状の基本的な分類の枠組みは同じです．ただし，傷寒などの**感染症に限らず全ての疾患にこの考え方を応用する考え方**をもっています．これは江戸時代の古方派の一部や中国の一部の流派にもみられる方法です．さらに現代の日本漢方の一部では，六病位のそれぞれに虚実が存在することを主張する人々もいます．この解釈では，三陰三陽は体力の総量と疾病に対する反応を分類する指標で，陽病の時には体力の総量は十分にある時期を，陰病の時はすでに体力の総量が不足の時期を意味し，その各病期の虚実は各段階で動員される体力の多少を表現するとされています．この分類は，特に千葉大学・富山大学のグループが重視する傾向にあります．

表8-2A 六病位と処方の一例(藤平　健, 述. 中村謙介, 編. 傷寒論演習. 緑書房)

虚	実	
桂枝加桂湯 / 桂枝去芍薬湯 / 桂枝湯 / 桂枝加葛根湯 / 小青竜湯 / 桂枝二越婢一湯 / 桂枝二麻黄一湯 / 桂枝麻黄各半湯	葛根湯 / 麻黄湯 / 大青竜湯	[太陽病]
柴胡桂枝乾姜湯 / 柴胡桂枝湯	小柴胡 / 四逆散 / 柴胡加竜骨牡蛎湯 / 大柴胡湯 / 柴胡加芒硝湯	[少陽病]
栀子豉湯類 / 小半夏加茯苓湯 / 麦門冬湯 / 竹葉石膏湯 / 甘草瀉心湯 / 生姜瀉心湯 / 半夏瀉心湯 / 茯苓甘草湯 / 茯桂朮甘湯	小陥胸湯 / 麻杏甘石湯 / 木防已湯 / 瀉心湯 / 大陥胸湯	
桂枝去桂加茯苓朮湯 / 桂枝加竜骨牡蛎湯 / 沢瀉湯 / 甘草湯 / 桔梗湯 / 五苓散 / 茯桂甘棗湯 / 灸甘草湯 / 猪苓湯	白頭翁湯 / 黄芩湯 / 葛根黄連黄芩湯 / 桂枝茯苓丸 / 越婢加朮湯 / 越婢加半夏湯 / 桔梗白散	
	白虎湯類 / 厚朴三物湯 / 大黄牡丹皮湯 / 桃核承気湯 / 調胃承気湯 / 小承気湯 / 大承気湯	[陽明病]

表8-2B

	虚	実
[太陰病]	桂枝湯／桂枝加芍薬湯／麻杏薏甘湯／小建中湯／八味丸／茯苓沢瀉湯／当帰芍薬散／人参湯／乾姜人参半夏丸／甘草乾姜湯／大建中湯／附子粳米湯 大黄甘草湯／排膿湯／薏苡附子敗醤散／大黄䗪虫丸／排膿散／大烏頭煎／烏頭湯／烏頭桂枝湯／赤丸／当帰四逆湯／苓甘姜味辛夏仁湯／黄連阿膠湯	桂枝加大黄湯／大黄附子湯／附子瀉心湯
[少陰病]	桂枝加附子湯／桂枝附子湯／甘草附子湯／麻黄附子細辛湯／麻黄附子甘草湯／芍薬甘草附子湯／真武湯／附子湯／白通湯／白通加猪胆汁湯／四逆湯／四逆加人参湯	
[厥陰病]	茯苓四逆湯／通脈四逆湯／通脈四逆加猪胆汁湯	

一貫堂医学

　人の体質を解毒証体質，臓毒証体質，瘀血証体質とよばれる3つの体質に分類して，それぞれの体質に対応した5つの処方を中心に治療を行うというものです．明治〜大正期に活躍した森道伯が提唱した医学です．解毒証体質とは，結核などのリンパ節の炎症を起こしやすい体質を言います．性格傾向は神経質で小児期はいわゆる"癇が強い"の傾向があり，成人期では，抑うつ傾向になりやすくなります．肌は荒れやすく，肌は色白または黒ずんでいる場合両方があるといわれます．腹診では腹直筋の緊張が強い傾向があります．昭和の初期まで使用されていた当時の西洋医学の用語で「腺病質」と言われる状態に類似した体質です．この体質に使用される処方は四物湯＋黄連解毒湯である温清飲に，化膿を改善する作用のある生薬を加えた組成でできています．伝統理論ではリンパ節の腫脹・炎症は湿や痰と熱が結びついたものと考えられています．また，長期化したり反復した炎症は血と熱が結びつきやすいとされています．黄連解毒湯は湿と熱が結びついたものを改善する効果

があります．これに四物湯を加えた温清飲は血の熱と湿を除く作用があります．温病の衛気営血弁証の営分証の治療法を思い出してください．この場合には血と熱が結びついたのを冷ます生薬に加えて金銀花，連翹，薄荷などの衛分を改善する生薬を混ぜた対応をするのでした．こうすることで熱を営分から気分に押し戻す効果を期待する方法でしたが，解毒証に対する処方はまさに"温清飲＋衛分を改善する生薬"という構造をしています．

"柴胡清肝湯"⑧：柴胡2　薄荷1.5　連翹1.5　牛蒡子1.5　桔梗1.5　栝楼根1.5　黄連1.5　黄芩1.5　黄柏1.5　山梔子1.5　当帰1.5　川芎1.5　芍薬1.5　地黄1.5　甘草1.5

"荊芥連翹湯"㊿：荊芥1.5　柴胡2　薄荷1.5　連翹1.5　防風1.5　桔梗2　白芷2　枳殻1.5　黄連1.5　黄芩1.5　黄柏1.5　山梔子1.5　当帰1.5　川芎1.5　芍薬1.5　地黄1.5　甘草1.5

小児期に扁桃炎や咽頭炎などの上気道炎をたびたび反復する場合には，"柴胡清肝湯"を使用します．

成人期になって，副鼻腔炎や中耳炎などを反復するようになったり，皮膚が荒れて化膿性の皮膚病変や湿疹病変を繰り返すようになった場合には"荊芥連翹湯"を使用します．柴胡清肝湯と比較すると体表の衛気を発散する生薬が増えています．こうすることで，皮膚病変や副鼻腔などにより効きやすくしています．

"竜胆瀉肝湯"⑯：竜胆2　薄荷2　連翹2　防風2　木通2　車前子2　沢瀉2　黄連2　黄芩2　黄柏2　山梔子2　当帰2　川芎2　芍薬2　地黄2　甘草2

成人期でさらに，膀胱・尿道の炎症，陰部や鼠径部のリンパ節腫脹を伴うような炎症性病変，化膿性病変，湿疹，真菌感染などの反復が出る場合には，"竜胆瀉肝湯"を使用します．因みに肝の経絡に湿と熱が結びついた病態に使用する竜胆瀉肝湯とは名前が同じですが，かなり意味の異なる処方ですので気をつけてください（'ω'）ﾉ．一貫堂医学で使用する竜胆瀉肝湯を医療用漢方製剤のエキス剤化をしているのは小太郎漢方製薬です．

臓毒証体質とは，代謝が低く肥満になりやすく，色白で，青年期は，虫垂炎などの炎症性疾患になりやすく，成人期には喘息や脳卒中を起こしやすい体質とされています．腹診では太鼓腹ででっぷりパンパンのお腹をしています．いわゆるメタボリックシンドロームですね（#^.^#）．この体質には"防風通聖散"を使用します．

この防風通聖散，もともとは，歴史のところで説明した，邪を排除する治療で有名な金元四大家の最初の一人である劉完素が作った処方です．非常に重症な感染症に対して，発汗と下痢をさせ，利尿もし，熱をとるという激しい瀉の治療を行う処方でした．これをごく少量使用して体質改善を図ります．体内に溜め込んだものを出せ！　出せ！　という感じの処方ですね．

“防風通聖散（ぼうふうつうしょうさん）”(62)：麻黄 1.2　石膏 2　薄荷 1.2　荊芥 1.2　防風 1.2　連翹 1.2　桔梗 2　黄芩 2　山梔子 1.2　滑石 2　芒硝 1.5　大黄 0.5　当帰 1.2　芍薬 1.2　川芎 1.2　白朮 2　生姜 1.2　甘草 2

瘀血証体質は，瘀血がたまりやすく，脳出血や瘀血に伴う疾患が起こりやすくなります．赤ら顔の人が多くて，手指の色も暗い赤みがあるとされています．この場合に使用するのが，通導散です．通導散は歴史の中で出てきた日本の江戸時代によく読まれた古典の一つである『万病回春』を出典とする処方です．本来は，重症外傷で，胸苦しく，もだえ苦しんでいる時に使用しています．まあ，多発外傷による全身炎症反応が起こっているような状況でしょう．こんな重篤な状況に使用する処方ですが，ごく少量用いて体質改善を図るために使用しています．

“通導散（つうどうさん）”(105)：蘇木 2　紅花 2　当帰 3　大黄 3　芒硝 4　厚朴 2　枳実 3　木通 2　陳皮 2　甘草 2

日本漢方の実際の方法

説明してきました日本漢方の概念達は，何度も注意していますが，本来，病態概念ではありません．少しは関係がありますが，相互に独立した分類概念です．診断に際しては，まず西洋医学的診断名または主訴別に分類された中から，病態の分析を行うのではなくて，いくつかの分類概念を組み合わせることで，対応した処方を絞り込みます．例えば，カゼで悪寒・発熱が同時にあれば，太陽病期と分類されます．太陽病期に使用する処方群は麻黄湯，桂枝湯，桂麻各半湯（けいまかくはんとう），桂枝二越婢一湯（けいしにえっぴいっとう），大青竜湯，小青竜湯，葛根湯，桂枝加葛根湯などがあります．さらに自然発汗があれば虚証と分類さます．さらに腹診では腹直筋の軽度の緊張と，突き上げる感じがあれば，桂枝湯が選択されます．月経困難症では，瘀血に分類され，瘀血に使用する処方には桃核承気湯，大黄牡丹皮湯，桂枝茯苓丸，当帰芍薬散，加味逍遥散，四物湯などがあります．この中で痩せている虚証に使用する代表の処方は，当帰芍薬

散，加味逍遥散，四物湯になります．浮腫があれば水毒があるということになり，水毒に対する効果が期待できるのは当帰芍薬散，加味逍遥散です．さらに胸脇苦満があれば，柴胡が含まれた処方を使用しますが，なくて腹直筋の緊張が強い場合には，芍薬が多く含まれた処方が選ばれ，結果として当帰芍薬散を選択します．なかなか便利な方法論ですね！(^^)！

　ここまでみてきてわかっていただけたかと思いますが，**今の日本漢方の概念は，主に昭和の初期から中期にかけて形成されてきたものです**．これは，漢方が江戸時代の古方派の出現によって引き起こされた混乱の後，さらに明治時代に断絶してしまったものを，どのように復活させ，時代にあわせたものにするかを模索した結果によるものです．この方法論によって生まれた特出すべき内容を考えてみたいと思います．まず，先の具体的な診断過程をみていただいたように，比較的簡単に処方が選べることです．もちろん，複雑な症例や分析が困難な症例では難しいですが，，，，(〜_〜;)．次は，片頭痛に対する方証相対によるアプローチで呉茱萸湯が片頭痛に対する適応を得たことを説明しましたが，同じような例を同じ慢性頭痛の例でみていきましょう．片頭痛に対しての方証相対的なアプローチの例として"川芎茶調散"⑫㊃と"五苓散"⑰の適応があります．川芎茶調散は伝統理論の中では，外感の風邪が頭に影響して頭痛を起こした病態に使用する処方です．つまり，ウイルス性髄膜炎や副鼻腔炎の頭痛などに使用されていました．しかし，日本では方証相対的な考え方で，ある種の片頭痛に使用して良く効くことが知られています．伝統理論では片頭痛は内傷頭痛という，外邪の侵襲による頭痛ではないと一般に考えられています．そのため，川芎茶調散で片頭痛が治療できるという話を中国の中医師や韓国の韓医師にすると，あたかも「カゼを抗生剤で治療して治した」とでもいうような奇異な顔をされます．あるいは，「外風が来ているのを見逃しているだけだ！」というようなことを言われることもあります．でもどう考えても，外風の侵襲とは関係ない片頭痛に川芎茶調散が有効な場合があります．う〜ん，**方証相対の優位性**ですね！　五苓散は少し事情が異なりますが，面白い発見です．江戸時代にすでに，ある種の頭痛に五苓散が著効することが報告されていました．しかし，長くこのような五苓散の使用法はされていませんでしたが，昭和初期に大塚敬節が三叉神経痛にこの江戸時代の経験を生かして五苓散を使用して効果がありました．この治験をみた，同時期を生きた矢数道明が，頭痛の患者に五苓散を数多く使用しています．しかし，有効例と無効例の違いがついにわからなかったと述べています．五苓散は日本漢方では水毒に使用する代表的な処方ですので，浮腫があるかと思いきや，**浮腫がない例でも効くことが報告**されています．近年，この問題に関する解

答が得られました．片頭痛に対して五苓散を使用して効果があった患者の臨床上の特徴を多変量解析したものです．結果は，「雨の前の日に起こる片頭痛」のみに相関があり，しかもオッズ比 16 という強力な相関が認められました[4]．この話をこれまた，中医師や韓医師にすると，雨の前のために湿度が上昇して，外邪としての湿によって引き起こされたために湿を除く五苓散が有効だったと言います．ところが，大気中の湿度の上昇と五苓散の有効例の相関についての検討も行われていますが，無関係でした．最終的にわかったことは，低気圧の接近による気圧の低下と関連しているということでした．五苓散は飛行機や高いところに行った時に起こる頭痛にも有効ということが知られていますが，これも気圧の低下による頭痛ということでしょう．

方証相対の成果と伝統理論

では，伝統理論は意味を失っているのでしょうか？　そんなことはありません！**私は方証相対と伝統理論は相補的かつ，互いを進化させるもの**であると考えています．まず，優秀処方が作られた際の論理的背景はやはり伝統理論ですので，それを理解することは重要です．また，現在の医療用漢方製剤は，1976 年に市場に流通していた一般用漢方製剤から医療用に転用される形で収載されました．これを選択した人々は当時，漢方の権威となっていた大塚敬節（1900～1980 年）たちです．彼らが最も精力的に臨床を行っていたのは，1965 年ごろまでです．そのころ，数多くあった疾患で，しかも当時の西洋医学が十分に治療できなった疾患に対する処方が主に医療用漢方製剤として選ばれました．結果として，結核や胃潰瘍に対する処方が数多く収載されることとなりました．胃潰瘍も 1980 年代に H_2 受容体拮抗薬が生まれるまでは，西洋医学では，スクラルファートと手術療法程度しかなかったのですから，漢方薬が多く使用されたことはうなずけます (;_;)．この頃の処方と方法論が現在の日本漢方の基本となっています．その方法論が現在の西洋医学で治療が困難な病態や新しい病態に応用できる部分もありますが，もちろん，限界もあります．これをどのようにして乗り越えて進化し，新しい方法論を確立するかは大きな課題です．ただ，病態論をもたない方証相対は，天才的な着想によって，先ほど述べた厥陰病の条文から呉茱萸湯を片頭痛に使用するなどのウルトラ C が起きなくてはなかなか進化が生まれません．新しい処方の開発はさらに困難です．次に方証相対の結果は，伝統理論とは相いれないものでしょうか！？　方証相対の結晶ともいうべき，頭痛に対する漢方薬ですが，川芎茶調散についても衛気を発散させる

効果が，過剰に運動する気も発散させることで沈静化させる効果があることがわかると説明できます．現在の伝統理論は明代中期（1400年代）に確立したものですが，唐代（618〜907）までは現在の考えでは，気の過剰運動によると考えられる病態（痙攣や脳卒中など）を外邪の風邪によるものと考えて，衛気を発散させる処方（"小続命湯（しょうぞくめいとう）"，"大続命湯（だいぞくめいとう）"など）で治療していました．また，呉茱萸湯をみることで，呉茱萸が片頭痛のキードラッグの一つであり，片頭痛に胃と肝の気の上昇が関わっていることがわかります．このように，方証相対によってわかった事実は伝統理論の深化をはかります．また，五苓散は脳浮腫に対して効果があることが指摘されていますが[5]，気圧低下による頭痛のメカニズムも気圧低下に伴う微小な神経の浮腫や血管性浮腫が示唆されています[6,7]．浮腫は，漢方的には津液の停滞，すなわち湿ということですので，五苓散が有効なのも納得です．先ほど，五苓散の有効な頭痛では四肢の浮腫などの典型的な水毒の所見は関係ないということを述べました．すなわち，症候ではとらえられない病態を治療している例ということになります．本来，方証相対の枠組みでは症候としてとらえられないものは論じないという立場ですが，この五苓散の例はその原則を超えています．また逆に，そもそも，出現している症状だけを病態診断して処方を行っても，病態概念を差し挟んでいるだけでは，症状から処方を直結させる方証相対と変わりありません．病態の理解をすることで，軽微な症状を有意にとらえたり，症状が出現していなくても，潜在的な病態に対しての治療を試みることができます．このように方証相対的なアプローチと伝統理論の枠組みでのアプローチを組み合わせることは臨床上有用な方法論だと考えられます．

文献

1) Miyata T. Novel approach to respiratory pharmacology―pharmacological basis of cough, sputum and airway clearance Yakugaku Zasshi. 2003；123（12）：987-1006.
2) 日本東洋医学会ホームページ：http://www.jsom.or.jp/universally/sinsatsu/kyojitu.html
3) 加藤久幸．日本の漢方の虚実定義の文献的研究．日本東洋医学雑誌．1993；43(5)：152.
4) 灰本 元 ら．慢性頭痛の臨床疫学研究と移動性低気圧に関する考察—五苓散有効例と無効例の症例対照研究—フィト．1999；1：8.
5) 礒濱洋一郎．五苓散の利水作用—アクアポリン機能調節．薬学雑誌．2006；126：70.
6) Hannerz J. Intracranial hypertension and sumatriptan efficacy in a case of chronic paroxysmal hemicrania which became bilateral.（The mechanism of indomethacin in CPH）. Headache. 1993；33（6）：320-3.
7) Mukamal KJ. Weather and air pollution as triggers of severe headaches. Neurology. 2009；72（10）：922-7.

第9章 漢方薬に副作用はあるの？

　漢方薬の副作用は，一般の方からは少ないと思われている分，医療者の発表では大きく取り上げられる傾向があります．全体の頻度から考えれば，漢方薬の副作用で重篤なものはまれです．漢方薬の副作用を考える上では，漢方製剤を構成している生薬ごとに起こしやすい副作用がある程度決まってきます．また，副作用の機序にはアレルギー的機序に基づくものと，薬理学的な機序に基づくものの2種類があります．頻度と重篤さから考えた時に特に注意すべき副作用としては，間質性肺炎と肝障害ですが，これらはアレルギー的な機序で起こり，特に黄芩を含む処方で起こりやすい傾向にあります．また，薬理学的な機序に引き起こされる副作用の代表は，甘草による偽アルドステロン症です．ここでは，アレルギー的な機序ののもと，薬理学的な機序のものについて，頻度の高いものと，比較的頻度は低いものの，重篤なものに分けて説明したいと思います[1]．

◆ アレルギー的機序に基づく漢方製剤の副作用

　アレルギー的機序による漢方薬の副作用で重要なものは，間質性肺炎と肝障害，薬疹です．特に間質性肺炎と肝障害は黄芩を含む漢方製剤で起こりやすいとされています[2]．漢方薬の間質性肺炎は黄芩を含む処方の一つである小柴胡湯が有名で，特に肝硬変患者への使用またはインターフェロンとの併用で多いと言われています．発生頻度は4人/10万人程度[3]です．漢方薬に誘発された間質性肺炎は投与開

223

始から78.9±121.0日で比較的長期に使用した際に認められる傾向にあります．初発症状は咳嗽（87.6%），呼吸困難（85.9%），発熱（79.8%）[4]です．薬剤性間質性肺炎も様々なパターンがありますが，漢方が誘因となる間質性肺炎では，急性型の経過で，ステロイドの反応が良好といわれています[5]．肝障害はごく軽症のものから重篤なものまで様々な程度のものが発生します．一般には，薬剤性肝障害ではビリルビンの数値が予後に相関するといわれていますが，漢方の薬剤性肝障害では，かなりの程度の黄疸でも漢方薬を中止すると自然軽快するようです．薬疹は漢方薬に限らず，どのような薬剤でも起こりますが，一部の生薬で薬疹を引き起こしやすいものがあります．特に，桂皮，蘇葉は薬疹を起こしやすく，桂皮はスパイスのシナモンの類縁種のためシナモンにアレルギーがある人では同様にアレルギーが出る可能性があります．蘇葉は野菜のシソです．食物アレルギーでシソがダメな人には蘇葉を含む処方は控える必要があります．また，エキス製剤では問題になることありませんが，黄耆は大量に使用すると高頻度に薬疹を起こすことが経験的に知られており，生薬を直接使用する煎剤などで大量に黄耆を使用している場合には注意が必要です．

最後に，薬剤アレルギーの原因特定に用いられるリンパ球幼若化試験が漢方薬では偽陽性を示す場合があることが知られていますので，アレルギーの原因薬剤として漢方薬を同定するのには注意が必要です[6]．

黄芩を含む医療用漢方製剤

小柴胡湯（⑨） 柴苓湯（⑭） 柴朴湯（⑯） 柴胡加竜骨牡蠣湯（⑫） 柴胡桂枝湯（⑩） 柴胡桂枝乾姜湯（⑪） 柴陥湯（⑦） 黄連解毒湯（⑮） 温清飲（㊼） 防風通聖散（㊷） 半夏瀉心湯（⑭） 荊芥連翹湯（㊿） 竜胆瀉肝湯（㊻） 大柴胡湯（⑧） 三黄瀉心湯（⑬） 三物黄芩湯（⑫） 乙字湯（③） 潤腸湯（㊶） 五淋散（㊻） 辛夷清肺湯（⑭） 清上防風湯（㊻） 清肺湯（⑩） 清心蓮子飲（⑪） 二朮湯（⑱） 女神散（㊻）

薬理学的機序に基づく副作用

薬理学的機序に基づく副作用では，高頻度に見受けられるものと頻度が少ないが重要なものはあります．

頻度が高いもの

漢方薬の副作用として最も頻度が高いのは消化器症状です．食欲低下，上腹部不快感，悪心などはしばしば認められ，これはほとんど全ての漢方製剤で発生する可能性があります．特に重要なものをあげて解説してみたいと思います．

①地黄

最も高頻度に胃もたれなどの上腹部不快感，食欲不振，腹痛，下痢などの消化器症状をきたしやすい生薬です．特に投与前より脾に問題があって，胃もたれがしやすい，食欲不振がある患者では非常に高頻度に悪化します．一方で，不思議なことに高齢者では比較的に胃もたれの頻度が減ります．投与量を減量すると症状は緩和されます．また，生薬でいえば，縮砂，エキス剤でいえば平胃散のような脾の湿をとり，気を巡らせる薬剤を併用すると症状が緩和される場合が多いようです．

> **地黄を含む医療用漢方製剤**
>
> 炙甘草湯（64），潤腸湯（51），三物黄芩湯（121），八味地黄丸（7），芎帰膠艾湯（77），六味地黄丸（87），牛車地黄丸（107），竜胆瀉肝湯（76），当帰飲子（86），人参養栄湯（108），温清飲（57），十全大補湯（48），消風散（22），七物降下湯（46），五淋散（56），四物湯（71），猪苓湯合四物湯（112），滋陰降火湯（93）

②大黄

大黄には腸管刺激性の瀉下作用を有するセンノシド系の成分が含まれています．大黄を含む漢方製剤は，もちろん下剤を目的として多用されます．一方で，熱を除く，胃や大腸の気のめぐりをよくする，心の陽の亢進を抑制する，瘀血を除く目的で使用される場合も数多くあります．腸管刺激により蠕動を亢進させるため腹痛が出る場合もあります．引き起こされる下痢の程度は個人差・体調によって大きく異なるので，慢性的な状態に使用する場合には少量から開始するほうが無難です．柴胡加竜骨牡蛎湯は原方では大黄が入っているのですが，ツムラの製品だけ大黄が除いてあります．このため，ツムラの製剤は，下痢の副作用が少ない分，熱を取る作用が弱くなっています．

大黄を含む医療用漢方製剤

大黄甘草湯（(84)），麻子仁丸（(126)），桃核承気湯（(61)），通導散（(105)），三黄瀉心湯（(113)），大黄牡丹皮湯（㉝），潤腸湯（(51)），調胃承気湯（(74)），大承気湯（(133)），桂枝加芍薬大黄湯（(134)），大柴胡湯（⑧），防風通聖散（(62)），茵蔯蒿湯（(135)，(402)），治打撲一方（(89)），乙字湯（③），治頭瘡一方（(59)），九味檳榔湯（(311)），柴胡加竜骨牡蛎湯（⑫）：ツムラ製品を除く

③麻黄（まおう）

エフェドリンが麻黄から抽出されたのは有名な話です．当然，エフェドリンを含有しているため，交感神経興奮・中枢興奮作用をもっています．しかし，最も多い副作用はプロスタグランディン系を介する胃粘膜への作用による食欲不振，心窩部痛です．これは比較的長期間使用した場合や大量に使用した場合に起こりやすいようです．次に，エフェドリンの作用と考えられる不眠・尿閉も次に多くみられる副作用です．大量に内服したり，過敏な人では頻脈や動悸，高血圧，眼圧上昇を呈する場合があります．麻黄の副作用は高齢者や血虚・陰虚がある人ほど症状が出やすいようです．

麻黄を含む医療用漢方製剤

越婢加朮湯（㉘），麻黄湯（㉗），神秘湯（(85)），麻杏甘石湯（(55)），麻杏薏甘湯（(78)），薏苡仁湯（(52)），五虎湯（(95)），麻黄附子細辛湯（(127)），葛根湯（①），葛根湯加川芎辛夷（②），小青竜湯（⑲），防風通聖散（(62)），五積散（(63)），桂芍知母湯（(180)）

④甘草（かんぞう）

甘草は約 7 割という多くの医療用漢方製剤に含まれる他，食品の甘み付けとして食品添加物として広く使用されています．特徴的副作用として偽アルドステロン症があります．典型的には低カリウム血症，浮腫，高血圧ですが，全ての症状が出そろうことはむしろ少ないようです．甘草に伴う偽アルドステロン症は，女性に多く（男性：女性＝1：2），高齢者にみられやすい（50～80 歳代が全体の 80%）といわれています．他の危険因子として，1 日投与量が多く，連用するほど発生頻度が高いようです[7]．一方で，甘草量の中央値が 2 g/日という比較的少量（医療漢方製剤メーカーが警告しているのは 2.5 g/日以上）でも偽アルドステロン症が発生してい

るとの報告もあり[8]，甘草投与量が少ない場合でも注意が必要です．特に使用頻度が高く，甘草含有量が多い芍薬甘草湯（68）の連用は最も偽アルドステロン症の報告が多く，無闇な連用は，慎むべきでしょう．

頻度が低いが重要なもの

①附子

附子は猛毒で知られたトリカブトの根茎の加工物のため当然毒性があります．毒性の中心はアコニチンという物質です．通常の医療用エキス製剤では含有する附子は量も少なく，十分に減毒化しており，問題となることほとんどありません．一部過敏な人で，動悸感やのぼせ感を訴えることがある程度となります．ただし，エキス製剤に附子末などの附子製剤を添加している場合や，煎剤などで大量に附子類を使用している場合には厳重に注意が必要です．特に烏頭という生薬は，減毒作業を行っていない附子類です．1g/日前後の使用でも問題を起こすことがあるため最大かつ細心の注意をしながらの使用が必須です．附子中毒の初期症状は口〜舌のしびれ感，のぼせ，動悸で，症状が進行すると悪心・不整脈・呼吸抑制などが出現します．附子類の感受性は個体差や体調によって大きく異なりますので，用量の調整を細やかに行う必要があります．

②アリストロキア腎症

一部の漢方薬の使用者で急速に進行する尿細管・間質障害型の腎症が存在することが指摘され，chinese herbs nephropathy と名付けられました[9]．現在，この原因物質がアリストロキア酸であることが判明し，誤解を招かないためにアリストロキア腎症と改名されました．ご安心ください，現在，日本ではアリストロキア酸を含む生薬は使用されていません．中国でもさすがに，アリストロキア酸を含む生薬の流通を規制がはじまりました．しかし，十分な管理となっているかは不明であり，海外からの漢方製剤の使用では十分に注意が必要です．なおアリストロキア腎症を引き起こした生薬である中国の防已は日本で流通する防已とは全く異なる植物を起原とするため，注意が必要です．

③山梔子

山梔子を含む処方を長期連用すると，目の周囲の"クマ"に当たる部分にまれに青色の色素沈着が出る場合があります．また，ごく最近，腸間膜静脈硬化症というきわめてまれな病態との関連が指摘されるようになってきています．

その他

①乳糖

　エキス製剤の場合，ツムラのように賦形剤に乳糖を使用しているメーカーがあります．乳糖不耐症の場合には下痢などの原因となる場合があります．

文献

1) 矢数芳英，他．［東洋医学的手法を用いた痛みの治療：Ⅱ．漢方処方の実際］漢方薬の副作用．ペインクリニック．2011；32：685-98．
2) 西谷篤彦．小柴胡湯による間質性肺炎について．日本病院薬剤師会雑誌．1996；33：803-5．
3) 本間行彦．小柴胡湯による間質性肺炎の診断と治療　別冊・医学のあゆみ．1998；51-54．
4) 鈴木　宏，他．小柴胡湯による副作用検討班報告：C型ウイルス性慢性肝炎への小柴胡湯投与に関するガイドライン．和漢医薬学雑誌．2000；17：95-100．
5) 大田　健．【医薬品副作用学　薬剤の安全使用アップデート】副作用各論　重大な副作用　呼吸器　間質性肺炎．日本臨床．2007；65（増刊8）：401-4．
6) 萬谷直樹，他．漢方薬による肝障害に対する薬物性肝障害診断基準の感度と特異度．肝臓．2004；45：345-9．
7) 本間真人，他．芍薬甘草湯と小柴胡湯の連用が血清カリウム値に及ぼす影響．薬学雑誌．2006；126：973-8．
8) 伊藤　隆，他．当院の随証治療における甘草および黄ゴンによる副作用の臨床的特徴．日本東洋医学会雑誌．2010；61：299-307．
9) Van herweghem J-L, et al. Rapidly progressive interstitial renal fibrosis in young women：Association with slimming regimen including Chinese herbs. Lancet 1993；341：387-91.

第10章 入院漢方療法

　これからは漢方診療の実際を紹介したいと思います．伝統理論をベースに説明しますが，方証相対や日本の経験であまり細かく証を考えなくても漢方を使用できる病態と治療法も紹介していきたいと思います．

　特にここでは入院で問題になる病態に対する漢方診療の実際を紹介していきたいと思います．入院中は西洋医学で厳密な管理を行っているのに治療効果がなかなかあげられない状況に漢方薬を使用する機会が多くなると思います．漢方的にみると，西洋医学には邪を除く治療は数多く存在しますが，虚を補う治療はなかなかよいものがありません．こうしてみると，西洋医学で難渋する入院中の患者さんの多くが，消耗のために生理機能が低下した人が多いと思われませんか！？　このため，入院中の患者さんに応用する漢方治療は虚を意識した分析と治療になります．また，急性期の漢方治療全般にいえますが，通常量の2～3倍量を使用すると効果がはっきり確認できます．

◆ 入院中の浮腫に対する漢方治療

　浮腫は漢方的は津液の停滞である湿ということになります．この湿の原因として，津液の代謝そのものの異常，津液の流れの原動力である気の異常が考えられます．津液の代謝をコントロールしている臓腑は肺・脾・腎・三焦であることは，前半の中で述べました．特に入院中などの状態が悪い場合には，このような五臓の病

態が多く認められます．また，津液の流れの原動力である気の異常も消耗である気虚によるものが多いのが特徴です．呼吸器症状とともに浮腫が起こっている場合には，肺を，下痢や吸収不良などの症状とともに浮腫が起こっている場合には，脾を，尿の異常とともに浮腫が起こっている場合には，腎の問題を考えます．肺による浮腫の場合には，杏仁・石膏・厚朴といった肺の内に下に気や津液を引き込む作用を増強する生薬が含まれた処方がしばしば使用されます．医療用漢方製剤のエキス剤でこのような時に最も適合する処方は木防已湯，九味檳榔湯です．木防已湯はより呼吸が切迫している場合に適しています．九味檳榔湯は気滞が強い場合に使用します．また，木防已湯を用いる場合は，口渇感や胸苦しさが強い傾向があるようです．重篤な状態では肺の気虚が合併している場合も多く認められます．この場合には適宜，補中益気湯を併用します．処方は複雑になるほど効き目が鈍る傾向がありますので，まず木防已湯や九味檳榔湯を使用して，反応が悪くなったころから，補中益気湯を併用するのがよいようです．

次は脾の異常による浮腫ですが，脾も重篤な状態では気虚や陽虚がある場合が多く，六君子湯，補中益気湯や人参湯に浮腫を取る作用がある，五苓散を併用します．最後の腎による浮腫では，腎陽虚が最も問題になります．特に入院中などの急性期には真武湯が有力候補です．真武湯は腎まで津液を運んで，代謝を活発化させる効果はありますが，尿を積極的に出させる作用をもつ生薬は不足しています．真武湯だけで効果が薄い場合には，沢瀉や猪苓といった腎から尿を出させる作用をもった生薬が含まれる五苓散の併用が有効な場合が多いようです．これらの浮腫を除く漢方処方は，腎からの尿を強制的に排泄させる効果をもつ西洋医学の利尿剤ほどの強力な効果は特にエキス剤の場合には期待できません．しかし，通常の利尿剤投与だけでは困難な場合に，併用すると劇的な効果が得られたり，利尿剤を減量することが可能になる場合はしばしば遭遇します．西洋医学の薬にはない，腎まで津液を運

表10-1 入院中の患者の浮腫の病態と処方

臓腑	症状	病態	処方
肺	息切れ，呼吸困難感 咳嗽，喘鳴	肺の気の内に下に向かうベクトルの異常	木防已湯 九味檳榔湯
脾	食思不振，下痢	脾の津液を巡らせる機能の異常	六君子湯＋五苓散 補中益気湯 人参湯
腎	尿量低下など	腎陽の津液を尿と循環に選り分ける機能の低下	真武湯（＋五苓散）

んでくるような作用をイメージするとわかりやすいでしょう．

入院中の呼吸器症状に対する漢方治療

　呼吸器症状の一番手として，入院中などの全身状態の悪い時の呼吸困難感・呼吸不全をここでは考えてみたいと思います．漢方では呼吸困難感・呼吸不全は肺の問題と考えます．特に状態が悪いので，肺の気虚が多くなります．そこに肺の中では痰が加わったり，気滞や気の上昇に伴う突き上げ（いわゆる"気逆"）が結びつく場合があります．さらに他の臓腑の合併としては，心・腎・脾の合併が多くみられます．また，膈の異常が絡む場合もあります．単純な肺気虚では補中益気湯が向きます．痰の問題が合併して，寒と結びついた，色のついていない痰の場合には，二陳湯や六君子湯を併用します．黄色の痰の場合は熱と痰が結びついていると考えて，竹茹温胆湯を併用します．心の気虚が合併すると動悸，労作時の動悸・息切れが出現します．この心の気虚の合併は補中益気湯＋桂枝加竜骨牡蛎湯で効果があがります．消耗により肺の下に内に引き降ろす作用を補助する腎の働きが低下した場合には，八味丸や真武湯を併用します．呼吸困難感とともに食欲の低下や下痢が持続する場合には，脾が合併していると考えます．この時も補中益気湯が有効な処方です．もっと強力にしたい場合には六君子湯を併用します．喘鳴を伴う呼吸困難感の場合，通常の治療をしていてもなかなか喘鳴発作が良くならない場合には，痰から絡んでいたり，気の上昇，肺の下に内に引き降ろす作用を補助する腎の働きが低下した場合が問題になります．薄い痰が多くて喘鳴が持続する場合には五虎湯＋二陳湯を，粘稠な喀痰の場合には津液を補いながら喀出しやすくする竹茹温胆湯を使用します．心の気虚に泡沫痰などの肺の津液の貯留が起こった病態には木防已湯が使用されます．木防已湯は胸苦しさ，煩躁，泡沫痰などの所見が消えたら中止しないと反って肺や心の気や陽を消耗してしまうので注意が必要です．また，肺の気滞と結果としての津液の停滞が強い場合には九味檳榔湯を使用します．九味檳榔湯も気滞がとれてきたら減量や補中益気湯との併用が必要です．感染症のあとで気道の過敏性や喉頭機能の低下が持続している場合には，漢方的には膈の異常と気の上昇が問題と考えます．こうした場合には小柴胡湯＋半夏厚朴湯の組成である柴朴湯を使用します．鼓腸がある喘鳴は，肺の気と腹部の特に大腸の気滞があって，気の上昇が起こっていると考えます．この場合には，茯苓飲合半夏厚朴湯が有効です．最後に，長期にわたる喘鳴で，喘鳴そのものは弱いですが，持続的で息を吸うのが難しい場合です．こうした場合には，腎の肺の下に内に引き込む作用を補助する機能の低下

表10-2 入院中の呼吸器症状の病態と治療

病態	症状	処方
呼吸困難感（肺の気虚）	労作時息切れ	補中益気湯
＋痰	白色痰	＋二陳湯or六君子湯
	黄色痰	＋竹筎温胆湯
＋心の気虚	動悸，息切れ	＋桂枝加竜骨牡蛎湯
＋脾の気虚	食思不振，軟便	（＋六君子湯）
＋腎の問題	尿量低下，腰痛，吸気のしづらさ	＋真武湯or八味丸
喘鳴を伴う場合		
痰が肺の気の運動を阻害	白い痰が多い，口渇	五虎二陳湯
	黄色の粘稠痰	竹筎温胆湯
心気虚＋肺の飲	動悸，胸苦しさ，労作時息切れ，口渇，泡沫痰，煩躁	木防巳湯
肺の気滞と飲	胸が張った感じ，下腿浮腫	九味檳榔湯
膈の運動低下	感染症後に気道過敏性が持続	柴朴湯
肺と大腸の気滞	鼓腸	茯苓飲合半夏厚朴湯
腎の肺の気のバックアップの低下	慢性持続型の喘鳴，吸気困難	八味丸＋苓甘姜味辛夏仁湯

があります．このような病態は西洋医学的には，肺の既存構造の変化をきたしたCOPDなどの病態の合併例が多いようです．こうした際には，苓甘姜味辛夏仁湯＋八味丸などを使用します．

呼吸困難感と浮腫を合わせて実際の症例を考えてみましょう！

症例 89歳女性

【主訴】　下肢のむくみ・呼吸困難感
【現病歴】　重症大動脈弁狭窄症があり，頻回の失神発作と心不全が出現する．血圧140/－mmHg 以上で心不全となり，100/－mmHg 未満となると失神する．2週間前より下肢の浮腫増悪．元気がなくなり，徐々に食事量低下．食事をした後や入眠中に呼吸困難感を訴えるようになった．
【内服薬】　アルダクトン® 25 mg　分1　フルイトラン® 1 mg　分1
　　　　　タナトリル® 2.5 mg　分1
【現症】　倦怠感あり，食思不振，軟便，食事をすると倦怠感増悪．尿量減少．

夜間に呼吸困難感あり．
顔色は青白い，呼気終末に喘鳴あり．脛骨前面に浮腫あり．四肢冷感あり．
脈診：両側脈無力　右関脈は軽按で滑脈，按沈で無力　両側尺脈は特に無力
舌診：舌色淡い

　では，早速，『八綱弁証』を思い出してみましょう！　まず陰陽は，全身状態は悪いので，"陰"ですね！　表裏は急性感染症の初期ではないため，"裏"です．虚実は，もちろん，浮腫などの何らかの過剰の症状もありますが，脈も無力で慢性の経過であり，"虚"がメインになります．寒熱は，四肢の冷え，舌が淡いなどの冷えている所見のみですので，"寒"ということになります．ついで，病因と邪の分析ですが，加齢現症である大動脈弁狭窄症が根本原因です．このため，腎の問題があることが示唆されます．邪は浮腫がありますから，湿は確認できます．精気の異常の分析では，強い冷えがあり，顔も青白く，活気もありませんから，陽と気が消耗しています．臓腑についてはどうでしょうか？　高齢，尿量の減少，脈で尺脈が特に無力などの所見があることから腎の問題はありそうです．食欲低下や食事後に失神するのは，脾の気虚と脾の気を上に向かわせるベクトルの異常で頭部に気が昇っていないために起こる症状となります．呼吸困難感・喘鳴は肺の症状ですが，腎の肺の気の内に下に向かわせるベクトルのバックアップ機能の低下でも説明できますので，副次的な変化である可能性が高いと思われます．
　これらをまとめてチャートにすると

　　　　　　　　　　　　　【全身状態】【病態の位置】【病態の情勢】【病態の性質】
<八綱弁証>　　　　　　　　　陰　　　　裏　　　　虚＞実　　　　寒
<病因や邪の分析>　　　　　　　　　　　　　　　　　　　　　　　湿
<精気の異常の分析>　　　　　　　　　　　　　　　　　　　陽虚・気虚
<臓腑の確定>　　　　　　　　　　　　　腎＞脾＞肺

ここまでの分析をつなげて考えると！
<病態のメカニズム>腎の陽の不足により，津液の代謝が低下し湿がたまり浮腫が発生．腎の陽の低下に伴い，脾の陽への供給も低下して脾の消化吸収機能も低下して気虚が発生．脾の気の上に向かわせるベクトルも低下するため，食事などの脾に負荷がかかる状況で頭に気が昇らなくなり，失神をきたす．腎の肺の気の内に下に向かわせるベクトルのバックアップ機能の低下と，脾からの肺への気の供給低下

により呼吸困難感も出現．

＜治療方針＞腎の陽を増強するとともに，脾の気を高める．また，脾の気は上昇させる．

こうした，治療方針を実現するため，真武湯＋補中益気湯を使用しました．

経過としては，この処方で他の治療を行わずに急性増悪をコントロールすることができました．

調子が出てきたところで，もう一つ症例を考えてみましょう．

症例 87歳男性

【主訴】　呼吸困難感，喘鳴

【病歴】　認知症で施設入所中．酸素化低下，発熱で救急車で搬入．肺炎の診断で入院加療．抗生剤投与で解熱し，肺炎の治療を終了したが，呼吸不全が進行．胸部単純写真で両側浸潤影あり，ARDSの診断に到る．粘稠な喀痰の量もきわめて多く，喀出も不良．呼吸状態が悪化し，喘鳴を伴う喘ぎ様の呼吸となったが，家族は気管内挿管は希望せず，喀痰が多く，非侵襲的陽圧換気（NPPV）も施行できず．

【現症】　SpO_2：92％（酸素15Lリザーバー付マスクで投与下），黄色粘稠な喀痰が大量に出てくる．15分おきに吸痰を行わないと，酸素化の低下が起こる．喘鳴あり．脈弦滑，按沈で無力．**舌**：黄色の苔あり．

さあどうでしょう！？　全身状態は，悪いですね．でもまだ脈に力が残っていますので，いよいよというところではないようです．急性感染症後の症状ですが，すでに初期の段階である表証は過ぎています．虚実は，もちろん，消耗をしていますが，痰が多いのが問題と考えられます．寒熱は痰や苔の色から熱となるかと思います．黄色の痰は熱が結びついていると考えます．肺炎後で消耗していて，脈も按沈で無力ですので，気虚はありそうということになります．これらをまとめると以下になります．

	【全身状態】	【病態の位置】	【病態の情勢】	【病態の性質】
＜八綱弁証＞	やや陰	裏	実＞虚	熱
＜病因や邪の分析＞			熱と結びついた痰	

<精気の異常の分析>　　　　　　　　　　　　　　　気虚
　<臓腑の確定>　　　　　　　　　　　肺
では，病態のメカニズムと治療方針を考えてみましょう．
　<病態のメカニズム>邪の侵襲によって，肺の機能が低下．肺の津液をコントロールする機能が問題を起こし，痰が貯留．そこに邪正相争の結果生じた熱が結びついて停滞．さらに肺の気の流れを阻害している．
　<治療方針>熱と結びついた粘稠な痰を潤しながら取り除く．また，これ以上の気の消耗を防ぐ．

　こうした治療方針を実現させるために，竹筎温胆湯を通常の 2 倍量で投与しました．すると，投与翌日から今まで粘稠だった痰が吸痰しやすくなり，徐々に痰の量が減少．投与 6 日から酸素化が急激に改善．レントゲン上の陰影も改善し始め，投与 10 日で酸素が不要になりました．

☯ 低栄養の場合の漢方治療

　入院中の低栄養を治療する場合を考えてみたいと思います．低栄養は基本的には気・血両方の不足です．精気を補うための基本は，消化吸収をよくする必要がありますので，脾の機能を高めることと，胃・小腸・大腸の調整が必要になります．しかし，血を補う生薬は地黄を代表として，脾の働きや胃・小腸に負担をかけやすいという特徴があります．ここらへんの矛盾を調整するのが難しいところです．まず，低栄養を改善する気・血両方を補う作用をもつ処方をみていきましょう．なんといってもこの機能をもつ処方の代表は十全大補湯です．しかし，地黄も入っていて，食思不振や胃もたれなどの脾や胃の機能が低下しているときには，さらに食欲不振や胃もたれを助長する場合があります．また，舌の苔が厚い場合やむくみなどが

表10-3　低栄養の病態と処方

病態	症状	処方
気血両方の虚	低栄養	十全大補湯
脾の気虚と痰湿の存在	食思不振や胃もたれ，軟便，舌の苔が厚い	六君子湯 ⇒その後，十全大補湯
脾・腎の陽虚	手足が冷たい，浮腫や下痢が持続する，尿量が低下または多尿	真武湯＋人参湯
麻痺性イレウスの合併	麻痺性イレウスによる栄養摂取不足	⇒消化器症状に関する項目参照

あって，痰や湿が示唆される場合には地黄をはじめとする補血作用をもっている生薬は陰を補う作用ももっている場合が多く，痰や湿を助長させる場合があります．では，こうした場合にはどうするかという問題が出てきますが，まずは脾の機能を改善させることが優先されます．このため，食欲が回復し，脾や胃の機能が改善するまでは，脾の気を補い，痰と湿を除き，脾や胃の気の流れを改善する代表処方である，六君子湯を使用します．ある程度，脾や胃の機能が改善してから十全大補湯に切り替えていくことがよいようです．脾の機能の低下の背景に腎の機能低下が合併している場合があります．脾と腎両方の陽の低下または脾の気と腎の陽の低下がこの場合の典型です．このような場合には手足が冷たい，浮腫や下痢が持続する，尿量が低下または多尿が特徴です．脾と腎両方の陽が低下している場合には，人参湯＋真武湯が適しています．もし，麻痺性イレウスなどが合併している場合には，後で述べます麻痺性イレウスの治療を先行させます．

創傷治癒を促す漢方治療

創傷治癒が遅延してなかなか傷がよくならない場合があります．この時の方法をみてみましょう．創傷治癒の遅延は局所の気・血の不足が背景にあります．血虚があると，創部周囲の血流の不全や組織の萎縮がみられます．もし，あまり血の不足がない場合には，補中益気湯が有効です．気・血両方が不足している場合には，そう！ 十全大補湯を使用します．血虚がない代わりに，局所の浮腫が強い場合や浸出液が多い場合は防已黄耆湯を使用します．創部局所の炎症や感染がある程度あ

表10-4 "創傷治癒の遅延"の病態と処方

病態	症状	処方
気虚	創部周囲の血流の不全や組織の萎縮が認められない	補中益気湯
気と血両方の虚	創部周囲の血流の不全や組織の萎縮がある．	十全大補湯
気虚と湿の合併	局所の浮腫が強い場合や浸出液が多い	防已黄耆湯
気虚＋熱	創部局所の炎症や感染がある程度ある	補中益気湯＋荊芥連翹湯
	局所の熱の所見が強い	＋黄連解毒湯
	化膿して浸出液が多い場合や，局所の浮腫が強い	＋薏苡仁エキス
瘀血	不良肉芽がなかなかなくならない場合	桂枝茯苓丸加薏苡仁腸癰湯

場合には，補中益気湯＋荊芥連翹湯を使用します．さらに局所の熱の所見が強い，つまり炎症所見が強い場合には黄連解毒湯を追加します．局所が化膿して浸出液が多い場合や，局所の浮腫が強い場合，不良肉芽が多い場合には薏苡仁エキスを加える方法が有効です．不良肉芽がなかなかなくならない場合には瘀血が問題となっている場合が多いようです．あまり，局所の炎症が目立たない場合には，桂枝茯苓丸加薏苡仁，炎症が強い場合には腸癰湯㉛（薏苡仁9　冬瓜子6　桃仁5　牡丹皮4）を使用します．両方の処方とも薏苡仁が含まれていますが，薏苡仁エキスを追加するとより効果的です．

譫妄に対する漢方治療

　ベンゾジアゼピン系などの通常の眠剤を使用しても，眠られなかったり，譫妄を起こす場合，昼夜逆転など睡眠の問題の中心には，心の血虚や胆の気を内に引き込む作用が低下していることが多いようです．この時には，酸棗仁湯が有効です．これだけでうまくいかないときには，心に熱がこもっている場合があり，黄連解毒湯を併用するとよいことも多いようです．

　認知症を背景とした感情の起伏の大きな変化や逸脱行動，いわゆるBPSD（Behavioral and Psychological Symptoms of Dementia）には，最近，つとに有名な抑肝散が有効です．抑肝散は，肝の気滞が気の過剰運動を引き起こした問題を解決します．抑肝散ではなかなか落ち着かない場合には，肝の気が熱化して心にも熱が及びそうな状態になっている場合があります．この時には，柴胡加竜骨牡蛎湯が有効です．さらに，興奮が強い場合には黄連解毒湯を併用します．急性疾患などで入院中は脱水に伴う譫妄がしばしば認められます．この場合には五苓散を投与

表10-5　譫妄の病態と処方

病態	症状	処方
心の血の不足＋胆の気を内に引き込む作用の低下	ベンゾジアゼピン系でも眠られずかえって譫妄を起こす．昼夜逆転．	酸棗仁湯
＋心に熱がこもる	酸棗仁湯だけでは不十分	＋黄連解毒湯
肝の気滞を背景とした気の過剰運動	認知症を背景とした感情の起伏の大きな変化や逸脱行動	抑肝散
肝の気が熱化して心にも熱が及びそうな状態	抑肝散ではなかなか落ち着かない場合 脈弦，数	柴胡加竜骨牡蛎湯
＋心に熱がこもる	さらに興奮が強い	＋黄連解毒湯

しながら水分補給を行うと速やかに改善されます.

入院中の消化器症状の漢方治療

　重症患者や消耗した患者ではしばしば麻痺性イレウスが起きます．このような場合には，なかなか通常の下剤の投与や腸管運動改善薬では改善しないものです．液体貯留が目立つ場合には，気虚や陽虚を背景に，寒と湿が結びついている場合が多いようです．こうした時には大建中湯を使用します．一方，腸管内の液体貯留は目立たず，ガスの貯留が著明な鼓腸の場合には，気滞と気虚が合併した病態となります．この場合には茯苓飲合半夏厚朴湯がしばしば著効します．特殊な例では，感染症の急性期やクロストリジウム関連性腸炎の便秘型などで腹痛，便秘をきたすことがあります．こうした場合には，腹部に強い圧痛，抵抗，脈が沈実，舌は黄色の苔が出現します．大承気湯を使用します．注意点としては，量を多く使用して，一気

表10-6　入院中の消化器症状の病態と処方

病態	症状	処方
大腸の気虚・陽虚を背景とした寒と湿の貯留	腹痛，便秘，単純写真で液体の貯留	大建中湯
大腸の気虚と気滞	腹痛，便秘，X線単純写真でガスの貯留が中心	茯苓飲合半夏厚朴湯
大腸の熱がこもる	腹部に強い圧痛・抵抗，脈沈有力，舌に黄色の苔	大承気湯
脾・胃の気虚	胃の中に食物残渣の貯留	六君子湯
脾・胃の気虚と気滞	胃にガスの貯留が目立つ，打診で心窩部に鼓音	茯苓飲合半夏厚朴湯
胃の寒	嘔気・嘔吐，舌の色が淡い	呉茱萸湯
胃の熱	嘔気・嘔吐，舌の色が赤い	呉茱萸湯1＋黄連解毒湯2
胃に熱を帯びた痰湿・気滞と脾の気虚が合併	嘔気・嘔吐，心窩部の痞え感，軟便〜下痢舌に白色〜黄色の苔	半夏瀉心湯
脾気虚＋気滞	抑うつに伴う食思不振，上腹部にガスがたまりやすい	六君子湯＋香蘇散
脾気虚＋肝の気滞	抑うつに伴う食思不振，イライラ，胸脇苦満，脈弦	六君子湯＋加味逍遙散
脾気虚＋胆の気滞	抑うつに伴う食思不振，ため息，脈無力	補中益気湯
脾気虚＋胆の気虚＋気滞	抑うつに伴う食思不振，ため息，脈無力，胸の痞え感や上腹部のはり感	補中益気湯＋香蘇散

に下痢をさせて，その後は他の薬に変更する必要があります．

　消耗すると胃の蠕動運動の異常を背景とする胃の機能異常が出現するようになります．
　単純な胃の運動低下では六君子湯を，ゲップが多い上腹部のガスがたまるなどの症状が強い場合には気滞と考えて，茯苓飲合半夏厚朴湯を使います．嘔気が強く，舌が淡い色の場合には胃が冷えていると考え呉茱萸湯を，舌の赤みが強い場合には胃に熱があると考えて呉茱萸湯1＋黄連解毒湯2で使用します．軟便や下痢と嘔気が続く場合には，心窩部の痞え感や圧痛が認められます．この場合には半夏瀉心湯を用います．

　入院中は気分の抑うつに伴い食欲不振をきたす場合がしばしばあります．背景に消耗があるために起こっている場合は特に通常の西洋医学的な抗うつ療法では難渋する場合が多くなります．消耗に伴う抑うつは，気虚や気虚をベースにした気滞になります．単純にもやもやとしている場合や上腹部にガスがたまりやすい場合には，六君子湯＋香蘇散，イライラや脈が弦脈，胸脇苦満などを伴う肝の気滞の合併例では六君子湯＋加味逍遙散を使用します．ため息が多く，脈が無力の場合には胆の気虚と考え黄耆建中湯や補中益気湯，ここに胸の痞え感や上腹部のはり感などの気滞が伴っている場合には香蘇散を併用します．

　入院中に薬剤による影響や全身状態の悪化に合併した下痢をしばしば経験して難渋させられるかと思います．こうした際にも漢方薬を試してみる価値があります．抗がん剤に関するものは，後で解説します．クロストリジウム関連性腸炎などの抗生剤関連の下痢症で，テネスムスを伴うものは，大腸に湿と熱の邪が侵襲したと考えて，黄芩湯を使用します．黄芩湯が手に入らない時には，芍薬甘草湯に黄連解毒湯を併用して代用します．テネスムスがあまりなく，水様下痢の場合には柴苓湯が良いようです．ショック後などの循環不全に伴う消化管粘膜障害よる下痢では，漢方的には脾や腎の陽や気の消耗に伴う病態が多いようです．まずは，真武湯を使用してみましょう．それでも反応が悪い場合には，人参湯を併用を試してみてください．少しはよいけど今一歩というときは，附子末1.5〜3 g/日程度を加えるのがおすすめです．

　黄疸は漢方では肝や胆の湿・脾の停滞と考えます．この時のキードラックとなる

生薬は茵蔯蒿です．熱と湿が結びついた急性期には茵蔯蒿湯を使用します．湿が強い場合には，慢性化した段階で茵蔯五苓散を使用するのが有効のようです．

抗がん剤の副作用

　化学療法や放射線療法に伴う消化管粘膜障害では，びらん・発赤が強い場合には黄連解毒湯が有効です．あまり発赤が強くない場合には半夏瀉心湯が有効です．両方とも口の中での病変ではエキスを少しの水で溶いて直接塗りつけるか，水に溶かして，その液で口の中をすすいでから飲み込む方が，単に内服するより有効です．半夏瀉心湯は塩酸イリノテカンによる下痢などの消化管症状に有効ということが有名ですが，塩酸イリノテカンに限らず，化学療法や放射線療法による嘔気・嘔吐，下痢なども半夏瀉心湯が有効な場合が多いようです．特に予防的に使用している方が有効ですが，もし発症した後で使用する場合には，急性期には常用量の2～3倍を使用した方が有効のようです．時々，便秘傾向なっている場合に，半夏瀉心湯を単なる下痢止めと勘違いされて，投与を避けられることがあります．しかし，半夏瀉心湯で便秘が改善する場合もありますので，まずは使用してみてください．膀胱粘膜の障害では，多くの場合には尿が濃い，血尿，膀胱部～尿道部の灼熱感などの熱を思わせる症状が出ます．漢方では膀胱に熱と湿がこもったと考え，最初に使用してみるのは猪苓湯です．もし，猪苓湯だけではなかなか膀胱部～尿道部の灼熱感や排尿痛がとれない場合には，さらに熱をとる治療を強化する目的で黄連解毒湯を併用します．今度は猪苓湯で血尿がなかなか取れない場合には，血に結びついた熱をとりやすくする目的で，猪苓湯に四物湯を加えた猪苓湯合四物湯を使用します．多くはありませんが，冷やすと症状が悪化するような場合には，腎の陽虚の合併と考えて真武湯や八味丸を使用します．抗がん剤の末梢神経障害に対して，牛車腎気丸が有名ですが，こちらも症状が出現する前からの予防が有効のようです．効果が不十分な場合には，桂枝茯苓丸の併用も有効なようです．また，冷えた感じが強いときには附子末1～1.5 g/日程度併用するのも有効です．逆にほてりが強い場合には，梔子柏皮湯の併用も検討してみるとよいでしょう．

膿瘍

　膿瘍は難治性疾患で西洋医学でも治療が難渋するのは皆さんご存知の通りです．もちろん，切開排膿と洗浄が最も重要な治療で，加えて十分な排膿ができない場合

には抗菌薬を使用するのは当然です．漢方薬には排膿を促す処方も知られており，難治例では通常の治療に加えて併用するのもお勧めです．ドレナージ経路がすぐそばまできていて，排膿を起こしたい場合には排膿散及湯⑫（桔梗4　枳実3　芍薬3　甘草3　大棗3　生姜3）を使用します．効果が不十分な場合には薏苡仁エキスを併用するのもよいでしょう．これでも十分に排膿できない場合には，補中益気湯を併用します．もし排膿経路が確保できない深部の膿瘍の場合は，熱の所見がある場合に腸癰湯を使用します．寒の所見が目立つ場合はかなり複雑になりますので，ここでの紹介は避けたいと思います．

脳浮腫

　脳浮腫に関しては，五苓散の大量投与が有効な場合があります．症状が出現した直後から可能であれば，通常の3～5倍量の五苓散を投与してみる価値があります．五苓散はシナモンアレルギーのある方以外は，中身はほとんど問題を起こす生薬が含まれていませんので，大量投与を行ってもまず心配はいりません．

第11章 外来漢方診療

ここでは各論として，よく目にする病態に対する漢方診療の方法をみていきたいと思います．

◆ "カゼ"（急性上気道炎）に対する対応

カゼはその名の通り，漢方では"風邪"の侵襲による病態と考えることは漢方の感染症（外感病）の考え方のところで説明した通りです．外感病では，大きく，侵襲してきた邪の種類によって，傷寒と温病に分類して分析したことを憶えていますか？　基本的な体系的アプローチは第7章で説明した通りですが，より日常臨床で遭遇するカゼにまつわる病態を中心に考え方と治療法を説明してみたいと思います．

表証

まずは，表証について考えてみましょう．表証は寒気と発熱が同時に現れて，体表面の違和感や咽頭痛，くしゃみ，鼻汁，軽度の咳嗽程度で，深部臓器の症状がありません．この表証の証拠として，脈診では浮脈だったり，舌の苔が厚くないなど，舌診所見の変化がほとんどないことがあげられます．表証の段階で重要なのは，風寒の侵襲か，風熱の侵襲かを分けて，傷寒か温病かの病型を確認することでした．風寒と風熱の侵襲の表証での違いは表11-1をみてください．でも，まじりあうこともあって，最後は総合判断となります．また，傷寒・温病のどちらの治療を行っ

表11-1 表証での病型の鑑別点

	風寒（傷寒）	風熱（温病）	風湿＞熱
発症環境	"寒い"と感じる環境	"暑い"と感じる環境	多湿の環境
悪寒・熱感	悪寒が強い	初期より悪寒は軽微で，熱感が強い	悪寒が強い
舌・咽頭所見	咽頭痛は比較的弱い，発赤は軽度	咽頭痛が強い腫脹・発赤が強い	表証なのに舌苔が厚い（表証なのに嘔気や軟便がある）
体熱感	四肢の冷感	四肢の熱感	表面は冷たいが，しばらく触っていると熱く感じる
冷飲水	好まない	好む	口をすすぎたがる

ても，症状が強い時以外は，ほとんどの場合，大差はありません．でも，厳密に分けて治療しないと無効だったり，悪化する場合がありますから，鑑別を押さえることは重要です．風寒型の表証の場合には，悪寒が強く，節々が痛み，自然発汗が認められない風＜寒の邪の侵襲と，悪寒は中等度で，自然発汗が認められる風＞寒の邪の侵襲があるということを説明しました．風＜寒の基本の処方は麻黄湯です．風＞寒の基本の処方は桂枝湯です．風寒の侵襲ですが，風が速く熱化して，寒は少ない場合は，ほとんど寒気が弱く，熱感が強くなります．こうした際には，桂枝湯と越婢湯を2：1の割合で混合した桂枝二越婢一湯が使用されます．医療用漢方製剤のエキス剤にはありませんので，エキス剤では桂枝湯と越婢加朮湯を2：1で混合して使用します．風と寒の邪がともに弱く，体表面で停滞していると，悪寒と熱感が交互に出現する場合があります．悪寒と熱感が交互に出現するというと，皆さん憶えていますか！？　そう，少陽病（つまり半表半裏証）の特徴でした．しかし，この場合には表証のみの症状で，半表半裏証の特徴である上腹部の不快感や胸脇苦満，弦脈などは認められません．この場合使用する処方は，桂枝湯と麻黄湯を1：1の割合で混合した桂麻各半湯 TY037 です．風寒の邪の侵襲で激しい寒気と節々の痛みがあるのと同時に，強い口渇，目の充血，咳嗽，呼吸が荒い，舌体が強い赤みを帯びている場合には，風寒が体表に侵襲したために，体内に熱が発生してこもっていると考えます．この時には大青竜湯を使用するのでした．大青竜湯は医療用漢方製剤のエキス剤にはありません．エキス剤で代用するには，麻黄湯＋越婢加朮湯，桂枝湯＋麻杏甘石湯があります．発汗するまでは，体表の衛気の発散作用が強い麻黄の含有量が多くなる，麻黄湯＋越婢加朮湯が，発汗後は，気と津液の収斂作用がある芍薬が含まれる桂枝湯＋麻杏甘石湯がよいようです．水様の鼻水がしたたり落ちるように出たり，漿液性の喀痰が多量に出たり，喘鳴を伴う，"風寒の表証で潜

伏した痰飲が顕在化した病態"では，小青竜湯を使用します．寒気と咽頭痛が強い場合には，葛根湯＋桔梗石膏を使用します．寒気と節々の痛みが強く後頸部の凝りが強かったり，水様下痢をする場合には，表を支配する太陽経だけではなく，陽明経にも影響が及んでいると考えます．この場合には，葛根湯を使用します．こうした際に嘔気が強い場合には葛根加半夏湯を使用します．医療用漢方製剤のエキス剤にはありませんので，エキス剤では葛根湯＋小半夏加茯苓湯（しょうはんげかぶくりょうとう）を使用します．また，自然発汗している場合には，強力な衛気の発散は必要ないため，葛根湯から麻黄を除いた桂枝加葛根湯㊆TY027を使用します．強力な風寒の邪の侵襲では，表証とともに一気に陽明経・少陽経にも病態が波及した状況が出現する場合があります．大青竜湯の病態のような，強烈な悪寒・節々の痛み，咳嗽，高熱，呼吸困難感，口渇に加えて，嘔気，臍周囲の不快感などといった少陽病の症状も合併します．この時には幕末の名医である浅田宗伯が使用した柴葛解肌湯（さいかつげきとう）（柴胡4　黄芩3　桂皮3　半夏3　葛根3　芍薬3　麻黄2　石膏5　生姜1　甘草1）を使用します．この処方は，大正時代に猛威を振るった当時の新型インフルエンザであるスペインかぜのウイルス性肺炎にも応用され著効したとの報告がある処方です．残念ながら，現在の医療用漢方製剤のエキス剤にはありません．エキス剤で代用する場合には，葛根湯＋小柴胡湯加桔梗石膏⑩⑨を使用します．風＞＞寒で，わずかに湿が同時に侵襲した場合には，表証と嘔吐・下痢が出現します．この際には香蘇散を使用します．風邪が強いと衛気を破壊しやすい特徴がありましたが，生体側からみると，衛気がもともと弱い人のカゼでも同じような病態になります．このため，虚弱なために衛気が不足して容易にカゼをひき，でも衛気が虚弱なために麻黄や桂皮といった強力に衛気を発散させる生薬は使いにくい人のカゼのごく初期にもこの処方は使用することができます．気が不足していると，表証とともに咳嗽・喀痰が強く出る場合があります．通常，表証の際には邪に対して抵抗するために気が供給されるのを反映して，脈が普段より強く触れるようになりますが，気が不足していると表証なのに脈が無力になります．この時には，参蘇飲（じんそいん）㊅（人参1.5　蘇葉1　葛根2　前胡2　半夏3　茯苓3　桔梗2　枳実1　木香1　陳皮2　大棗1.5　生姜0.5　甘草1）を使用します．風寒の邪が侵襲した時に，陽が不足したために，衛気が十分に供給発散できないと，寒気が持続するけど，なかなか発熱せず，倦怠感が持続するだけになります．陽が動員できないので顔色は青白くなかなか赤みをおびてきません．陽の供給源は腎であるため，腎の経絡が走行している下腿の内側から腰にかけての冷えを特に強く訴えます．この場合には麻黄附子細辛湯（まおうぶしさいしんとう）を使用します．高齢者や心不全・腎不全などの臓器不全合併の患者に発症しやすい病態です．寒熱があまりはっきりせず，

強い頭痛が主で，あっても軽度の鼻閉以外にほとんど症状がない場合には，川芎茶調散⑫(香附子4 川芎3 荊芥2 薄荷2 白芷2 防風2 羌活2 茶葉1.5 甘草1.5)を使用します．

　こうした，風寒による表証に対する処方は，より短期間で効果を出すためには，以下のようなやり方で短期間に集中的に内服する方法があります．まず1回量～2回量をエキス剤では温かい白湯で内服して，布団などにくるまって体を温めて，わずかに汗ばむのを待ちます．もし15～30分しても汗ばんでこないときには，さらに1回量を追加で内服していきます．汗ばんできたら，それ以上発汗しないようにして，発汗後6～8時間後に最後に1回量を内服して終了します．麻黄湯以外では，温かいお粥などのあっさりした汁物を薬の内服後に食べて体を温める助けにするのもよい方法です．もし，発汗後に高熱でもないのに汗が止まらないときには桂枝湯を，汗が出すぎてふらつきなどがある場合には，真武湯を内服します．発汗後に高熱が出る場合には白虎加人参湯を内服すると速やかに症状は改善します．なんか極端な方法に感じられるかもしれませんが，こうした短期集中投与のやり方は急性疾患の場合には『傷寒論』やその他の文献にもみられ，古典的には一般的な方法でした．現在，健康保険の審査では，医療用漢方製剤を常用量以上に使用すると査定される場合が多いようですが，すべての医療用漢方製剤の添付文書では，用法および用量の項目に「年齢，体重，症状により適宜増減する」の一文が含まれています(^_^.)．考えてみれば，薬物代謝学的には，人によって薬物代謝は大きく異なっていて，至適投与量の設計を固定的な投与で行うことはきわめて難しいことが指摘されていますが，実際の生体反応を指標として投与量を調整するというやり方はきわめて合理的な方法論ですね！

　次に風熱の侵襲による表証の具体的な治療法をみていきましょう．風熱による表証は衛気営血弁証の衛分証です．本来は，この時に使用する処方は，銀翹散ですが，医療用漢方製剤のエキス剤にはありません．医療用漢方製剤での代用は，清上防風湯の多めの量で行います．衛分証で咳が強い場合には，三焦弁証の肺衛分証と考えて本来は桑菊飲を使用します．しかし，桑菊飲も医療用漢方製剤のエキス剤にはありません．医療用漢方製剤での代用は清上防風湯＋麻杏甘石湯が候補としてあがります．

　風湿熱の侵襲では，湿＞熱では，風寒のような強い寒気が起こります．しかし，この時に風寒と間違えて麻黄湯を使用すると，熱が上がって倦怠感が増し，よくなりません．この場合には，藿朴夏苓湯を使用しますが，この処方も医療用漢方製剤のエキス剤には存在しません．医療用漢方製剤での代用は茵蔯五苓散＋半夏厚朴湯

第11章 外来漢方診療

表11-2 風寒による表証の病態と処方

病態	症状	処方
風＜寒	悪寒が強く，節々が痛み，自然発汗が認められない，脈浮有力，舌変化なし，咳嗽	麻黄湯
風＞寒	寒気軽度，自然発汗あり，脈浮やや無力，舌変化なし	桂枝湯
風やや熱化＞寒	ほとんど寒気がなく，熱感が強い	桂枝湯2＋越婢加朮湯1
風寒ともに弱い	悪寒と熱感が交互に出現，脈浮有力	桂麻各半湯
風＋寒で皮下に熱	悪寒が強く，節々の痛み，強い口渇，目の充血，咳嗽，呼吸が荒い，舌体が強い赤みを帯びている，脈浮有力，自然発汗なし	麻黄湯＋越婢加朮湯
	悪寒が強く，節々の痛み，強い口渇，目の充血，咳嗽，呼吸が荒い，舌体が強い赤みを帯びている，脈浮有力，自然発汗あり	桂枝湯＋麻杏甘石湯
風＜寒で痰飲が顕在化	水様の鼻水がししたり落ちるように出たり，漿液性の喀痰が多量に出たり，喘鳴を伴う	小青竜湯
風＜寒の太陽＋陽明	悪寒，節々の痛み，脈浮有力，自然発汗なし，頸部の凝りが強い，水様下痢をする	葛根湯
	悪寒，節々の痛み，脈浮有力，自然発汗なし，嘔吐，頸部の凝りが強い，水様下痢をする	葛根湯＋小半夏加茯苓湯
風＞寒の太陽＋陽明	寒気が軽度，脈浮やや無力，自然発汗あり，頸部の凝りが強い，水様下痢をする	桂枝加葛根湯
風＜寒＋咽頭痛	悪寒，節々の痛み，咽頭痛，脈浮有力，軽度咳嗽，自然発汗なし	葛根湯＋桔梗石膏
風＋寒の太陽＋少陽＋陽明	悪寒，節々の痛み，咳嗽，高熱，呼吸困難感，口渇，嘔気，胸周囲の不快感	葛根湯＋小柴胡湯加桔梗石膏
風＞＞寒＋湿 or 衛気の虚弱者のごく初期	寒気中等〜軽度，脈浮〜やや無力，舌変化なし〜やや白色苔，嘔気，嘔吐，軟便〜下痢	香蘇散
風＞＞寒で肺に影響 or 衛気の虚弱者で肺に影響	寒気中等〜軽度，脈浮〜やや無力，舌変化なし〜やや白色苔，咳嗽・喀痰が強く出る	参蘇飲
陽虚に風＋寒が侵襲	悪寒が持続するけど，なかなか発熱せず，倦怠感が持続，顔色は青白い．下腿の内側から腰にかけての冷え．脈浮無力または沈	麻黄附子細辛湯
風邪による頭痛	強い頭痛以外には軽度の鼻閉程度の場合	川芎茶調散

表11-3 風熱による表証の病態と処方

病態	症状	処方
風＋熱の衛分証	脈浮，体表の違和感，軽度の寒気か短時間のみ悪寒があり，その後すぐに熱感．咽頭痛と咽頭の腫脹が強い．明らかな舌の変化がないか，舌の尖端がわずかに発赤	清上防風湯(1.5倍量以上)
風＋熱の肺衛分証	脈浮，体表の違和感，軽度の寒気か短時間のみ悪寒があり，その後すぐに熱感．咽頭痛と咽頭の腫脹が強い．明らかな舌の変化がないか，舌の尖端がわずかに発赤，咳嗽	清上防風湯1＋麻杏甘石湯0.5
風＋湿＞熱の衛分証	悪寒・発熱，少し汗がでる，熱感があるけど高い熱が出ない，午後になると熱感が強くなる，締め付けられるような頭痛，肢体が重だるい，胸腹部が痞えて苦しい，舌苔白が厚くベッタリついている，脈滑	茵蔯五苓散＋半夏厚朴湯

表11-4 半表半裏の病態と処方

病態	症状	処方
半表半裏証	寒気と熱感が交互にくる，脈弦，季肋部の不快感や圧痛，舌の薄苔，軽度の咳嗽，軽度の嘔気，軽度の下痢・軟便，軽度の頭痛	小柴胡湯
半表半裏証＋結胸	半表半裏証の症状＋咳嗽時や吸気時の胸痛	柴陥湯
半表半裏証＋咽頭炎	半表半裏証の症状＋咽頭痛と扁桃炎が強い	小柴胡湯加桔梗石膏
少陽＋太陽	半表半裏証の症状＋脈浮〜弦，体表の違和感，筋痛，白色鼻汁	柴胡桂枝湯

が有効です．

半表半裏証

　次は半表半裏証の対応についてみていきましょう．外感病では風寒・風熱・風湿熱で本来は半表半裏に対する処方は異なっています．しかし，軽症の疾患であるカゼ症候群では，どの邪による病態でもあまり処方を区別することなく対応できるようです．表証が1〜3日程度たってから，寒気と熱感が交互にくる，脈弦，季肋部の不快感や圧痛，舌の苔が薄くみえるなどが，半表半裏証と診断する中核症状です．軽度の咳嗽，軽度の嘔気，軽度の下痢・軟便，軽度の頭痛が随伴することがあります．このような時には小柴胡湯を使用します．もし，咳嗽時や吸気時の胸痛などの胸膜炎症状がある場合には，小柴胡湯に小陥胸湯を合方した柴陥湯を使用します．咽頭痛と扁桃炎が強い場合には，小柴胡湯加桔梗石膏を使用します．風邪＋寒邪による太陽病と少陽病の合併では，小柴胡湯＋桂枝湯である柴胡桂枝湯を使用する場

合が多いようです．インフルエンザなどを除いた一般のカゼでは，病院に来院するころは少し時間がたったカゼが多くなりますので，柴胡桂枝湯を使用する頻度が高いといわれています．

裏証

裏証となると，初期の病態では，高熱・口渇がでて，深部臓器の症状が出現します．まず，高熱・大量発汗と口渇だけが強いときには，気が熱化していると考え（そう，風寒では陽明病，風熱なら気分証でしたね），白虎加人参湯が使えます．邪正相争の場が肺になり，高熱・乾性咳嗽が出ている場合には，肺で気が過剰になって熱を出していると考えられ，麻杏甘石湯を使用します．この時に白色〜やや黄色の喀痰が多い場合は，麻杏甘石湯に桑白皮を加えた五虎湯（ごことう）を使用します．黄色喀痰が多い場合には，熱と結びついた痰が肺にあると考え竹筎温胆湯（ちくじょうんたんとう）を使用します．

回復期になって熱は下がっても咳嗽だけが残った時には，黄色の喀痰が多い場合には，竹筎温胆湯を使用します．乾性咳嗽や少量の痰がなかなか切れない時には麦門冬湯（ばくもんどうとう）が有効です．主だった症状が改善したのにも関わらず，微熱や倦怠感が持続した場合の対応を考えてみたいと思います．**単に熱だけが出る場合には小柴胡湯を使います**．虚脱感が強く，温かいものを好んだり，声に力はない，目に生気がない，

表11-5 裏証の病態と処方

病態	症状	処方
陽明病or気分証	高熱，大量発汗，口渇が強い，脈有力，舌紅	白虎加人参湯
肺で気の過剰による熱	高熱，乾性咳嗽，口渇，脈有力，舌紅 高熱，咳嗽，白色〜やや黄色の痰，口渇，脈有力，舌紅	麻杏甘石湯 五虎湯
肺に痰と熱が結びついている	咳嗽，黄色喀痰が多い場合，脈滑〜弦，舌苔黄色	竹筎温胆湯（ちくじょうんたんとう）
肺の津液の消耗	乾性咳嗽や少量の痰がなかなか切れない時，脈軽按有力・按沈細，または細	麦門冬湯
気虚	虚脱感が強く，温かいものを好んだり，声に力はない，目に生気がない，脈が無力，舌の苔は薄く，舌そのものはやや大きくなっている	補中益気湯
膈周囲に邪が残り，胃・心・腎の津液と陽が消耗	微熱，夕方から夜にかけての熱感，胸苦しさ，不眠，動悸，脈弦無力，軽度の胸脇苦満，舌の苔は少なく，舌紅	柴胡桂枝乾姜湯
	舌の苔が厚い，熱が強い	＋小柴胡湯
肺と胃の気と津液の消耗＋気の過剰反応による熱	口渇，胸から胃の熱感，乾性咳嗽，嘔気，舌の苔がなく，舌が紅，脈細無力または軽按で有力だが按沈で細	麦門冬湯＋ 白虎加人参湯

脈が無力，舌の苔は薄く，舌そのものはやや大きくなっているなどがある場合には，邪正相争により気が消耗してしまったと考えられ，補中益気湯を使用します．大部分の邪がなくなったにも関わらず，膈周囲に邪が残り，さらに邪正相争や治療によって胃・心・腎の津液と陽が消耗している場合には，倦怠感，微熱，夕方から夜にかけての熱感，胸苦しさ，不眠，動悸，脈弦無力，軽度の胸脇苦満，舌の苔は少なく，舌紅などの症状が出現します．この場合には柴胡桂枝乾姜湯⑪が使用されます．もし，舌の苔が厚かったり，熱が強い場合には小柴胡湯を併用した方がよいようです．肺と胃の気と津液が消耗して，気が過剰に反応して残存した熱がある場合には，口渇，胸から胃の熱感，乾性咳嗽，嘔気，舌の苔がなく，舌が紅，脈細無力または軽按で有力でも按沈で細などの症状が出ます．こうした際には白虎加人参湯＋麦門冬湯が有効なことがあります．

では，上気道炎の少し複雑な実際の症例をみて，考え方に慣れていきましょう (*^_^*)

症例 34歳 男性

【主訴】　発熱
【現病歴】　6月下旬に雨が連日続いているときに，30分ほど外を歩かなくてはならず，その直後に，咽頭痛，悪寒，微熱，節々の痛み，上腹部不快感が出現．葛根湯を内服したが症状の改善なく受診．
【既往歴】　特記なし
【現症】　悪寒あり．微熱，口が粘り，冷たい水で漱ぎたい．軟便あり．軽度嘔気あり．少しの発汗あり．おもだるい倦怠感あり．
　　脈診：脈浮滑
　　舌診：やや白色の苔あり
　　腹診：心下痞鞕

分析を開始します (^◇^)
八綱弁証では，全身状態は保たれているので，"陽"．脈浮，節々の痛み，悪寒があるので，"表"です．もちろん，上腹部の不快感や軟便があるので，裏ともとれるような症状がありますが，脈が浮いているので表が中心になります．消耗の病歴はないので，"実"．悪寒があるので，寒としたいところですが，温暖な環境での発症が気になるところです．邪は温暖な環境で発症していて，初期から消化器症状が現

れていること，脈滑・舌に苔が表証なのに出ていることを考えると湿が関与していることがわかります．そうすると，思い出してみてください．風湿熱で風＋湿＞熱では，あたかも風＋寒の侵襲のように強い悪寒が出現するのでした (`･ω･´)ノ　そうすると，葛根湯が効いていないのも風・湿・熱であれば納得がいきます．風＋熱は温病系ということになります．温病の表証は衛分証でしたね．

チャートにまとめると下記のようになります．

　　　　　　　　　　【全身状態】【病態の位置】【病態の情勢】【病態の性質】
＜八綱弁証＞　　　　　陽　　　　表＞裏　　　　実　　　　寒か？
＜病因や邪の分析＞　　　　　　　　　　　　　風＋湿＞熱
＜温病の分析＞　　　　　　　　　　　　　　　衛分証

では，メカニズムを考えてみましょう

＜メカニズム＞風＋湿＞熱が侵襲して，体表面で邪正相争している．湿は気の働きを阻害する性質が強いために，強い寒気や節々の痛みが出現．また，消化器症状も出現．

メカニズムを踏まえて治療方針考えて，処方を決定しましょう (*^^*)v

＜治療方針＞風＋湿＞熱を，湿を除き，軽度熱を除きながら，衛気を発散させて除く．

＜処方＞半夏厚朴湯＋茵蔯五苓散

この処方を内服した直後に，気持ちのよい発汗が起こって，症状が解消しました．

症例　28歳　女性

【主訴】	発熱，咳嗽，胸痛
【現病歴】	11月末に急に冷え込み始めた．5日前からの咽頭痛，その翌日より悪寒，発熱出現．咳嗽あり．受診2日前より39度の発熱，咳嗽で増悪する胸痛が出現し受診．胸部単純写真，心電図に異常なく，採血ではWBC：9900/mm^3　CRP 13.8 mg/dLであった．
【既往歴】	特記なし
【現症】	咳嗽はあるが，喀痰はごく軽度．寒気と熱感が交互するが，熱感が強い．口渇あり．
	脈診：脈滑，やや弦
	舌診：紅，やや黄色の苔あり
	腹診：心下痞鞕と軽度の圧痛，胸脇苦満軽度

では，早速，考えていきましょう (-ω-)/

八綱弁証では，全身状態は保たれていますから"陽"，この症例は急性感染症の症例ですが，初期の脈浮，悪寒と発熱が同時にある，節々の痛みなどの体表の違和感の表証の症状はすでになくなっています．胸の痛み，胸脇苦満があり"半表半裏"ですが，熱感が強くなり始めていて，口渇，脈滑があるため"裏"になり始めていると考えられます．寒熱は舌が紅，舌苔がやや黄色，口渇，熱感が強いことを考えれると"熱"となります．脈が無力になってきたりしていませんので，"実"となります．邪の種類は，冬場で悪寒から始まっていますので，風＋寒の邪だったものが，熱に変化し始めていると考えられます．舌苔が出現していて脈も滑であることから湿が発生していることがわかります．風＋寒なので，傷寒系になります．傷寒の分析では，半表半裏証と実熱の裏のため，少陽と陽明ですが，少陽が主となっています．胸痛があり，臓腑は少陽の部位である膈・胸と，肺に影響が出始めています．

チャートにまとめると下記のようになります．

【全身状態】【病態の位置】【病態の情勢】【病態の性質】
<八綱弁証>　　　　　陽　　半表半裏＞裏　　　実　　　　熱
<病因や邪の分析>　　　　　　　　　　　　　　　　風寒が熱化，湿
<精気の異常の分析>　　　　　　　　　　　　　　　特記なし
<傷寒の分析>　　　　　　　　少陽＞陽明
<臓腑の確定>　　　　　　　　膈・胸＞肺

では，メカニズムを考えてみましょう

<メカニズム>風＋寒の邪が侵襲して膈・胸に入り熱化し，気と津液の流れを阻害して湿が生まれつつある．さらに気が肺で鬱積して熱になっている．

メカニズムを踏まえて治療方針と処方を決定しましょう(*^^)v

<治療方針>少陽と胸の気と津液の流れを，熱をとりながら改善するのと，肺の気が鬱積して生じた熱をとって咳を止める．

<処方>柴陥湯＋麻杏甘石湯

2日後にはCRP 18台になっていましたが，熱は微熱になってきており，その後さらに5日分処方して一旦終了としました．しかし，追加した処方を2日分内服して症状がほとんどよくなったために，内服を自己中断されました．約5日後に発熱・胸痛が再燃して受診した時には，心外膜炎と診断され，入院となっています．自分で薬を再開されていたので，入院時には解熱されていました．おそらく最初の症状も心外膜炎から胸膜炎だったのでしょうが，漢方薬を処方されていた分を内服継続していれば治癒したのでしょう (-.-)

耳鼻咽喉科領域への対応

扁桃炎

　急性扁桃炎は，溶連菌の迅速抗原検査が陽性であれば，ペニシリンの適応ですが，それ以外は基本的に抗生物質は不要です．この時には漢方薬は有効ですので，是非試していただきたい病態の一つです．悪寒が強い場合には，表証と扁桃部での気の過剰反応と考えて葛根湯＋桔梗石膏を使用します．その後で，悪寒と熱感を交互に繰り返すようになった場合には小柴胡湯加桔梗石膏を使用します．非常に簡単な方法ですが，きわめてよく反応します．

　短期間に扁桃炎を反復する場合には，乳幼児期までは小柴胡湯が著効する場合が多いようです．学童期以上は，柴胡清肝湯がよいようです．扁桃に膿栓がたまって取れない場合で，柴胡清肝湯だけでなかなか取れないときには，排膿散及湯を併用します．

鼻炎と副鼻腔炎

　鼻炎と副鼻腔炎の一般論をまずはお示しします．鼻は臓腑では肺と胃に深い関係があると考えられています．鼻炎・副鼻腔炎の診療で重要なのは，悪寒などの表証の有無と，鼻汁の色，鼻汁が多い・鼻閉が強いのいずれが症状のメインかです．鼻汁が多い・鼻汁の色が薄いものの代表が鼻炎，鼻閉が強い・鼻汁の色が濃いものの代表が副鼻腔炎と考えてください．急性の鼻炎・副鼻腔炎では，邪を除くことが中心となるため衛気を発散させる解表薬の割合が多くなります．慢性鼻炎・副鼻腔炎では，体質の改善が重要となります．副鼻腔炎と関連が深いのは，体内に熱を生じやすい，いわゆるなんでもすぐに化膿したり，のぼせやすいタイプ．また，脾や胃，肺に問題を抱えている場合が多く，こうした背景の病態を治療する薬を中心に，少量の衛気を発散させる生薬を併用することで徐々に改善していきます．ここまで読まれてきた皆さんにはもう，おわかりだと思いますが，黄色の鼻汁は熱の性質をもつ邪がいると考えます．滴り落ちるような水様性の鼻汁は津液を抑えることができなくなっていると考えていきます．鼻閉が強い場合には，気を発散させる性質をもった麻黄，桂皮，辛夷，細辛，川芎，蘇葉，荊芥，香附子，薄荷，葛根などを使用します．特に，辛夷は他の部位の気の発散効果は低いですが，鼻の通りを良くする効果が高いことが知られた生薬です．これらの生薬の内で薄荷・葛根以外は温性や熱性ですが，辛夷，荊芥，麻黄は寒性の生薬（たとえば，黄芩や石膏）と組むこ

とで熱の性質をもった鼻閉にも使用します．鼻汁が滴り落ちる場合には，津液を内側に引き込む作用をもつ生薬を使っていきます．こうした作用を期待して，五味子，石膏，芍薬が使用されます．さらに，津液の流れをよくする意味で，蒼朮，乾姜，生姜を使用することがあります．当然，鼻汁がでるのと鼻閉は両面同時に起こることが多いわけですから，多くの処方で気を発散させて鼻の通りをよくする生薬と津液を内に引き込む作用をもつ生薬が同時に組み合わせられて，後はその比率でどちらに重きをもたせるかが決まってきます．こうした組み合わせの代表に，五味子＋細辛＋乾姜があります．これは滴り落ちる鼻汁でしばしば使用されます．粘稠な鼻汁に潤いを与えて出しやすくしたり，乾燥した鼻粘膜に潤いを与える意味で，麦門冬，葛根，知母，地黄，五味子を使用します．黄色の鼻汁がでる熱の性質をもつ邪に対しては，熱による化膿に対応できる黄芩，黄連，山梔子，連翹，金銀花，牛蒡子を使用します．排膿を促す意味では桔梗，枇杷葉，牛蒡子を使っていきます．このような観点からこれからご紹介する処方の構成生薬をみていくとわかりやすいと思います．

　まずは，急性鼻炎と急性副鼻腔炎をみていきましょう．両者は移行しやすいので，便宜的に鼻汁優位型を鼻炎，鼻閉優位型を副鼻腔炎と考えてください．鼻炎で鼻汁が滴るように出る時は，津液の代謝の問題が風邪の侵襲により顕在化したと考え，1st choice は小青竜湯が使用されます．もし，麻黄で動悸や胃もたれが出る場合には，苓甘姜味辛夏仁湯に気の発散による鼻の通りを良くする効果を加える意味で香蘇散を併用するとよいようです．寒冷刺激で鼻汁が出る場合には，強力に陽を賦活化して寒を払う意味で，頓用で麻黄附子細辛湯が有効です．また，乳幼児の急性鼻炎で鼻閉を起こしている時には強力に鼻を通す意味で，麻黄湯を頓用のように使用することができます．急性の副鼻腔炎で強い鼻閉と透明～白色の鼻汁が出ている場合には，葛根湯加川芎辛夷②（葛根4　麻黄4　桂皮2　芍薬2　大棗3　生姜1　甘草2　川芎3　辛夷3）を使用します．もし，この時に口渇や咽頭の強いはれ，眼の充血，鼻粘膜の発赤，舌が赤いなどの気の過剰反応に基づく熱がある場合には，桔梗石膏を併用します．もし急性副鼻腔炎で鼻汁はある程度出るが黄色の膿性の鼻汁が強く，高熱になる場合などは黄連解毒湯を併用します．白色の水様の鼻汁と強い鼻閉，冷えると症状が増悪する，なかなかよくならない場合には，麻黄附子細辛湯＋桂枝湯＋附子末1.5ɡ（桂姜棗草黄辛附湯の代用）を使用します．この時は，腹診で心窩部から季肋部に強い抵抗を認める場合が多いようです．少し，時間がたって，鼻炎で粘稠なやや色がついた鼻汁になった場合には，辛夷清肺湯⑩⑭（辛夷2　枇杷葉2　升麻1　黄芩3　山梔子3　石膏5　知母3　百合3　麦門冬5）＋葛

表11-6 扁桃炎・鼻炎・副鼻腔炎の病態と処方

疾患	症状・状況	処方
急性扁桃炎	悪寒の強い初期の急性扁桃炎	葛根湯＋桔梗石膏
	悪寒と熱感を交互に繰り返す	小柴胡湯加桔梗石膏
反復性扁桃炎	乳幼児期まで	小柴胡湯
	学童期以上	柴胡清肝湯
	膿栓がなかなか取れない場合	柴胡清肝湯＋排膿散及湯
急性鼻炎	漿液性鼻汁がしたたり落ちる	小青竜湯
	小青竜湯の麻黄で調子が悪くなる人に	苓甘姜味辛夏仁湯＋香蘇散
	乳幼児の鼻閉	麻黄湯頓用
	寒冷で誘発される	麻黄附子細辛湯頓用
	やや色がつき，粘稠になった鼻汁	葛根湯加川芎辛夷＋辛夷清肺湯
	完全に黄色・膿性の粘稠な鼻汁でなかなか出し切れない	辛夷清肺湯
急性副鼻腔炎	強い鼻閉と透明～白色の鼻汁	葛根湯加川芎辛夷
	この時に口渇や咽頭の強いはれ，眼の充血，鼻粘膜の発赤，舌が赤い	葛根湯加川芎辛夷＋桔梗石膏
	鼻汁はある程度出るが黄色の膿性の鼻汁が強く，高熱	葛根湯加川芎辛夷＋黄連解毒湯
	白色の水様の鼻汁と強い鼻閉，冷えると上昇が増悪する，なかなかよくならない，心窩部から季肋部に強い抵抗	麻黄附子細辛湯＋桂枝湯＋附子末
慢性鼻炎	カゼを引きやすい，咳が出やすい，鼻閉中心	補中益気湯＋香蘇散
	カゼを引きやすい，咳が出やすい，鼻汁がしたたり落ちる	補中益気湯＋苓甘姜味辛夏仁湯
	食欲ない，下痢しやすい，舌白色苔	六君子湯＋香蘇散 茯苓飲合半夏厚朴湯
	胃もたれしやすい，軟便，舌の苔が厚い	平胃散＋香蘇散
	乾燥や温まると症状増悪	荊芥連翹湯
	中高年発症，鼻粘膜の乾燥・萎縮，手足の冷え	八味丸＋半夏厚朴湯 八味丸＋小青竜湯
	中高年発症，鼻粘膜の乾燥・萎縮，手足のほてり	六味丸＋半夏厚朴湯
慢性副鼻腔炎の急性増悪	膿性・粘稠な鼻汁，鼻閉	辛夷清肺湯
慢性副鼻腔炎	すぐに化膿しやすい，のぼせやすい，カゼをひくといつも咽頭痛になる	荊芥連翹湯
	脾気虚がある場合	＋六君子湯
	肺気虚がある場合	＋補中益気湯
	排膿がなかなかできない時	＋排膿散及湯
	飲がある場合	＋半夏厚朴湯

根湯加川芎辛夷を用います．完全に黄色・膿性の粘稠な鼻汁でなかなか出し切れないときには辛夷清肺湯にします．

次は，慢性鼻炎と慢性副鼻腔炎です．最初に，慢性鼻炎から考えましょう．慢性鼻炎になると，虚の病態が増えてきます．脾の気虚がある場合には，六君子湯＋香蘇散，茯苓飲合半夏厚朴湯などを，脾や胃の気滞，湿を背景に起こる場合には平胃散＋香蘇散を使用します．肺の気虚がある場合には，鼻閉が中心の場合には補中益気湯＋香蘇散が，鼻汁が滴り落ちるタイプは補中益気湯＋苓甘姜味辛夏仁湯などが有効な場合が多いようです．また，乾燥すると鼻の調子が悪くなる，温かい空気で増悪する鼻炎は，荊芥連翹湯を使用します．中〜高齢になってこられて起こる慢性鼻炎には腎の問題が背景にある方がいらっしゃいますが，この場合には腎陽虚の場合には八味丸をベースに＋半夏厚朴湯や＋小青竜湯，腎陰虚の場合には六味丸＋半夏厚朴湯がよいようです．

慢性副鼻腔炎の急性増悪では，比較的初期から膿性鼻汁が認められますが，この時には辛夷清肺湯を使用します．慢性副鼻腔炎の改善には，すぐに化膿しやすい，のぼせやすい，カゼをひくといつも咽頭痛になる人は，荊芥連翹湯を少量でも長期に内服させるのが有効のようです．熱をもちやすく，でも脾気虚・肺気虚もあるなんて場合には六君子湯に荊芥連翹湯を併用，補中益気湯に荊芥連翹湯を併用なんていうこともしばしば行います．もし，水様鼻水が詰まったり，舌が胖大または水滑，心下に振水音があるなどの過剰な津液である飲がある場合には半夏厚朴湯を併用します．また，なかなか副鼻腔から排膿できない場合には排膿散及湯を併用します．

花粉症

春先の花粉症の漢方治療は様々な方法があります．適宜，鼻炎の項目も参考にしていただくとよいですが，ここでは，最初に急性期を乗り切るために，大阪の耳鼻咽喉科で漢方医のご今中先生が開発された"虎竜湯"の方法をご紹介します．2月〜3月初旬のまだ肌寒い時期には，まず小青竜湯を使用します．3月中旬ごろから暖かくなってきた場合は，小青竜湯＋五虎湯を併用します．小青竜湯の"竜"と五虎湯の"虎"で"虎竜湯"です．竜虎湯にしなかったのは，韓国の処方で竜虎湯がすでにあるとのことで避けられたそうです（'ω'）ﾉ　小青竜湯ではイマイチ反応が悪く，寒冷刺激が強い誘発因子となる場合には，麻黄附子細辛湯を使用します．これらの治療は通常の抗ヒスタミン剤と併用可能ですが，使用すると抗ヒスタミン剤の減量・中止も可能な場合をしばしば経験します．抗ヒスタミン剤では効果が薄く，内服すると乾燥感が強くなるタイプの人は，荊芥連翹湯が有効です．単独で効果が

薄い場合には五虎湯を併用すると効果的です．花粉症を起こしにくくするためには，シーズンの3カ月程度前から体質的な問題の漢方的診断による是正を行います．特に脾胃，肺，肝の問題のコントロールが重要となります．病態としては，なかなか複雑で，津液の代謝が上手くいってないために，湿が生じてそこに熱が結びついているもの，津液の代謝の異常のために一方で陰虚が生まれて，気の過剰運動である内風が生まれたものなどが合併しています．一概な処方は難しいですが，脾胃に問題がある場合には，茯苓飲合半夏厚朴湯に加味逍遥散の併用や，肺の気虚の場合には，補中益気湯に半夏厚朴湯や荊芥連翹湯，加味逍遥散の少量併用，肝の問題が強い場合には加味逍遥散や大柴胡湯去大黄に半夏厚朴湯を，肝の血虚・陰虚が強い場合には荊芥連翹湯単独または半夏厚朴湯の併用が有効のようです．

中耳炎

急性の中耳炎も現在，エビデンスが蓄積され，抗菌薬の出番が減ってきていますので，漢方薬の使用価値のある分野です．急性期には小柴胡湯を使用します．もし，口渇・目の充血・舌の赤みが強いなどの症状が強い場合には，小柴胡湯加桔梗石膏を使用します．滲出性中耳炎には，小柴胡湯と五苓散を合わせたものである柴苓湯を使用します．

耳鳴り

耳鳴りは大きく肝胆の経絡の異常と腎の異常が関与すると考えられています．音が大きいほど邪による侵襲が中心の病態，小さい音ほど精気の虚に伴う症状と考えられています．急性期の耳鳴りは肝の気の流れ滞りとそこに発生した熱によると考えられています．めまいを合併している場合は，風と痰が結びついていると考えていきます．もちろん他の所見も考えますが，耳鳴りの音が，高い音ほど熱が強く，低い音ほど痰湿が強いと考えていきます．まず熱が強くない場合には抑肝散を，痰湿が合併している場合には抑肝散加陳皮半夏を使用します．熱が強い場合には，竜胆瀉肝湯を使用します．竜胆瀉肝湯ほどではないですが，熱が強く，めまいや不安なども合併する場合には肝の気の滞りと熱が心にまで影響していると考えて，柴胡加竜骨牡蛎湯を使用します．低い音が中心で耳のふさがった感じが強い場合には，痰湿が強い状況と考えます．この時には柴苓湯を使用します．また，急性期から慢性期に移行する段階では血瘀が関与する場合が多く，湿も多い場合には当帰芍薬散，陰虚もある場合には四物湯を併用します．

慢性化すると虚の側面が強くなります．こうなると肝や腎の血虚・陰虚が主体に

なっていきます．特に腎の陰虚の場合には六味丸＋柴胡加竜骨牡蛎湯を使用します．血虚が中心の場合には四物湯＋抑肝散を使用します．耳管開放症のように体重減少，ストレス誘発の病態では，脾気虚，心血虚と肝の気滞と熱と考えて加味帰脾湯を使用します．

口内炎

　口内炎は基本的には胃の熱と考えます．急性期で強い赤みと冷やしたくなるような場合には，黄連解毒湯を使用します．この時，エキスを水に溶いて直接塗りつけるか，口に含んで口の中を漱いでから飲み込むと効果的です．あまり，赤みが強くない慢性的な口内炎では半夏瀉心湯を同じような使用法で使うのがお勧めです．放射線障害や化学療法に伴う口内炎などの難治性のものでもこれらの方法は有効ですので，是非一度試してみてください．

　では，耳鼻科領域の症例の考え方をみていきましょう！

症例　58歳　女性

【主訴】　鼻閉
【現病歴】　約10年前より水様鼻汁が詰まりやすく，常に水様鼻汁が出るか粘稠な白緑色の鼻汁が詰まる．抗ヒスタミン剤は口腔乾燥と眠気，鼻閉ですぐに中断．小青竜湯内服でほてりを感じる．
【既往歴】　脂質異常症：内服なし
【現症】　秋に特に症状が悪化しやすい．どちらかというと鼻閉が辛い．手足がほてる．乾燥肌．やや胃もたれしやすい．
　　　　身長：155 cm　体重 43 kg
　　　　脈診：脈軽按滑　重按細
　　　　舌診：胖大
　　　　腹診：心下振水音

　八綱弁証では，全身状態は保たれていますから"陽"．急性発熱性感染症の初期ではありませんから，"裏"です．鼻汁がつまりやすい，脈滑，心下振水音ということで"実"があります．一方で乾燥しやすい，脈は重按は細ということで"虚"の成分もあります．ほてりやすいということで，"熱"となります．
　邪は，脈滑，心下振水音，舌に胖大で，過剰な津液である飲があることがわかり

ます．ただし，鼻汁の色はついていないので，この飲は熱との結びつきは強くないことがわかります．精気の異常を考えると，虚で熱であり，乾燥肌や乾燥しやすいことから血や陰が不足していることがわかります．場所は鼻ということになります．ただし，胃もたれしやすいということから，胃の問題もあると思われます．

チャートにまとめると下記のようになります．

	【全身状態】	【病態の位置】	【病態の情勢】	【病態の性質】
<八綱弁証>	陽	裏	実＞虚	熱
<病因や邪の分析>				飲
<精気の異常の分析>				血虚・陰虚
<臓腑の確定>				鼻・胃

では，メカニズムを考えてみましょう (*^_^*)

<メカニズム>加齢に伴う血と陰の不足で，鼻粘膜が乾燥しやすくなり，同所の気の流れも悪化して機能が低下．胃に飲が生まれ，関係の深い鼻で異常をきたしている．

ということで治療方針と処方です (*^^*)v

<治療方針>血と陰を補いつつ，飲を除いて，気を発散させて鼻を通じさせる．

<処方>　荊芥連翹湯＋半夏厚朴湯
　　　　　葛根湯加川芎辛夷　頓用

鼻閉が強い時には葛根湯加川芎辛夷で症状はコントロールできるようになりました．内服を継続しているうちに，頓用も使用することがほとんどなくなり，3年で調子が悪い時にごくまれに1時間程度の鼻閉がある程度となりました．また，副産物としてカゼもひかなくなりました．

呼吸器症状への対応

慢性咳嗽

慢性咳嗽は，しつこい痰などの邪が肺に止まり続けている場合と，津液や陰が不足している場合があります．さらに，気が不足したために本来の肺の気のもつベクトルの異常が発生して咳が出る場合があります．また，気滞による咽頭の違和感が咳嗽の原因になっている場合があります．そのほかに，肝の気滞が肺に影響している場合や，腎の肺の気を下に内に引き込むベクトルのバックアップ機能の低下によるものなどがあります．単純に痰が多い咳嗽で咳き込むのが強い場合には，二陳湯

と五虎湯を合わせて使用します．石膏が入っていますので，熱の傾向のある咳に使用します．この場合には，強い咳き込みで顔が赤くなったり，のどが渇くなどの症状が随伴します．大量の黄色喀痰とともに喉の渇きなどの症状が合併する場合は，肺で熱と痰が結びついて，邪正相争の結果，津液の不足まで起こした状況と考えられます．この場合には清肺湯⑨⓪（黄芩2　山梔子2　貝母2　竹筎2　桑白皮2　桔梗2　杏仁2　麦門冬3　天門冬3　五味子0.5　当帰3　茯苓3　陳皮2　大棗2　生姜0.5　甘草1）を使用します．肺の津液の不足の場合には，単純な乾性咳嗽が出てきます．この際には麦門冬湯を使用します．もし乾性咳嗽で手足のほてりや，胸の熱感，舌の裂紋などの陰虚を示唆する症状が合併する場合には，滋陰降火湯を使用します．

　肺の気の不足により肺の気の調整が上手くいかずに起こる咳では，気虚が中心の場合には，補中益気湯に苓甘姜味辛夏仁湯を併用します．気虚に血虚や陰虚が合併している場合には，人参養栄湯を使用します．気滞に伴う咽頭違和感による咳嗽には半夏厚朴湯を使用します．気滞の原因が，肝の気をのびやかに調整する機能の低

表11-7　慢性咳嗽の病態と処方

病態	症状	処方
肺の気の過剰による熱と痰	白色の大量の喀痰，口渇，舌紅	五虎湯＋二陳湯
痰と熱が結びつく＋肺の津液の不足	黄色の粘稠な喀痰が多量，口渇	清肺湯
肺の津液の不足	乾性咳嗽，切れにくい少量の喀痰，口渇	麦門冬湯
肺の陰虚	乾性咳嗽，切れにくい少量の喀痰，手足や胸のほてり，舌の裂紋，脈細	滋陰降火湯
肺の気虚	弱い咳，息切れ，声が弱い，脈無力	補中益気湯＋苓甘姜味辛夏仁湯
肺の気虚と血虚や陰虚の合併	弱い咳，乾性咳嗽，息切れ，声が弱い，皮膚の乾燥，脈細無力	人参養栄湯
気滞	咽頭違和感，日によって症状が変化しやすい，情緒で症状が変化する	半夏厚朴湯
	＋イライラ・抑うつなどがある．脈弦，胸脇苦満	＋加味逍遥散　柴朴湯
肺の津液不足＋肝の気滞	乾性咳嗽＋イライラ・抑うつなどがある，脈弦，胸脇苦満	滋陰至宝湯
腎による肺のベクトルのバックアップ機能の低下	年齢の割に老けてみえる，腰痛，脈の尺脈が弱いなどの症状と，吸気のしにくさを感じる	八味丸（＋苓甘姜味辛夏仁湯）

下に伴うものの場合には，加味逍遥散を併用したり，小柴胡湯と半夏厚朴湯をあわせた柴朴湯も有効です．肝の気滞により肺の気の流れが阻害され咳嗽が出現する場合には，加味逍遥散に，適宜，肺の病態に合わせて処方を併用しますが，津液の不足やほてりが合併している場合には，滋陰至宝湯(92)(柴胡3　薄荷1　香附子3　芍薬3　当帰3　白朮3　茯苓3　陳皮3　貝母2　地骨皮3　麦門冬3　知母3　甘草1）の適応になります．腎の内に下に引き込むベクトルのバックアップの低下による場合は，年齢の割に老けてみえる，腰痛，脈の尺脈が弱いなどの症状と，吸気のしにくさを感じるなどの症状が出現します．この場合には，八味丸をまずは使用します．もし，反応が悪い場合には苓甘姜味辛夏仁湯を併用します．この場合にはしばしば喘鳴や息切れが合併します．

喘鳴

喘鳴は，肺が気と津液を動かせなくなることで生じると考えられています．

急性の喘鳴発作には，1st choice は小青竜湯です．激しい喘鳴発作の場合には麻杏甘石湯の併用がおすすめです．

再発する喘鳴発作のコントロールには，肺の気の流れの調整と痰を除く作用，膈～上気道の気と津液の流れの改善を期待して，柴朴湯を使用するのが有効な方法です．また，この処方は気滞や肝の異常にも有効なため，精神的ストレスや情動で増悪する喘息発作にも有効です．この処方は主に間欠的に使用しますが，精神的ストレスや情動により増悪する喘鳴の発作期の場合には，神秘湯(しんぴとう)(85)(麻黄5　杏仁4　厚朴3　蘇葉1.5　陳皮2.5　柴胡2　甘草2）が使えます．副鼻腔炎や鼻炎を合併する場合には，その治療を行います．かぜをひきやすく，そのために喘息の発作を繰り返す場合には，肺による衛気の産生不足と考え，かぜの予防として衛気を補う効果を期待して，補中益気湯＋桂枝湯を使用します．寒気にさらされると誘発される喘鳴には肺の陽が不足していると考えます．この場合には人参湯を使用します．腹部膨満があり鼓腸の場合には強い気滞があると考えられ，半夏厚朴湯，気虚も合併していれば茯苓飲合半夏厚朴湯が著効する場合があります．もし，便秘が強い場合には，大腸の気の流れが悪いために関連する肺の気の流れも阻害されていると考え大承気湯を使用するとよい場合があります．常に弱い喘鳴が持続する場合は，肺の気虚による場合と腎の内に下に引き込むベクトルのバックアップの低下によるものと考えられます．肺の気虚の場合には補中益気湯＋苓甘姜味辛夏仁湯を，肺の気虚に血虚や陰虚が合併している場合には，人参養栄湯を使用します．腎の異常の場合には腎の陽虚から起こっている場合には八味丸，またはそこに苓甘姜味辛夏仁湯

表11-8 "喘鳴"の病態と処方

病態	症状	処方
肺の気と津液を動かせない（急性喘鳴発作）	急性喘鳴発作（＋症状が強く，口渇や興奮も伴う場合）	小青竜湯（＋麻杏甘石湯）
肺・膈の気の流れと痰の問題	多くの喘息の主に間欠期に使用する	柴朴湯
肝の気滞と肺の気滞の合併	精神的ストレスや情動で増悪する喘息発作の間欠期	柴朴湯
	精神的ストレスや情動で増悪する喘息発作の発作期	神秘湯
肺の衛気の不足	カゼを引きやすい人のカゼの予防	補中益気湯＋桂枝湯
肺の陽虚	冷えると喘鳴がでる	人参湯
肺と大腸での気滞	鼓腸と喘鳴	半夏厚朴湯
	＋気虚	茯苓飲合半夏厚朴湯
	鼓腸と喘鳴があり，便秘が強い場合	大承気湯
肺の気虚	弱い喘鳴が持続しやすい，非発作期でも労作時息切れがある，脈無力	補中益気湯＋苓甘姜味辛夏仁湯
肺の気虚＋陰虚	弱い喘鳴が持続しやすい，非発作期でも労作時息切れがある，乾性咳嗽，手足のほてり，口渇，脈細無力	人参養栄湯
腎により肺のベクトルのバックアップ機能の低下	持続型の喘鳴，息切れ，吸気困難感，腰痛，老化が目立つ，尺脈無力，身体が冷える	八味丸（＋苓甘姜味辛夏仁湯）
肺と腎の陰虚	持続型の喘鳴，乾性咳嗽，手足のほてり，粘膜や皮膚の乾燥，左尺脈無力や沈	六味丸＋麦門冬湯

を併用します．腎の陰虚から起こっている場合には，六味丸＋麦門冬湯を使用します．

息切れ

息切れの病態は，肺に気がたまった状態と，気虚と気の内側に引き込む作用が上手くいっていない病態に分けられます．肺に気がたまった状態ではさらに，気のみが問題になる場合と気と津液が一緒にたまってしまった病態に分けられます．また，腎による肺の気を内に下に引き込むベクトルのバックアップの異常でも息切れが生じます．最も多い病態は気がたまった状態と気虚です．この両者の簡単な見分け方は，体を動かして軽快するのが，気がたまった状態で，気虚は労作で増悪します．気がたまった状態は半夏厚朴湯を使用します．気虚では補中益気湯を使用しま

表11-9 "息切れ"の病態と処方

病態	症状	処方
肺の気のたまり	動くとむしろよくなる，脈有力	半夏厚朴湯
肺の気虚	労作で増悪，脈無力	補中益気湯
肺の気の内側に引き込む作用の低下	吸気の困難感や弱い咳嗽が合併	補中益気湯＋苓甘姜味辛夏仁湯
胆の気を内側に引き込む作用の低下の合併	ため息が目立ち，情動変化や消耗した際に増悪	補中益気湯＋酸棗仁湯
気と津液が胸にたまった場合	漿液性の喀痰，呼吸切迫，口渇，舌紅，脈数	木防已湯
	漿液性の喀痰，足の冷え，舌淡，水滑	苓桂朮甘湯（＋附子末）
腎による肺のベクトルのバックアップの異常	吸気の困難，尿の異常，浮腫があり，脈診で尺脈の無力	舌に裂紋，小腹不仁，少腹攣急	八味丸
		下痢，食欲不振があったり，慢性の場合は，羸痩，腹診でも腹壁の筋肉が痩せている	真武湯

す．肺の気の内側に引き込む作用の低下の場合には，吸気の困難感や弱い咳嗽などが合併するようになります．この場合には補中益気湯に苓甘姜味辛夏仁湯を併用します．胆の気を内側に引き込む作用の低下が合併している場合には，ため息が目立ち，情動変化で消耗した際に増悪します．この場合には補中益気湯に酸棗仁湯を合わせます．気と津液が胸にこもった場合は，漿液性の喀痰がでるようになります．いわゆる心不全の肺水腫などにみられる病型です．このときも，口渇があり呼吸が切迫して，舌が赤い場合には，木防已湯を使用します．慢性心不全の急性増悪にこの病型が多く認められます．一方，口渇はなく冷えが中心で舌も淡の場合には，苓桂朮甘湯を使用します．効果が弱い場合には附子を追加します．腎の異常での息切れでは，吸気の困難さが出現します．また，尿量の増加・減少という尿の異常と，浮腫があり，脈診で尺脈の無力が出現します．腹診では臍下の抵抗力が弱かったり（"小腹不仁"ですね），腹直筋の恥骨結合付着部の緊張亢進（"少腹攣急"）が出現します．多くの場合は腎の病態の中でも腎の陽虚が背景に出現します．舌に裂紋が入っていたり，小腹不仁や少腹攣急がある場合には，腎の陰虚に陽虚が合併していると判断され，八味丸を使用します．下痢，食欲不振があったり，慢性の場合には羸痩が出現，腹診でも腹壁の筋肉が痩せているときには腎の陽虚に合併して，脾や胃の陽も虚弱になっていると考えます．この時には真武湯を使用します．

表11-10 "動悸"の病態と処方

病態	症状		処方
心に熱がこもる場合	胸の熱苦しさ，興奮，舌の尖端を中心とした赤みの強い赤み，脈数など		三黄瀉心湯頓用 黄連解毒湯頓用
			黄連解毒湯＋桂枝加竜骨牡蛎湯
肝の気滞による熱が原因の心の熱	イライラ，抑うつ，脈弦，胸脇苦満	胸の強い熱感，強い顔のほてり，舌紅	柴胡加竜骨牡蛎湯
		下肢の攣り，目の疲れ，髪が痩せる，乾燥肌	＋四物湯
		より強いほてり感，興奮	＋温清飲
		胸の軽い熱感，舌先部の発赤	加味逍遥散
心に津液と気が迫る	腹部から胸に突き上げるような感じを伴う，舌がよだれで滴るように濡れている，脾への負担で誘発される		苓桂朮甘湯 (p.140参照)
心の気虚	労作や不安などの消耗で誘発される		桂枝加竜骨牡蛎湯頓用
			補中益気湯＋桂枝加竜骨牡蛎湯
心の気虚と血虚	消耗と，こころの弱さに伴う不安や不眠などを合併して起こる		帰脾湯 （＋桂枝加竜骨牡蛎湯）
心の気虚と陰虚	消耗とともに口の乾燥や手足のほてり，舌が萎縮，裂紋がある，脈細		炙甘草湯
	不安や不眠などの精神症状があったり，呼吸器症状が合併している		人参養栄湯

第11章 外来漢方診療

☯ 循環器症状への対応

動悸

　動悸は心の病態で起きます．胸の熱苦しさ，興奮，舌の尖端を中心とした強い赤み，脈が速いなどの症状がある場合には，心に熱があると考えます．頓用で三黄瀉心湯を使用します．三黄瀉心湯には下剤の作用をもつ大黄が含まれていますので連用すると下痢します．下痢が困る場合には黄連解毒湯を使用します．連続して使用する場合には黄連解毒湯＋桂枝加竜骨牡蛎湯がよいようです．心への熱の原因が肝の気が鬱滞したことによる熱が原因となっている場合があります．この時に，強い顔のほてり，舌の赤みが強いなどの強力な熱が問題になっている場合には，柴胡加竜骨牡蛎湯を使用します．肝の血虚が背景にあって肝の気の流れが悪くなっている場合にはここに四物湯を併用します．もっと強力に熱を除きたい場合には，組み合わせる四物湯を，黄連解毒湯と四物湯を合わせた処方である温清飲に変更します．

弱い熱の症状では，加味逍遥散を使用します．労作や不安などの消耗で誘発される場合には心の気虚と考えます．頓用では桂皮末＋甘草末が有効ですが，医療用漢方製剤のエキス剤で治療する場合には，桂枝加竜骨牡蛎湯を使います．連用する場合には，補中益気湯＋桂枝加竜骨牡蛎湯を使用します．心の気と血両方が不足している場合には，帰脾湯を使用します．多くの場合は消耗と，こころの弱さに伴う不安や不眠などを合併して起こる動悸に有効です．効果が薄い場合には，桂枝加竜骨牡蛎湯を併用します．気虚と陰虚が合併した場合の動悸では炙甘草湯(しゃかんぞうとう)(64)を使用します．この場合の多くは，消耗とともに口の乾燥や手足のほてり，舌が萎縮している，脈が細いなどの所見が伴います．同じ気虚・陰虚でも不安や不眠などの精神症状があったり，呼吸器症状が合併している時には人参養栄湯を使用します．

それでは，呼吸器症状などをまとめて，実際の症例を考えてみましょう (‘ω’) ノ

症例 78歳 男性

【主訴】 動悸・咳嗽・息切れ・悪寒発作

【現病歴】 もともと神経質であったが，65歳ごろよりパニック発作が出現するようになった．5年前より突発的に出現する動悸あり．心電図では発作性上室性頻拍症も確認されている．3年前より咳嗽，時に喘鳴があり非結核性抗酸菌症に伴う気管支拡張症といわれている．同時期より，不安発作時に悪寒がくるようにもなり，症状改善目的で受診．

【既往歴】 胃がんにより胃切除術後
膵嚢胞性疾患で経過観察中

【現症】 疲れたり，パニックに伴い，動悸や悪寒発作，時に喘鳴が出やすい．咳嗽は乾性咳嗽で弱い．冷え性で，冬場ほど症状の出現頻度が多い．労作時息切れあり．疲れると吸気の困難感と腰痛が出やすい．食は細く，すぐにお腹がいっぱいになる．便秘しやすいが下剤を使用すると下痢になる．倦怠感あり．中途覚醒が起こる．

身長：165 cm　体重 46 kg

脈診：全体に細，両側寸脈無力　**右関脈**：重按無力

舌診：やや淡，縦方向の裂紋あり

さあ，どうでしょう？！　まずは，型通り八綱弁証から考えてみましょう (^_^)/

全身状態はかなり弱ってきていますので"やや陰"としておきます．急性発熱性感染症の初期ではありませんから，"裏"です．長年の疾患による消耗，弱っている病態，脈も全体に弱いですので，"虚"と考えます．悪寒の発作があり，冷え性，寒い時に症状が増悪ということから，"寒"です．病因は慢性の消耗で，邪の侵襲を示唆する病歴はありません．疲れやすく活力も低下，冷えていることを考えると，気虚となります．不安や不眠などの精神症状の不安定性があり，血虚が考えられます．また，痩せてきて，乾性咳嗽，舌に裂紋があるのは陰虚の所見です．臓腑は，呼吸器症状がありますので，当然，肺となります．不安は胆か心ですが，胆を示す他の所見はなく，睡眠の問題，動悸がありますので，この場合の精神症状は心の問題でしょう．消化器の症状もあるため脾の問題もあるようです．吸気時の呼吸困難感や腰痛などの腎の問題も疲れたときなどに出現していることから，病態は腎にまで波及しつつあると考えられます．

　大分，なれてこられたのではないでしょうか！？
　チャートにまとめると下記のようになります．

	【全身状態】	【病態の位置】	【病態の情勢】	【病態の性質】
<八綱弁証>	やや陰	裏	虚	寒
<病因や邪の分析>			なし	
<精気の異常の分析>			気虚・血虚・陰虚	
<臓腑の確定>		肺・心＞脾＞腎		

　では，メカニズムの分析です（p_-）

<メカニズム>　もともと，脾や心の問題があった者が，肺の気と陰の消耗をきたしている．心の問題や気の消耗に伴い，肺の気が消耗されると衛気の産生が低下し悪寒が出現する．肺の気が消耗されると肺の腎に向かう気も減少するため吸気がうまくできなくなったり，相対的な腎の気の低下を招いて腰痛が出現する．

　ということで，治療方針と処方の決定になります．

<治療方針>　肺・心・脾の気を補うとともに，心の血と陰，肺の陰を補う．

<処方>　人参養栄湯　　動悸時　　頓用　桂枝加竜骨牡蛎湯
　　　　　　　　　　　悪寒時　　頓用　麻黄附子細辛湯
　　　　　　　　　　　不安発作時　頓用　甘麦大棗湯

　そう！　肺・心の気と血と陰を補う代表処方は，鑑別表を見ていただいてもわかるように，人参養栄湯です．そこに，動悸発作が起こった時には，心の気や陽が消耗された時の動悸の頓用処方である桂枝加竜骨牡蛎湯を，悪寒発作の時には，肺と腎の陽を鼓舞して衛気を発散させる麻黄附子細辛湯を使用しました．不安発作単独

の時には，桂枝加竜骨牡蛎湯で効くこともあるのですが，この方の場合は，心血虚などの心の脆弱性に伴う不安発作の1st choiceである甘麦大棗湯が有効でした．このような治療で，この患者さんは，動悸や呼吸困難感，不安発作などの症状は，改善し発作回数も減少しました．今まで，不安発作の時に使用していたベンゾジアゼピンからも離脱でき，定期内服していた眠剤も減らせてきています．また，よくカゼをひいたり，肺炎を起こされていたのも頻度が減ってきています．

浮腫

　浮腫は，漢方では津液の停滞と考えます．津液の停滞の原因としては津液の運動させるための駆動力である気の停滞である気滞や気の不足である気虚，血の停滞である瘀血に付随するものがあります．また，津液の代謝をコントロールしている臓腑である，腎・脾・肺と，津液の流通路である三焦の異常によって引き起こされます．

　腎による浮腫では，多尿または尿量減少などの症状とともに腰痛などの症状，脈診で尺脈の無力，老化の症候が出現します．組織の萎縮などの腎の陰虚の所見が合併している場合や，腹診で下腹部正中のみの腹壁の緊張低下（いわゆる"小腹不仁"），または腹直筋の恥骨結合付着部のみ筋緊張の亢進がある場合（いわゆる"少腹攣急"）の場合には，八味丸や牛車腎気丸を使用します．牛車腎気丸は八味丸より浮腫が強い場合に使用します．エキス剤では附子が加熱によって減弱してしまうので，冷えが強い場合には保険適応で唯一，古典的な丸剤である八味丸Mを用いるか，附子末を追加して使用します．附子末を加えるときには，一般に0.5〜1g程度から併用してください．一方，同じ腎による浮腫でも脾も同時に障害されている場合には，真武湯を使用します．この場合には消化機能の低下が合併している場合が多く，慢性的な下痢や体重減少，食思不振があったり，腹診で腹部全体が筋肉・脂肪ともに落ちてしまっていたりします．

　脾の異常による浮腫では，食欲不振や水分の過剰摂取，食べ過ぎなどで症状が増悪します．この場合には，脾の気虚を伴う場合には六君子湯＋五苓散を，気滞が中心の場合には平胃散＋五苓散である胃苓湯を使用します．気の上に引き上げるベクトルが弱いことで下腿の浮腫が起こる場合には，補中益気湯に五苓散を併用するのも方法です．

　肺の異常による浮腫では，咳嗽，呼吸困難感，息切れなどの呼吸器の症状があります．肺の気虚に合併している場合には補中益気湯＋五苓散を，肺の気滞のための浮腫には九味檳榔湯を使うことができます．

表11-11 "浮腫"の病態と処方

病態	症状	処方
腎の陽虚	多尿または尿量減少などの症状とともに腰痛などの症状, 脈診で尺脈の無力, 老化の症候	
	組織の萎縮などの腎の陰虚の合併, 小腹不仁, 少腹攣急	牛車腎気丸 八味丸
	脾も問題を起こし, 慢性的な下痢や体重減少, 食思不振, 腹部全体の筋肉・脂肪が落ちてしまっている	真武湯
脾の気虚	食欲不振や水分の過剰摂取, 食べ過ぎなどで症状が増悪, 倦怠感, 軟便, 脈無力	六君子湯＋五苓散
	食欲不振や水分の過剰摂取, 食べ過ぎなどで症状が増悪, 倦怠感, 下痢, 起立性低血圧, めまい, 脈無力で特に寸脈が無力	補中益気湯＋五苓散
脾や胃の気滞	食欲不振や水分の過剰摂取, 食べ過ぎなどで症状が増悪, 重怠い倦怠感, 心窩部の痞え, 上腹部のはりとガス, ゲップ, 脈滑, 舌苔あり	胃苓湯
肺の気虚	労作時息切れ, 慢性咳嗽, 脈無力	補中益気湯＋五苓散
肺の気滞	咳嗽, 喘鳴, 脈有力	九味檳榔湯
全身的な気滞	腹部のはり, 腹部にガスがたまる, 気分の抑うつ, 運動すると浮腫が軽快傾向, 脈有力	九味檳榔湯
肝の気滞	イライラ, 抑うつ, 情動で症状が増悪する, 脈弦, 胸脇苦満	柴苓湯
血瘀	月経周期によって浮腫が増悪する, うっ血様の皮膚	当帰芍薬散
局所の熱を伴うもの	浮腫と発赤, 腫脹がある	越婢加朮湯
局所の気虚によるもの	運動不足や筋力の低下による浮腫	防已黄耆湯 （＋麻杏薏甘湯）

　全身的な気滞による浮腫は, 九味檳榔湯が使用できます. 気滞の背景に肝の異常があり, そのために三焦の気の流れが悪化して津液の停滞をきたしている場合には小柴胡湯＋五苓散である柴苓湯を使用することができます. 女性の月経期の浮腫のように血瘀に随伴した浮腫では, 当帰芍薬散を使用します.

　四肢で何らかの熱を伴った浮腫が起こっている場合には越婢加朮湯を, 局所の気虚に伴う場合には防已黄耆湯を使用します. この局所の気虚を判断する指標としては, 働きである気の不足ですから, 局所の運動不足や筋力の低下を参考にするとわかりやすいと思います. もし, 防已黄耆湯単独でなかなか浮腫が改善しない場合には, 衛気の流れを強力にする意味合いで麻杏薏甘湯を少量加えるとより効果的になります.

全身症状への対応

全身倦怠感

　全身倦怠感は西洋医学ではなかなか難しい場合も多く，漢方の治療対象となることのある症状ですが，病気であれば元気ハツラツ！　っというわけはないので，ある意味すべての病態を含むので一概には言えません (>_<)．ここでは，あくまでもしばしば目にする，全身倦怠感以外にあまり症状が乏しい病態に絞って解説したいと思います．倦怠感というと，すぐにエネルギーの不足である気虚を思い浮かべがちですが，もちろん気虚の病態は多いのですが，重だるい倦怠感を引き起こす邪である湿の問題や，気の流れの悪さが供給の不足を招いて，結果，倦怠感となっている場合も多いため，気滞も問題になります．また，気虚も単独の気だけの問題でなく，他の精気の異常に伴って気虚が増悪している場合もあり，これらも考えなくてはいけません．特に，陽の異常の場合は，陽虚になると脾・腎・心での気の産生が低下してしまいます．また陽の過剰の場合には，気が熱エネルギーに奪われてしまって，消耗をきたすので要注意です．ではまず，気虚について考えてみたいと思います．当然，気虚の原因として，食事の問題や睡眠の問題，過労があればそれを是正すること，また，気の供給源である食物の消化吸収がうまくいっていなければ，脾や胃をまずはよくしなくてはいけません．それでもあまり当てはまらない，全身の気虚の 1st choice は補中益気湯です．もちろん，多くの臓腑で気虚の病態はありますが，それはそれぞれの臓腑の章を参照してください．気滞や湿，他の精気の問題も同じように扱って下さい．原則では，気が足りない場合には物質は過剰になります（精気の陰陽のバランスの問題です）ので，血や津液・陰は相対的な過剰となっていますが，一定以上に物質も失われていると気を宿す場がなくなりますので，補充が必要です．気虚とともに血虚も補う必要がある場合には，十全大補湯が 1st choice になります．一方，津液も不足している場合には，補中益気湯＋麦門冬湯を使用します．仮に熱中症後の倦怠感や夏場に熱さにやられて疲労している場合には，気と津液の消耗に加えて，体内に熱がこもります．この気と津液の不足を補うのと同時に熱をとる処方には，清暑益気湯 ⑯（人参 3.5　黄耆 3　麦門冬 3.5　五味子 1　当帰 3　蒼朮 3.5　陳皮 3　黄柏 1　甘草 1）があります．ちなみに，熱中症では，超急性期の高体温，大量発汗時は白虎加人参湯を，脱水になって水分補給をする時には五苓散，熱の所見が強ければ茵蔯五苓散を使用して，その後の倦怠感が残ったところで清暑益気湯を使用します．気虚とともに陰虚が合併している場合に

は，補中益気湯＋六味丸を使用します．気虚の場合には脾や胃の気も不足して働きも低下している場合が多いので，十全大補湯や六味丸のように脾や胃に負担をかけやすい地黄などが入った処方は最初には用いない方が無難です．また，他の処方でも物質を増やすと相対的に気の働きが低下してみえることがあり，重篤・危機的な状況ではまずは気を増やすことに専念した方が無難となります．10歳以下の子供などでよく認められる，食事を食べてもなかなか太れない，ある程度は元気だけどすぐに疲れるといった症状がある場合には，小建中湯を使用します．この処方は脾の気と陽と陰を補充して，腎につなげて，腎の働きを助ける作用が期待できる処方です．小児に使われることが多いですが，大人でも地黄を受けつけない人に対して，気と陰を補う目的で使用することができます．より気を補いたい時には，黄耆建中湯を使用します．次の陽の異常は，陽虚と陽の過剰亢進に関して，心・脾・腎のそれぞれの処方の項目をご参照ください．もし，気虚も目立つ場合には，それらの処方と補中益気湯を併用する場合があります．

　次に気滞について考えましょう！　気滞の場合には情動によって症状の増悪が認められるのが特徴です．また，**多くの場合は体を動かすと症状が改善します**．また，**倦怠感を訴えているのに，声や眼の力はあり，脈も有力のことが多いのも特徴です**．単純な気滞は，香蘇散を使用します．もし，咽頭部不快感やイライラなどの気が上方に過剰にのぼる症状がある場合には，半夏厚朴湯を使用していきます．これらの気滞の背景に肝の問題がある場合もしばしばお目にかかります．単純な気滞との違いは，肝の場合には，情緒の反応の過剰や，弦脈や胸脇苦満が認められる場合が多いようです．また，香蘇散や半夏厚朴湯だけではコントロールが難しい場合に気づかれる場合もあります．肝による気滞で起こった倦怠感の典型症例を更年期障害のところで紹介していますので，こちらも参考にしてみてください．気滞とともに，血や津液の停滞が合併している場合もあり，単純に気だけ動かしても反応が悪い時には，血や津液を動かすことも考えます．また，胆の異常で気滞が生じている人もいます．この場合の多くは胆の異常により発生していることが多くて，ため息や驚きやすさや不安を合併している場合が多いようです．胆の気虚による場合は，強い倦怠感とため息，驚きやすさが出現します．また脈も無力になります．この時には黄耆建中湯＋酸棗仁湯を試してみてください．胆に痰湿がたまって起こった倦怠感を伴う気滞の場合には，脈は弦・無力，軽度の胸脇苦満が発生します．この時には柴胡桂枝乾姜湯がよいでしょう．

　最後に湿による倦怠感ですが，湿度が上がったり，食べ過ぎたり，飲みすぎたりすると増悪するのが最大の特徴です．もし，消化器症状が中心の場合には平胃散を，

あまりはっきりしない場合には五苓散を使用するとよいでしょう．

症例 42歳　女性

【主訴】　倦怠感
【現病歴】　以前より，身体が弱く少し無理をすると疲れやすかった．38歳で出産後より症状が増悪．昨年秋から，補中益気湯を内服開始して調子がよくなってきたが，6月に入り湿度上昇し始めてから倦怠感が増悪するようになった．
【既往歴】　特記なし
【現症】　体を動かすと倦怠感増悪．以前より軟便．食欲も低下．
　　　　身長: 155 cm　**体重**: 42 kg
　　　　顔色はさえず，淡白　眼の力もない　声も弱々しい
　　　　脈診: 両側浮・滑・無力
　　　　舌診: やや白色苔あり，舌胖大
　　　　腹診: 腹部の筋の緊張は全体に低下．

　では，いつものように八綱弁証から考えてみましょう！　まず全身状態はだいぶ弱っています．やや陰としてみました．急性感染症ではないので，裏です．所見はほとんど，衰弱，不足の症状ですので，"虚"が中心ですが，梅雨時期に悪化したことや舌に苔があったり，脈に滑の成分があるのが気になりますので，少し"実"とします．寒熱ははっきりしませんが苔は白なので，"やや寒"といったところでしょうか．消耗の病歴で増悪したわけではなく，梅雨になって調子が悪くなっていることを考えると湿邪の関与が疑われます．舌の苔も湿を思わせます．ちなみに，脈が浮・滑・無力は古典的には"濡脈"とよばれ，湿がある際に出てくる脈となっています．精気の分析は当然，気虚があります．臓腑はあまりはっきりしませんが食欲の低下もあり，軟便もあることから脾の問題があると思われます．
　さて，チャートにまとめてみましょう (^_^)/

	【全身状態】	【病態の位置】	【病態の情勢】	【病態の性質】
＜八綱弁証＞	やや陰	裏	虚＞＞実	やや寒
＜病因や邪の分析＞				湿
＜精気の異常の分析＞				気虚
＜臓腑の確定＞			脾？	

さあ，メカニズムを考えてみましょう！

＜メカニズム＞最初は気虚がさらに悪化も考えましたが，気虚があるところに湿が侵襲したために気虚が増悪してみえたと考えました．

＜治療方針＞補気を強めることも考えましたが，湿を除くことをまず行うこととしました．

＜処方＞補中益気湯＋五苓散

脾や胃の症状に注目して平胃散を使用することも考えましたが，平胃散の中の厚朴は気を巡らせる作用が強く，気も消耗しやすい生薬なので，まずは五苓散を使ってみました．

２週間後の再診時は症状はかなり改善し，普段と変わらない程度となりました．

今回はもう１例考えてみましょう (*^_^*)

症例 78歳 男性

【主訴】 倦怠感，口渇感

【現病歴】 ３年前より口渇感，全身倦怠感が持続．かかりつけで，白虎加人参湯を１年ほど前より処方されているが，症状改善が認められず，この１カ月は特に倦怠感・口渇が著明になったため受診．

【既往歴】 糖尿病　高血圧

【現症】 倦怠感は，運動であまり変化しない．のどの粘りはあまり強くなく，口渇感あり．どちらかというと温かいものを飲みたい．冷え性，食べたい気持ちになるが，食べるとすぐに満腹になり食べられない．腰痛あり．
体重はこの３カ月で５kg低下した．皮膚乾燥．顔色は浅黒い．

身長：168 cm　体重：60 kg

脈診：全体は正常だが，両側尺脈無力

舌診：乾燥，やや淡

腹診：小腹不仁

どうでしょうか（p_-)

陰陽は弱ってはきていますが，まだまだ元気そうでしたので一応，"やや陽"としておきたいと思います．急性感染症ではないので，"裏"ですね！　虚実は，慢性で消耗してきていること，舌の乾燥や脈の無力があることを考えると，"虚"．寒熱は冷え性で，温かいものを飲みたがることを考えると，"寒"となります．寒に対し

て，身体の熱を奪う代表処方である白虎加人参湯が使われています（-"-）！　確かに糖尿病の口渇感に使用することがありますが，今回はこれがあだになっている可能性があります．邪は特に認められません．冷えていることを考えると陽が不足しているようです．また，乾燥や口渇があるので，津液や陰が不足していることがわかります．食欲があるのに食べるとすぐにお腹がはる症状は胃の陰虚でみられる症状でしたね．倦怠感で気虚も考えられますが，労作で症状の変化がないので，積極的な気虚は今回は考えていません．では，臓腑の異常は，高齢者で尺脈も無力，小腹不仁があることを考えると，腎と胃の問題と考えられます．

【全身状態】【病態の位置】【病態の情勢】【病態の性質】
<八綱弁証>　　　　　やや陽　　　裏　　　虚　　　寒
<病因や邪の分析>　　　　　　　　　　　　　なし
<精気の異常の分析>　　　　　　　　陽虚，津液不足・陰虚
<臓腑の確定>　　　　　　　　胃・腎

メカニズムと治療はこのように考えてみました（^_^）/
　<メカニズム>津液と陰が足りないところで，腎や胃の陽が不足して，気の産生が低下して倦怠感が出現．さらに陽を消耗させる白虎加人参湯が病態を増悪．
　<治療方針>白虎加人参湯を中止し，胃と腎の津液と陰を補いつつ，陽も高める．
　<処方>八味丸＋麦門冬湯

3週間後の再診では，食思不振と倦怠感は1/3程度に改善．その後，麦門冬湯も3か月で中止してもらい，以降，八味丸だけで加療継続しました．

冷えとほてり

冷えとほてりを考える場合には，局在と，関連する精気のどの異常であるかを把握することが重要です．冷えやほてりを感じている場所が鬱血様であれば血瘀の関与を疑います．冷えて色が青みがかっている場合には血と寒が結びついた血寒があることを示唆します．また，ほてっていて，暗い赤みが強い場合や出血を伴う場合には血と熱が結びついた血熱の存在を示唆します．瘀血もほてりが認められますが，鬱血様でほてりを訴える割には他覚的には熱感がないのが特徴になります．鬱血を示さない場合には，自覚的に強い冷えを訴えているのに，他覚的には冷えていない場合には，気滞による冷えを考えます．一方，他覚的にも冷えている場合には体内の熱エネルギーの元である陽の流通異常を考えていきます．ほてりの場合には，自覚的ほてりがあるのに，他覚的には周囲より熱くなっていなかったり，充血・発赤がない場合には気滞によるものと考えます．他覚的にも熱くなっている場

合には，熱邪の存在や陽の亢進が起こっていると考えます．陽の亢進の原因としては気滞や邪気と正気の闘争である邪正相争や，陽を抑制している陰の不足である陰虚で出現します．局在では，胸の冷えは肺・心の陽虚を，胸のほてりは，肺・心・胃の陽の亢進，膈の異常を示します．上腹部の冷えは胃・脾の問題を，上腹部のほてりや灼熱感は胃の陽の亢進を示します．上背部〜頸部の冷え・ほてりは心・胃と膈の異常を，腰部の冷えやほてりは，腎の異常を考えます．手掌・足底のほてり・冷えは，全身の問題と膈の異常で起こる場合があります．

顔面・頭部の場合には，顔は眉より上は膈からの背部からの気の流れによる供給によるため，この異常によって出現します．特に胃・心・肝の異常で出現します．眉より下は，膈から出る胸からの気の流れによる供給によっています．特に，口から鼻にかけては胃や脾の異常で出現し，頬〜眼〜耳の部分は肝・腎・胆の異常で出現します．

膈の話が多く出てきましたが，膈は解剖学的には横隔膜に相当します．胸腔と腹腔を分離しており上下の気の関所となっています．また，体腔に存在する臓腑と体躯とを接続していて，臓腑の気が体表に出てくる調節を行っています．

心の陽の亢進を冷やすには黄連解毒湯や三黄瀉心湯を，心の陽を高めるには，桂皮＋甘草，附子を使用します．医療用漢方製剤のエキス剤では，桂枝加竜骨牡蛎湯＋附子末などを使用します．

肺の陽の亢進を冷やすには白虎加人参湯や黄連解毒湯を，肺の陽を高めるには人参湯などを使用します．

胃の陽の亢進を冷やすには白虎加人参湯や黄連解毒湯を，胃の陽を高めるには人参湯や附子理中湯を使用します．

表11-12 "冷え"・"ほてり"と精気の異常

症状	病態
冷えを感じている場所が鬱血様	血瘀
冷えて色が青みがかっている	血寒
自覚的に強い冷えを訴えているのに，他覚的には冷えていない	気滞
他覚的にも冷えている	陽の流通異常
ほてりを感じている場所が鬱血様	血瘀
ほてっていて，暗い赤みが強い場合や出血を伴う場合	血熱
自覚的ほてりがあるのに，他覚的は周囲より熱くなっていなかったり，充血・発赤がない場合	気滞
他覚的にも熱くなっている場合	熱邪の存在や陽の亢進

腎の陽の亢進を冷やすには，六味丸＋梔子柏皮湯を，腎の陽を高めるには八味丸や真武湯を使用します．

末梢循環障害

血色の不良が大きな判断材料になりますが，血色の不良には蒼白化と鬱血様の2つがあることがわかるかと思います．この時に蒼白化している場合には，陽の供給が足りません．陽の供給を末梢に届ける処方としては，桂枝加朮附湯が代表です．鬱血様の場合には血瘀を考えます．特に青みがかっている場合には血と寒が結びついた血寒と考えます．血瘀であれば，当帰芍薬散などを，血寒には当帰四逆加呉茱萸生姜湯を使用します．当帰四逆加呉茱萸生姜湯だけでうまくいかない時には附子末を加えるのもよい方法です．

消化器症状への対応

嘔気・嘔吐

嘔気・嘔吐は胃の気を下に向かわせる作用の障害が起きていると考えます．単純な吐き気止めとして使用される処方は，小半夏加茯苓湯です．妊娠の悪阻にも使用されます．痰が胃の気を阻害している場合には，二陳湯を使用します．この時には舌に白い苔がついていたり，白色で濃厚な唾液が口にたまってくることが多いようです．口の中から薄い唾液がこみ上がって嘔吐する場合には，飲が胃の中にあると考えて五苓散を使用します．胃に熱がある場合には，胃の灼熱感や舌に黄色の苔が出ますが，この時に使用する処方は黄連解毒湯1に対して呉茱萸湯を3の割合でまぜて使用します．胃が冷えて嘔吐する場合には，呉茱萸湯がよいようです．胃の気滞のために嘔気・嘔吐がある場合には，胃にガスがたまってゲップが多くでます．また，ストレスで症状が悪化します．この時には半夏厚朴湯を使用します．脾の気虚を合併している場合には，慢性的な軟便や脱力・倦怠感がありますが，この時には六君子湯を併用します．心窩部の痞え感が強く，腹診で心窩部をふれると，不快感と軽度の抵抗がある，いわゆる心下痞があり，嘔気と嘔吐，同時に軟便，倦怠感がある場合には，胃に熱と痰があり，脾の気虚があると考えます．この時には，半夏瀉心湯を使用します．また，半夏瀉心湯は抗がん剤の副作用による嘔吐や，吐いてもすっきりしない二日酔いの時の嘔気にも使えます (*^^)v．

表11-13 "嘔気・嘔吐"・"上腹部不快感"の病態と処方

病態	症状	処方
嘔気・嘔吐		
胃の気が下がらない	単純な嘔気・嘔吐	小半夏加茯苓湯
痰が胃にとどまる	舌の白苔，白色で濃厚な唾液が口にたまってくる，吐いても痞えた感じがする	二陳湯
胃の中に飲がとどまる	口の中から薄い唾液がこみ上がって嘔吐，胃部での振水音	五苓散
胃に熱がある場合	胃の灼熱感，舌に黄色の苔	黄連解毒湯1＋呉茱萸湯3
胃に寒がある場合	胃の冷えた感じ，薄い唾液が口にたまる，舌に白色苔	呉茱萸湯
胃の気滞	上腹部の張り感，ゲップ	半夏厚朴湯
	脾の気虚の合併　＋慢性的な軟便や脱力・倦怠感	＋六君子湯
胃に熱と痰＋脾の気虚	心窩部の痞え感が強く，心下痞があり，嘔気と嘔吐，同時に軟便，倦怠感がある	半夏瀉心湯
上腹部不快感		
食積	食べ過ぎ飲みすぎで，上腹部胃もたれが起こっている，脈滑	平胃散
＋津液の停滞	＋むくみや薄い唾液がこみ上がる，むくむ	胃苓湯
膈と胃の気と津液の停滞	心窩部の痞え感が強い，心下痞鞕	半夏瀉心湯
脾の気虚	食欲不振，虚脱感を中心とする倦怠感，脈無力	＋六君子湯
脾の陽虚	冷たいものを食べられない，胃の冷えた感じがする	人参湯
胃の気滞	上腹部にガスがたまり，ストレスで増悪するなどの場合，脈有力	半夏厚朴湯
脾気虚を合併した気滞	上腹部にガスがたまり，ストレスで増悪する，食思不振，虚脱感を中心とする倦怠感，脈重按無力	茯苓飲合半夏厚朴湯
肝の異常が胃に影響	ストレスで増悪する，イライラ・抑うつがある，脈弦，胸脇苦満	＋大柴胡湯去大黄や四逆散

上腹部不快感

　上腹部不快感は胃や脾の問題とまずは考えます．食べ過ぎ飲みすぎで，上腹部胃もたれが起こっている時には，食積によるものと考えて，平胃散を使用します．さらにむくみや薄い唾液がこみ上がる場合には，平胃散＋五苓散にあたる胃苓湯を使用します．心窩部の痞え感が強く，腹診で心窩部をふれると，不快感と軽度の抵抗がある，いわゆる心下痞鞕(しんかひこう)がある場合には，膈の異常と胃の異常があり，半夏瀉心

湯を使用します．食欲不振，虚脱感を中心とする倦怠感がある場合には脾気虚による胃もたれ感と考えて，六君子湯を使用します．冷たいものを食べられない，胃の冷えた感じがするなどの症状が強い場合には，人参湯を使用します．上腹部にガスがたまり，ストレスで増悪するなどの場合には，気滞による症状と考えます．この時には半夏厚朴湯を使用します．もし脾気虚を合併した気滞の場合は茯苓飲合半夏厚朴湯を使用します．気滞の背景には肝の問題がある場合があります．また，ストレスで増悪する場合には肝の問題のチェックが重要です．肝の問題がある場合には，四逆散，大柴胡湯去大黄などを適宜併用する必要があります．

腹痛

痛みの漢方の大原則を思い出してみてください．そう！　"通じざれば，すなわち痛む"でしたね．このため，精気の流通を阻害する何かがあると考えます．精気の流通が阻害されている状態は，気であれば気滞，血であれば血瘀，津液であれば湿となります．さらに病理産物がさらに精気の流通の阻害を起こすことも知られています．そうすると瘀血，痰飲と言った病理産物も考慮しなくてはなりません．また，**肝の関与する病態や邪の中でも寒が関与すると痛みを起こしやすい**という特徴があります．

まず，何も考えずに有効なものとして，腸管の蠕動痛の場合には，頓用で使用す

表11-14　"上腹部痛"の病態と処方

病態	症状	処方
気滞	上腹部の張ったような疼痛，ガスのたまり，移動する疼痛	香蘇散
胃の湿	薄い唾液がこみ上げてくる 胃粘膜の急性の浮腫（これを反映して心下痞鞕になることが多い）	五苓散
胃の寒	冷えて痛みが強い	安中散
＋脾の陽虚	慢性の下痢症や倦怠感	＋人参湯
胃の熱	胃の灼熱感や舌が赤い場合	黄連解毒湯3＋安中散1
肝の気をのびやかに巡らせる機能の低下	ストレスにより増悪する，脈弦，胸脇苦満	四逆散 （＋香蘇散）
＋熱に変化	舌の苔の黄色が強い，怒りやすいなどの熱の症候が強い	大柴胡湯去大黄
	＋圧痛が強かったり，便秘の場合	大柴胡湯
膈の異常	心窩部の痛みと痞えが強い	黄連湯

るのには，芍薬甘草湯が著効します．場合にはよって，ブスコパン®の静注より効果がある場合ありますので，是非使用してみてください．

　上腹部の疼痛をまずは考えてみましょう．上腹部の張ったような疼痛，ガスのたまり，移動する疼痛は気滞と考え，香蘇散を使用します．また，気滞の背景に肝の問題がある場合がありますので，注意が必要です．冷たい食べ物を食べたときなど，薄い唾液がこみ上げてくる，胃粘膜の急性の浮腫を伴う場合には，胃の湿と考え，五苓散を使用します．冷えて痛みが強い場合には胃に寒が入ったためと考え安中散を使用します．上腹部が冷えて慢性の下痢症や倦怠感がある場合には脾陽虚も合併と考え，人参湯または安中散を併用します．胃の灼熱感や舌が赤い場合には，胃に熱があると考え，黄連解毒湯を使用します．この時に，痛みが強い場合には黄連解毒湯3に対して，鎮痛効果の強い，安中散1の割合で併用します．ストレスにより増悪する，脈弦，胸脇苦満などの肝の気をのびやかに巡らす作用の低下があり，胃に影響を及ぼした場合には，四逆散を使用します．もし，気滞が強い場合には，香蘇散を併用するのもよい方法です．舌の苔の黄色が強い，怒りやすいなどの熱の症候が強ければ，大柴胡湯去大黄を使用します．さらに圧痛が強かったり，便秘の場合には大柴胡湯を使用します．心窩部の痛みと痞えが強い場合には，膈の異常と考え黄連湯⑫(黄連3　乾姜3　桂皮3　人参3　半夏6　大棗3　甘草3)を使用します．

　腹部全体〜下腹部痛の場合を考えてみましょう．強い疝痛発作で寒気がするような場合には，大黄甘草湯2回分＋麻黄附子細辛湯2回分＋附子末1〜2g（大黄附子湯の代用）を頓用で驚くような鎮痛効果を得られることも多いようです．ガスがたまって，腹部全体の痛みが出る場合には，気滞と考えて香蘇散や半夏厚朴湯を使用します．便秘も伴っている場合には，大承気湯がよいようです．情動で症状が変化する，イライラや抑うつ，脈弦，胸脇苦満などの症状がある場合には，肝の気をのびやかに巡らせる機能が低下したことによって，脾や胃に負担がかかって腹痛が発生していると考えます．この時には，柴胡桂枝湯を使用します．もし，肝の血虚も目立つ場合には加味逍遙散を使用します．効果が不十分な場合には香蘇散を併用するのもよい方法です．もし，肝の気の流れが悪くなって，大腸の気の動きも悪くなり熱をもち，便秘している場合には，大柴胡湯を使用します．腹部が冷えやすく，腹部を温めると痛みが和らぐ，腹診で腹直筋の緊張が強い，腸管の蠕動痛が起こる，消化管の過剰な緊張・運動がある場合には，もともと脾・胃が弱く，相対的に肝が亢進しているような状況となっていると考えます．この時には，桂枝加芍薬湯を使用します．もし，便秘が合併する場合には桂枝加芍薬大黄湯を使用します．下痢を

表11-15 "腹部全体〜下腹部痛"の病態と処方

病態	症状	処方
寒邪の突然の侵襲	激しい疝痛で悪寒を伴う	大黄甘草湯＋麻黄附子細辛湯＋附子末
気滞	ガスがたまって，腹部全体の痛みが出る	半夏厚朴湯，香蘇散
気滞に腸内に邪	ガスの停滞と便秘が強い	大承気湯
肝の影響で脾や胃の負担	情動で症状が変化する，イライラや抑うつを合併，脈弦，胸脇苦満	柴胡桂枝湯
＋血虚	下肢のつり，目のつかれ，柴胡桂枝湯でなかなか抑うつがよくならない	加味逍遙散（＋香蘇散）
＋熱と大腸の停滞	便秘，腹部のはり	大柴胡湯
脾や胃が弱くて相対的に肝の気の過剰が起こっている	腹部が冷えやすく，腹部を温めると痛みが和らぐ，腹診で腹直筋の緊張が強い，腸管の蠕動痛が起こる，消化管の過剰な緊張・運動がある	桂枝加芍薬湯（便秘型：桂枝加芍薬大黄湯）
＋気虚・陰虚	＋痩せている，疲れやすい，すぐにお腹がいっぱいになって，食が細い，手足のうらのほてり，口渇	小建中湯
気虚を背景に寒邪の侵襲	消耗している人の激しい腹痛，腹部に冷えがあり，腸管蠕動が上手くできない	大建中湯
瘀血による腹痛	手術や外傷後の腹痛，引きつるような・差し込むような疼痛と，創部周囲の疼痛が合併	通導散，大黄牡丹皮湯，腸癰湯，治打撲一方
熱が血に結びつき瘀血ができ始めている	便に血が混じる，舌暗紅，目の充血，脈沈有力	桃核承気湯
化膿による熱と瘀血	持続的腹痛，便秘または粘血便〜粘液便，舌苔黄色，舌暗紅	大黄牡丹皮湯（＋大黄甘草湯）
慢性化した化膿による熱と瘀血	持続的・限局的腹痛，舌苔黄色，舌暗紅	腸癰湯
肝の熱が大腸に及んだ	情動で増悪する，イライラ・抑うつがある，粘液便，舌苔黄色，脈弦滑	乙字湯

しやすい場合には，桂枝加芍薬湯に五苓散を併用します．もし，痩せていたり，気虚の症状も目立つ場合には桂枝加芍薬湯に膠飴を加えた小建中湯がお勧めです．脾や胃が弱い状態で，激しい腹痛，腹部に冷えがあり，腸管蠕動が上手くできない場合には，寒邪が腹部に停滞していると考えます．この場合には大建中湯を使用します．たまに腹部手術後に慢性の腹痛が持続する場合がありますが，この場合に瘀血が関与する場合があります．通導散，大黄牡丹皮湯などを使用します．大黄牡丹皮湯はより熱の症候を伴うものに向きます．もしこれらで下痢をしやすくなる場合には，腸癰湯を使用します．もし，冷えて腹痛が出る場合には，治打撲一方⑧⑨(桂皮

3　川芎 3　川骨 3　樸樕 3　丁子 1　大黄 1　甘草 1.5）を使用します．

　炎症を伴う腸疾患による腹痛の場合には，邪の存在を中心に考えていくことになります．感染症か自己免疫・自己炎症などによるかは漢方では特に区別はしません．ただし，慢性的な経過をたどっている自己免疫・自己炎症による疾患は精気の虚が背景に存在することも考えながら治療する必要があるようです．便秘していて，腹部全体の強い腹痛，熱が強い場合には，大承気湯を使用します．便に血便が混じるような場合には，便とともに熱と瘀血を除く意味で，桃核承気湯を使用します．憩室炎や虫垂炎などの腸の化膿性病変では急性期では大黄牡丹皮湯を使用します．憩室炎・虫垂炎に使用する以外にも広く，瘀血と熱がからむ腹腔内病変に使用することができます．少し下痢する程度になるとよいようです．なかなか便が出ない場合には大黄甘草湯を併用します．さらに慢性化した場合には，腸癰湯を使用します．ストレスなどで変化する腹痛と，舌苔が黄色などの肝の熱が大腸に及んだ場合には乙字湯を使用することができます．

下痢

　急性の下痢症と，慢性の下痢症に分けて論じたいと思います．急性下痢症はほとんど感染性腸炎ですが，これは西洋医学と同じように漢方でも水様下痢と粘液便やテネスムスを合併するものにさらに分けて論じる必要があることが歴史的にいわれてきました．急性下痢症の水様下痢は，邪の侵襲で小腸の水分の分離が上手くできていない病態と考えます．この時の最も代表的な処方は，五苓散です．ただし，五苓散は冬場の場合には効果的ですが，夏場の場合には効果が不十分です．こうした際には，熱を除く意味合いを合わせて小柴胡湯＋五苓散である柴苓湯を使用します．また，冬場の急性下痢症でも発症して 3 日ほどたっても症状が改善していなくて，当初あった寒気などがなくなったり，熱感と寒気が交互にくるようになったら（"往来寒熱"でしたね（^^)/)，やはり柴苓湯を使用します．重症の脱水や虚弱者のために気や陽が不足している時には，口渇もなくなり，水様下痢で手足も冷えて，脈も弱くなってきます．これは，小腸での水分分離を支えている脾・腎の陽や気が下痢で消耗された状態と考えます．この場合には真武湯を使用します．同様の症状で嘔気，嘔吐も合併している場合には，脾と胃の陽と気の消耗と考えて人参湯を使います．元気な人では，当初，脾や腎の気や陽が消耗しているようにみえて，人参湯や真武湯を使おうと思うときでも，輸液をして制吐剤などを用いると，その後は五苓散で対応できることが多いようです．ただし，高齢者や体が弱っている人は，輸液だけでは難しく，人参湯や真武湯のお世話になることもしばしばです．湿に結

表11-16 "急性下痢症"の病態と処方

病態	症状	処方
風・寒の侵襲で小腸の水分分離が上手くできない	冬季で寒気，嘔吐，水様下痢，脈浮有力	五苓散
＋熱に変化	発症から3日ほどたって，症状持続し，往来寒熱または寒気が消失	柴苓湯
風・やや熱の侵襲で小腸の水分分離が上手くできない	夏季で嘔吐，水様下痢，脈浮有力	柴苓湯
脾・腎の陽が不足	口渇もなくなり，水様下痢で手足も冷えて，脈無力	真武湯
脾・胃の気と陽が不足	口渇もなくなり，水様下痢で手足も冷えて，脈無力＋嘔気・嘔吐	人参湯
熱の性質の邪が小腸の水分分離を破壊	肛門の灼熱感とにおいの強い水様下痢が止まらない	升麻葛根湯＋黄連解毒湯
風・寒の邪が表で邪正相争しているのが，胃・小腸に影響を与えたもの	悪寒・発熱，頸部の痛みと凝り，水様下痢があり，脈浮有力，舌の苔の変化がない	葛根湯
風湿寒の邪が同時に侵襲し，表と胃腸で同時に邪正相争	悪寒・発熱，筋痛，上腹部の違和感，嘔気・嘔吐と，軟便，腹痛，白色の舌苔	半夏厚朴湯＋五苓散
風湿＞熱の邪が侵襲し，表と胃腸で同時に邪正相争	高温環境で発症，悪寒・発熱，上腹部の違和感，嘔気，軟便や水様下痢，舌白苔	半夏厚朴湯＋茵蔯五苓散
湿・熱が大腸に侵襲	粘液便やテネスムスを伴う	黄芩湯
湿・熱が大腸に侵襲し血にまで及ぶ	テネスムスがあり粘血便を伴う	升麻葛根湯＋黄連解毒湯
＋侵襲が激しい	＋激しい腹痛	桃核承気湯

びついた熱が侵襲したことで起こる下痢は水様の下痢のタイプは少ないのですが，たまに水様下痢でも，熱をもつものがあります．この時は，肛門の灼熱感とにおいの強い下痢が止まらなくなります．これは，熱をもった邪が小腸での水分の吸収能を破壊し，気と津液が脾の方に昇らなくなった状態です．この場合には葛根黄連黄芩湯（葛根6　黄連3　黄芩3　甘草3）を使用します．残念ながらこの処方は医療用漢方製剤のエキス剤には存在しません．升麻葛根湯＋黄連解毒湯で代用することができるようです．

インフルエンザの腸炎型のように悪寒・発熱，頸部の痛みと凝り，水様下痢があり，脈浮有力，舌の苔の変化がない場合には，風寒の邪が体表での邪正相争の影響で胃・小腸の働きにも影響が出た状況と考えられます．この場合には葛根湯を使用します．風寒湿の邪が同時に侵襲して表証と胃腸の症状が同時に出現する場合があ

ります．この時には悪寒・発熱，筋痛，上腹部の違和感，嘔気・嘔吐と，軟便，腹痛が出ます．また，舌に白色の苔が出現します．こうした時には，藿香正気散（藿香1　蘇葉1　白芷1　桔梗1.5　茯苓3　白朮3　半夏3　陳皮2　厚朴2　大腹皮1　大棗2　生姜2　甘草1）を使用します．残念ながらこの処方も医療用漢方製剤のエキス剤には存在しません．半夏厚朴湯＋五苓散である程度代用することができるようです．高温環境などで発症した場合には，風湿熱の邪が侵襲することがあります．湿＞熱の場合には，悪寒・発熱，上腹部の違和感，嘔気，軟便や水様下痢が出て，舌苔も白苔が出現します．この時には藿朴夏苓湯を使用します．この処方も医療用漢方製剤のエキス剤がありません．半夏厚朴湯＋茵蔯五苓散で代用します．

急性型の下痢で粘液便やテネスムスが出る場合には，湿・熱が大腸に侵襲したと考えられます．こうした時の第一選択薬は黄芩湯です．粘血便になってきた場合には，升麻葛根湯＋黄連解毒湯を使用してみるのも効果的なようです．激しい腹痛を伴う場合には桃核承気湯を使用してみるのもよいようです．

次は慢性下痢症についてみていきましょう（'ω'）ノ慢性下痢症は肝の脾，小腸や大腸への影響，脾そのもの異常，脾と腎の異常などが主な病態になります．肝の気を伸びやかに巡らせる作用の低下が脾に影響して，下痢をする病態には，基本は気の流れを改善する柴胡と，過剰な気の流れを改善する芍薬，脾の津液の代謝を改善する白朮・蒼朮＋茯苓が組み合わさった骨格をもっています．最も基本の処方は，加味逍遙散になります．症状は，情動で増悪する症状，イライラ・抑うつ，脈弦，胸脇苦満などです．一方，肝の気滞が先にあって，肝の気がのびやかに巡らせる作用が低下したわけではなく，脾が弱くて結果として肝の気が過剰に影響している場合があります．この場合には，桂枝加芍薬湯を使用します．もしこれだけであまり症状が改善しない場合には，五苓散や人参湯を併用します．肝の気滞が中心になっている場合との違いは，同じように情動による症状の増悪があっても，イライラ・抑うつがなく，あまりはっきりした弦脈や胸脇苦満は認められない点です．

月経に合わせて下痢が増悪する場合を考えてみましょう．月経は肝の気が血をめぐらせることで順調にいくと考えられています．このため，血の流れが悪いと肝の気がうまく流れなくなり，流れが悪くなった肝の気が脾や小腸・大腸に向かうことがあります．こうなると下痢が出ます．また，月経血の供給源は主に肝の血とされていますので，出血に伴って肝の血が不足して，相対的に肝の気の過剰となってそれが脾や小腸・大腸に向かうこともあります．こうした場合に使用するのが，当帰芍薬散です．もし，肝の問題が胃にまで影響すると下痢だけではなく，嘔気・嘔吐が出る場合もあります．この時には，小柴胡湯＋当帰芍薬散を使用します．

第11章　外来漢方診療

表11-17 "慢性下痢症"の病態と処方

病態	症状	処方
肝の気滞が脾や小腸・大腸に影響	情動で増悪する症状, イライラ・抑うつ, 脈弦, 胸脇苦満	加味逍遥散
脾が弱くて肝の気が過剰に影響している場合	情動による症状の増悪があっても, イライラ・抑うつがなく, あまりはっきりした弦脈や胸脇苦満は認められない	桂枝加芍薬湯（＋五苓散）
肝の血の問題がある場合	月経周期で増悪する下痢	当帰芍薬散
肝の気滞が脾, 胃ともに影響	嘔気・嘔吐, 情動で増悪する症状, イライラ・抑うつ, 脈弦, 胸脇苦満	小柴胡湯＋当帰芍薬散
膈・胃腸と脾の気の関係の異常	心窩部の痞えが強くて, 食欲はあまりないけど食べるには食べられる. しかし, 食べ過ぎると下痢をする, 舌苔が厚い	半夏瀉心湯
気滞と食積	腹部のはりが強かったり, 食べ過ぎで下痢	胃苓湯
脾の気虚	立ちくらみや, 全身倦怠感が強く, 食べると疲れる, 脈無力	補中益気湯＋五苓散
脾の陽虚	腹部が冷えて冷たいものを食べると下痢をする, 脈無力	人参湯（＋五苓散）
脾の気と陰の虚	食欲はあるけどすぐにお腹がいっぱいになる, 下痢しやすい, 脈軽按滑, 重按無力	啓脾湯
脾と腎の陽虚	水様下痢で尿の減少や増加, 浮腫み, 強い冷え, 寒い早朝の下痢, 脈無力	真武湯

　心窩部の痞えが強くて，食欲はあまりないけど食べるには食べられる．しかし，食べ過ぎると下痢をするといった場合を良く目にします．これは膈の気の流れ異常と胃腸と脾の気の流れが阻害されている場合があります．この際には，半夏瀉心湯を使用します．腹部のはりが強かったり，食べ過ぎで下痢をする場合には，胃や大腸の気滞や食積の場合があります．この時には胃苓湯を使用することができます．立ちくらみや，全身倦怠感が強く，食べると疲れる，脈が無力などの症状があり下痢が続く場合には，脾の気虚とそれに伴う脾が小腸から吸収し上に向かわせるベクトルが低下していると考えられます．この場合には補中益気湯＋五苓散を使用します．もし，腹部が冷えていたり，冷たいものを食べると下痢をするという場合には，脾の陽虚と考えて人参湯を使用します．これだけでなかなか下痢が止まらなければ，五苓散を併用します．虚弱な人や子供で，食欲はあるけどすぐにお腹がいっぱいになる，下痢しやすいという場合があります．これは脾の気と陰の両方の不足に伴う症状です．日本の医療用漢方製剤にはあまりよい処方がありませんが，啓脾湯
⑱（人参3　山薬3　蓮肉3　白朮4　茯苓4　沢瀉2　山査子2　陳皮2　甘草1：

ツムラは白朮が蒼朮）である程度の対応は可能です．今度は，水様下痢で尿の減少や増加，浮腫み，強い冷えなどが出現する場合には，脾とともに腎の陽も低下していると考えます．この場合には真武湯を使用します．また，この病型では，寒い早朝の時に数回水様下痢がでてその後は症状が出ないという場合もあります．

便秘

　最も基本的な漢方の下剤は大黄甘草湯㊻（大黄4　甘草1）です．穏やかな下剤としては調胃承気湯㊹（大黄2　甘草1　芒硝0.5）があげられます．腹部のはりと舌苔が黄色などの熱の症状が強い場合には，大承気湯を使用します．冷えて腸が動かなくなっている場合には，大建中湯を使用します．ガスが中心に腸にたまって鼓腸になっている場合には，気滞によるものです．この場合には半夏厚朴湯や茯苓

表11-18　"便秘"の病態と処方

病態	症状・適応	処方
大腸の停滞	便秘以外に明らかな症状がない時の刺激性下剤	大黄甘草湯
胃・大腸の軽度の停滞	最もマイルドな下剤 口内炎ができやすいなどの軽い熱性症候を伴う場合もある	調胃承気湯
胃・大腸の気滞と熱	腹部のはり，腹痛，舌黄色，脈滑沈有力	大承気湯
脾・胃・大腸の気虚と寒	腹診で腹壁の力は弱く，冬場や冷える，便秘しやすい　舌苔白，舌体淡	大建中湯
胃・大腸の気滞	鼓腸，ガスがよく出る	茯苓飲合半夏厚朴湯
肝の気滞	情動で増悪，イライラ・抑うつあり，脈弦，胸脇苦満	四逆散
＋熱	＋特にイライラや怒りが強い，舌苔黄色，舌体紅，脈弦，胸脇苦満・心下痞鞕	大柴胡湯去大黄（大柴胡湯）
＋血虚	＋下肢のつり，眼の疲れ，乾燥肌，月経で症状が変化する	加味逍遙散
胃腸の気血の不和	下剤を使用すると腹痛が強くなったり，下痢しすぎたり，下剤を止めると便が出なくなる，腹壁の力は低下しているが部分的に腹直筋が緊張，按圧すると過剰に腸管が蠕動，高齢者に多い	桂枝加芍薬大黄湯
大腸の陰虚	便が乾燥し兎糞状になる	麻子仁丸
＋全身の陰虚	手足のほてり，乾燥肌，刺激性下剤では，ガスや少量の便は出ても十分に便が出ない，脈細	潤腸湯
気虚	腹診で腹壁の力は弱く，下剤はほとんど効かない，長く刺激性下剤を使用してきたタイプの高齢者や，全身消耗がある人に多い	補中益気湯

飲合半夏厚朴湯を使用します．ストレスで便秘になるのは，肝の気の作用がうまく胃や大腸の気を巡らせることができなくなったためです．肝の気滞によるもので，単純な肝の気滞による場合には四逆散を，そこに熱や痰が絡むと，大柴胡湯去大黄，さらに熱が強くなり便秘が強くなると大柴胡湯，肝の血虚が合併した場合には加味逍遥散を使用します．通常の下剤を使用すると腹痛が強くなったり，下痢しすぎたり，かといって下剤を止めると全く便が出なくなるという方がたまに高齢者などに認められます．これは，胃腸の精気が弱ってきてうまく，気を巡らせて蠕動を起こせなくなっているのと，同時に血や陰の問題があって気が過剰に動いて過敏になっている状況です．多くの場合は，腹診をすると腹壁の力は低下しているのに部分的に腹直筋が緊張していたり，按圧すると過剰に腸管が蠕動したりします．こうした際には，桂枝加芍薬大黄湯を使用します．便が乾燥して兎糞状の場合に麻子仁丸を使用します．さらに全身の乾燥症状が強い，つまり陰虚が強い場合には，潤腸湯を使用します．潤腸湯を使う状況になると，通常の刺激性下剤では，ガスや少量の便は出ても十分に便が出ないという特徴があります．気虚により便が出にくいタイプでは，腹診で腹壁の力は弱く，下剤はほとんど効きません．長く刺激性下剤を使用してきたタイプの高齢者や，全身消耗がある人に多い病型です．この場合には，補中益気湯を使用しながら，徐々に下剤の量を調整していくとうまくいくようになります．

痔核

痔核の陥頓で腫れて強い疼痛が出ている時には麻杏甘石湯を使用します．ストレスで増悪しやすい人は，肝で発生した熱が腸に及んでいると考えて，乙字湯を使用します．さらに熱が強く，痒みなども強い場合には竜胆瀉肝湯を併用します．座り仕事が多く，それが増悪因子になっている人の場合には，血瘀・瘀血と考えて，桂枝茯苓丸を中心に構成します．便秘傾向があれば桂枝茯苓丸＋大黄甘草湯を使用します．肛門の灼熱感が強い場合には，桂枝茯苓丸＋黄連解毒湯を使用します．肛門周囲のかゆみや滲出液が出るような状況では，桂枝茯苓丸＋薏苡仁である桂枝茯苓丸加薏苡仁⑫を使用します．エキス剤の中の薏苡仁の量は少ないため，ヨクイニンエキスを追加して用いた方が効果的です．また，慢性化している場合もこの桂枝茯苓丸加薏苡仁は有効です．

では，消化器疾患の症例を試しに考えてみましょう（^_^)/

| 症 例 | 84歳　女性 |

【主訴】	下痢
【現病歴】	6カ月前より早朝，4時頃に腹痛・水様下痢で目が覚めるようになった．消化器専門病院で精査を受けるが明かな異常は認められず，整腸剤や止痢剤を投与されたが，反応がなかった．
【既往歴】	高血圧
【現症】	多くは食べられない．腰や手足が冷える．寒いと下痢が増悪．

　　　　身長：158 cm　体重 47 kg
　　　　脈診：両側尺脈虚
　　　　舌診：水滑，舌淡
　　　　腹診：全体に腹壁の無力

　さあ，どうでしょう？！　ここまできたら簡単でしょう！(^^)！　早速，八綱弁証からみていきましょう．全身状態はかなり弱ってきていますので，一応，"やや陰"としておきます．急性発熱性感染症の初期ではありませんから，"裏"です．長年の疾患による消耗，脈も無力，腹診も腹壁が無力ですから基本は"虚"ですが，腹痛や舌の水滑というように"実"の成分もあります．冷えで増悪する症状ということで"寒"です．邪は，舌に水滑で過剰な津液が腸管に停滞しているのがわかります．精気の異常を考えると，寒で虚のため，陽虚となります．臓腑は，下痢となりますので，脾，小腸，大腸の問題です．水様下痢は脾，小腸の問題となりますが，陽虚が起こるのは脾になります．また，早朝の下痢，腰の冷えや尺脈の無力は腎の問題が考えられます．食欲低下は強くないため，脾より腎が中心と考えられます．
　チャートにまとめると下記のようになります．

	【全身状態】	【病態の位置】	【病態の情勢】	【病態の性質】
＜八綱弁証＞	やや陰	裏	虚＞実	寒
＜病因や邪の分析＞				飲
＜精気の異常の分析＞				陽虚
＜臓腑の確定＞				腎＞脾

それではメカニズムを確認しましょう (^^♪

　＜メカニズム＞加齢に伴い腎の陽虚が出現．腎の陽は全身の陽の源のために脾の陽も低下して，小腸からの津液の吸収が上手くいかなくなる．特に朝は最も冷気が強いため，症状が出やすい．

ということで，治療方針と処方はこのようになります（'ω'）ノ．
＜治療方針＞　腎と脾の陽を補いつつ津液の吸収を改善する
＜処方＞　真武湯＋附子末 1.5 g

処方を開始して，1週間で症状が改善し始めて，約3週間で下痢がでなくなりました．

整形外科への対応

頚肩腕症候群

いわゆる肩こりですが，やはりある種の痛みのため，"通じざれば，すなわち痛む"ということで考えていきます．気，血，津液の停滞を考えていきます．僧帽筋領域のこりには，背部から頚部への気と津液の流れが停滞していると考えます．この時には頓用で葛根湯が有効です．麻黄を使用すると動悸や尿閉が出る人は，葛根湯から麻黄を抜いた桂枝加葛根湯を使用します．ただ，桂枝加葛根湯は葛根湯のように頓用での効果は鈍い印象です．冷えがあると凝りが強くなりやすい人は，葛根湯に白朮，附子を加えた葛根加朮附湯を使用します．頚部周囲の筋肉が少ない，細い首の人の肩こりでは，局所の気の不足と考えて葛根湯に補中益気湯を併用します．頚部の運動不足で起こる肩こりには瘀血と考えて当帰芍薬散を使用していきます．このタイプの肩こりで特に冷えで症状が悪化しやすい場合には血寒と考え，当帰四逆加呉茱萸生姜湯を使用します．ほてり・口渇を伴う肩こりの場合には，釣藤散㊼（釣藤鈎3　石膏5　菊花2　防風2　麦門冬3　半夏3　茯苓3　陳皮3　人参2　生姜1　甘草1）を使用します．外傷後であったり，左肩から頚部の痛みが強い場合には瘀血と考え，桂枝茯苓丸を使用します．また，外傷後のむち打ち症候群では，天気が悪くなると肩こりや頭痛が出ることがありますが，これに対しては五苓散が有効です．ただ，長期的には，瘀血を除く薬を使用した方がよいようです．便秘を伴う場合には，慢性的な打撲・捻挫にも使用される治打撲一方を使用することができます．頚部のこりも側方のこわばりには，柴胡が入った処方が有効のようです．加味逍遥散や柴胡桂枝乾姜湯，抑肝散加陳皮半夏を使用してみるとよいでしょう．特に抑肝散加陳皮半夏では，背部のこわばりやイライラが強い傾向にあります．さらに強いストレスでの肩こりは大柴胡湯去大黄を使用します．不定な肩こりでよくわからない時には，気・血・津液の全ての停滞と考えて，五積散（白朮3　茯苓2　陳皮2　半夏2　桔梗1　枳実1　厚朴1　桂皮1　当帰2　芍薬1　川芎1

白芷1　麻黄1　大棗1　生姜1　甘草1：ツムラは白朮が蒼朮）を使用してみるのが現実的な対応と思われます．

こむら返り

　こむら返りは非常に頻度が多いのに，西洋医学では治療が困難なものの1つです．しかし，漢方薬は著効を示すことが比較的多い病状の一つです．起こった時には頓用で芍薬甘草湯を用います．もし芍薬甘草湯単独ではなかなか取れない強い痛みを伴うものや，冷えると症状が誘発される場合には附子末0.5gを併用するとよいようです．ただし芍薬甘草湯の連用はできるだけ避けてください！（>_<）！それは，副作用のところでも書きましたが，数ある医療用漢方製剤の中でも最も，甘草の含有量が多く，偽性アルドステロン症のリスクが高いからです．再発予防のためには，背景の病態の治療を行うことが必要です．血虚の場合には四物湯を，腎陰虚の場合には六味丸，腎の陰陽両虚の場合には八味丸や牛車腎気丸を使います．もし，下腿の浮腫が合併している場合には，湿が合併していると考えて，今述べた薬に五苓散を併用します．静脈瘤などの瘀血が合併している場合には桂枝茯苓丸を併用するのが効果的です．

腰痛

　腰痛も同じようにどの精気の停滞かを考えて治療していきます．また，腎の異常で腰痛が出現するのは有名です．脾や胃の異常でも腰痛が出現することがあることに注意してください．突然の激しい腰痛には，大黄附子湯（大黄2　附子2　細辛3）を使用しますが，残念ながら医療用漢方製剤のエキス剤には存在しません．代用としては大黄甘草湯＋麻黄附子細辛湯＋附子末1〜2gを用います．ストレスや運動の不足で増悪する腰痛は気滞によるものです．この時は，香蘇散を使用します．胃もたれなどの症状とともに増悪する腰痛は脾・胃の異常によるものでは，安中散を使用します．湿度があがると増悪したり，水分をとりすぎると増悪する腰痛は，湿によるものと考え，薏苡仁湯㊿（薏苡仁8　白朮4　当帰4　麻黄4　桂皮3　芍薬3　甘草2：ツムラは白朮が蒼朮）や胃苓湯を使用します．腰痛が外傷や腰椎の圧迫骨折によるものは，瘀血によるものと考え桂枝茯苓丸を，便秘がある場合には，通導散を使用するのもよい選択です．腰椎の変形や老化に伴う腰痛は腎の障害によるものと考え，八味丸を使用します．しばしば，瘀血による腰痛と腎の異常による腰痛は合併することがあり，この時には，桂枝茯苓丸＋八味丸で治療します．血虚を伴う腰痛は脈が細い，皮膚のきめが粗くなるなどの症状がありますが，左側の腰

が特に痛みが強い，夕方から夜に症状が増悪するなどの特徴があるとされています．この時には疎経活血湯(53)(芍薬2.5　地黄2　川芎2　当帰2　桃仁2　牛膝1.5　白朮2　茯苓2　威霊仙1.5　羌活1.5　独活1.5　陳皮1.5　防已1.5　防風1.5　竜胆草1.5　白芷1　生姜0.5　甘草1：ツムラは白朮は蒼朮）を使用します．不定な腰痛の場合には，五積散を使用します．

関節痛

関節痛を考えるうえでは漢方で重要な概念に“痹証”があります．**痹証とは関節・筋肉の腫脹・こわばり・疼痛を呈する疾患の総称**で，西洋医学のリウマチ性疾患に相当する病態です．風邪・寒邪・湿邪の３つの邪が同時に筋肉・関節に侵襲して停滞すると発症すると考えられています．風邪が中心の場合には疼痛部位が移動し，寒邪が中心の場合には疼痛が強く，湿邪が中心の場合には，関節や筋肉の腫脹と鈍い痛みが特徴とされています．それぞれの初期には，風邪が中心の場合には，桂枝加朮附湯が使用できます．浮腫が強ければ，茯苓を加えた桂枝加苓朮附湯が選択されます．寒邪が中心の場合には，桂枝加朮附湯に附子末を加えることで対応可能です．湿邪が中心の場合には，麻杏薏甘湯，薏苡仁湯を使用します．もし，炎症が強い場合には越婢加朮湯を使用します．この時，疼痛が強い場合には少量の附子末を併用します．こうした痹証の代表疾患で，特に問題になる関節リウマチを取り上げて解説してみたいと思います．もちろん，難治性疾患であり，様々な病態を含みますので，漢方治療も様々な考え方があり，一概には言えませんが，アウトラインと思っていただけるとありがたいです (*^_^*)．初期に関節腫脹が強い時には防已黄耆湯＋附子末を使用します．この時に関節の熱感が強い場合には越婢加朮湯を組み合わせます．時間がたって，軽度の関節びらんや変形が始まっている場合には，桂芍知母湯(桂皮3　芍薬3　麻黄苓3　附子1　知母3　防風3　白朮4　生姜1　甘草1.5）を使用します．この時も腫脹やこわばりが強い場合には防已黄耆湯を併用します．高度の関節変形に到って炎症は強くないが，痛みや力の入りにくさが目立つ場合には大防風湯(97)(黄耆3　人参1.5　杜仲3　牛膝1.5　防風3　羌活1.5　白朮3　地黄3　芍薬3　当帰3　川芎2　大棗1.5　生姜1　甘草1.5：ツムラは白朮が蒼朮，生姜が乾姜）を使用します．

膝関節の疼痛は，急性期の炎症と関節腫脹が強い時には越婢加朮湯を使用します．関節水腫が中心となった場合には防已黄耆湯を使用し，骨そのものの脆弱性が目立つような場合には，腎の障害と考え八味丸を使用します．五十肩などの関節のこわばりと周囲組織の変性に伴う疼痛では，二朮湯(88)(半夏4　天南星2.5　蒼朮

3　白朮2.5　羌活2.5　威霊仙2.5　茯苓2.5　黄芩2.5　香附子2.5　陳皮2.5　生姜1　甘草1）が有効な場合があります．

関節痛の症例を考えてみましょう (*^_^*)

症例　27歳　女性

- 【主訴】　多関節炎
- 【現病歴】　6週間ほど前より両側第1・2・4MP関節，第2・3・5PIP関節，両側手関節，両側足関節，両側足第1MP関節の疼痛が出現し持続するため受診．CRP，リウマチ因子，抗CCP抗体，抗核抗体，SS-A/B抗体はいずれも陰性，MMP-3のみ軽度上昇．
- 【既往歴】　特記なし
- 【現症】　冷えると疼痛が増悪する．痛みの部位は移動しない．手のこわばりはある．痛みのある関節は圧痛があるが，局所の発赤なし，腫脹はほとんど認められない．冷えると疼痛が増悪
  - **脈診**：脈滑
  - **舌診**：やや淡

八綱弁証から考えていきます．全身状態は安定しているため，"陽"．急性感染症ではないため，"裏"．消耗の病歴はないので，"実"．冷えで増悪するため"寒"となります．邪は関節の症状ですので，痺証にあたります．したがって風・寒・湿の3つの邪が侵襲していると考えますが，疼痛が強くて，冷えで増悪していることを考えると，寒が最も優勢な痺証になります．

チャートにまとめると下記のようになります．

	【全身状態】	【病態の位置】	【病態の情勢】	【病態の性質】
<八綱弁証>	陽	裏	実	寒
<病因や邪の分析>				寒＞風・湿
<精気の異常の分析>				特記なし
<臓腑の確定>				関節

メカニズムを考え，治療方針を設定し処方を決定していきます．

<メカニズム>寒を中心とした風・寒・湿の邪が関節に侵襲して局所の気の流れが停滞して疼痛が出現．

<治療方針>温めて風・寒・湿を除く

<処方>桂枝加朮附湯＋附子末 1.5 g

　この処方を内服開始して，症状は 4 日目ぐらいから改善するようになり，2 週間後には 2/10 程度になりました．その後も，内服を継続してもらい症状が 0 の状態が 4 カ月程度持続したところで，中止し経過観察としています．

神経性疼痛

　鬱血様の皮膚所見を伴う場合には瘀血と考え，桂枝茯苓丸＋当帰芍薬散を使用します．冷えると疼痛が増悪する場合には，麻黄附子細辛湯を使用します．両者の合併では，桂枝茯苓丸＋当帰芍薬散＋附子末を使用します．電撃痛やジリジリしたような痛みでは，内風と考えて，抑肝散＋天麻末を使用します．これらの治療を行ってもなかなか疼痛がとれない場合には，筋肉のこわばりや皮膚のきめが粗くなるなどの血虚の所見が目立つ場合には四物湯＋抑肝散＋天麻末，温めて改善する場合には八味丸＋桂枝茯苓丸＋天麻末，温めると増悪する場合には六味丸＋抑肝散＋天麻末が良いようです．抗がん剤や糖尿病による末梢神経障害に牛車腎気丸がしばしば使用されますが，この場合には，症状が出てからではなく，予防的に使用した方が有効のようです．

産婦人科への対応

月経困難症

　月経困難症は古くは「血の道症」の一部とされていたように，何といっても血の問題になります．特に，月経には肝が強い影響をもっていることも知られています．まずは，月経の漢方的な生理をみていきましょう．漢方では，子宮には主に肝に蓄えられている血が任脈と衝脈とよばれる経絡を通じて供給されていると考えています．この肝から任脈・衝脈を通じて血が送り込まれるときに使用される気は肝の気の強い影響を受けています．月経困難症のおもな症状は月経痛ですが，痛みは，やはりもうおなじみの"通じざれば，すなわち痛む"の考え方をします．月経なのでここで通じていないのは，主に血ですので，血瘀を中心に考えていきます．月経困難のときの血瘀では大きくわけると 2 つのパターンがあります．血瘀とともに津液の停滞を起こし，内湿を伴う場合と，血虚や陰虚を合併している場合です．

　女性はもともと月経期に水分貯留傾向になりますが，とくにこの傾向が強く，浮腫や帯下の増量が出現します．このパターンの人は津液の代謝をコントロールして

いる脾に問題があるために増えた体内の津液をうまくコントロールできなくなっています．このため，湿により脾の気の働きが阻害されている場合や脾の気虚が合併している場合が多くなります．この時に使用する代表処方は当帰芍薬散です．当帰芍薬散は，当帰・川芎という血を巡らせる生薬の組み合わせと，当帰・芍薬という血を補いつつ，肝の血をコントロールすることを通じて肝の気の流れを穏やかにする生薬が含まれています．また，白朮（ツムラは蒼朮）・茯苓・沢瀉という，無駄な津液を排泄させ，脾の働きを高める生薬が入っていることで，脾の機能低下による相対的な肝の気の過剰な亢進も防ぐことができます．

一方，血虚や陰虚を合併する場合には乾燥傾向になり，月経血も低下，髪が細る，舌下静脈が細い，皮膚の乾燥など所見が出てきます．こうした際には，当帰芍薬散にも含まれていた当帰・芍薬・川芎に血と陰を補う作用の強い地黄を加ええた四物湯（しもつとう）をベースに使用します．体内総水分量の関係からか，若い人ほど当帰芍薬散を，中年・更年期にかかるほど四物湯を使用する頻度が増えるように感じます．

月経血に凝血塊が混じる場合や，下腹部の皮膚に色素沈着がある場合や腫瘤をふれる場合には，瘀血と考えます．この場合の代表処方は桂枝茯苓丸（けいしぶくりょうがん）です．20代後半によく見られる赤黒くてあまり強い炎症もない顎周囲の成人ざ瘡をもつ人は高率に，月経困難症をもっていますが，この場合も瘀血が関与大です．桂枝茯苓丸を飲

表11-19 "月経困難症"の病態と処方

病態	症状	処方
血瘀＋脾の異常を背景とした湿	月経に伴って浮腫，帯下の増量がある	当帰芍薬散
血瘀＋血虚・陰虚	月経血量の低下，髪が細る，舌下静脈が細い，皮膚の乾燥	四物湯とその加減法
瘀血	凝血塊が混じる，下腹部の皮膚に色素沈着がある，腫瘤をふれる，赤黒くてあまり強い炎症もない顎周囲の成人ざ瘡	桂枝茯苓丸
瘀血＋血熱	凝血塊の周囲の血液の赤みが強い，温めると増悪する痛み，舌の暗く強い赤み，興奮しやすい精神症状	大黄牡丹皮湯
肝による子宮への熱供給の低下	冷えると増悪したり，温めると緩和される疼痛	安中散
血寒	月経血の色が淡い，月経周期が遅れる傾向，舌の色が淡い	当帰四逆加呉茱萸生姜湯
＋気滞	腹痛が移動する	＋香蘇散
肝の気をスムーズに巡らせる機能の異常＋血瘀	月経前後に情緒の変調を伴う	加味逍遥散

ませると月経困難症もざ瘡もよくなってしまうことをしばしば経験します．もし，凝血塊の周囲の血液の赤みが強かったり，温めると増悪する痛みの場合や，舌が暗く強い赤みがある場合や，興奮しやすい精神症状がある場合には，瘀血と血熱が合併していると考えます．この場合には，大黄牡丹皮湯を使用します．下剤の成分がある大黄が含まれていますので，便秘傾向の人の方がより向きます．

　冷えると増悪したり，温めると緩和される疼痛で，今まで紹介した分析に当てはまるものがない場合には，肝の気の流れの停滞によって子宮に熱が十分に供給できずに生じる寒のための痛みが考えられます．この場合には安中散が有効です．同じ性状の痛みであれば，今まで紹介してきた処方に追加することもできます．同じような痛みのうち，月経血の色が淡い色を呈していたり，月経周期が遅れる傾向がある場合，舌の色が淡い赤みの場合には血寒の可能性が高まります．この時には当帰四逆加呉茱萸生姜湯（とうきしぎゃくかごしゅゆしょうきょうとう）が有効です．

　腹痛が移動する性状をもつ場合には気滞が合併していると考え，いままで紹介した処方に香蘇散を併用する方法があります．

　月経前後に情緒の変調を伴う場合には肝の気をスムーズに巡らせる作用に問題があると考えられます．こうした際の代表処方は加味逍遙散です．今まで述べてきた血瘀の背景に肝の気の流れの異常がある場合もよくあり，純粋に肝の気の流れを強めたい場合には四逆散を，血瘀を除く作用も期待する場合には加味逍遙散を，肝の気滞とともに熱をともに除きたい場合には大柴胡湯去大黄を，冷えを取り除きたい場合には安中散を併用します．

更年期障害

　更年期障害の漢方的な病態は，加齢に伴い肝の血や陰が不足していくことが根本的な問題です．肝の血や陰が不足すると肝の気をスムーズに流れるように調整する機能が低下します．このため，気滞が生じたり，血瘀・瘀血が発生しやすくなります．また，肝の血や陰が抑制している肝の陽の亢進が生じたり，気の過剰な流動である内風が起こるようになります．このような病態に対する最も適合した処方は，血を補い，巡らせ，肝の気の流れ促進し，過剰な熱を軽く冷ます作用をもつ加味逍遙散となります．加味逍遙散が最初に有効であったのに効きにくくなったり，手足のほてりなどが出現した場合には，肝や腎の陰虚も合併してきていると考えて，六味丸を併用します．筋肉の痙攣や感情の急激な変化などの内風の症状が強ければ抑肝散を使用します．気滞の症状が強い場合で抑うつが強い場合には香蘇散を，咽頭部の違和感やイライラ感が強い場合には半夏厚朴湯を併用します．肝の気の滞りと

表11-20 "更年期障害"の病態と処方

病態	症状	処方
肝の血虚・血瘀・気をスムーズ流す機能の低下	イライラ・抑うつ，胸や顔のほてり，眼の疲れ，脚の攣り，脈弦，胸脇苦満	加味逍遥散（＋六味丸）
肝の血虚・肝の気滞を背景とした内風	イライラ・抑うつ，筋肉の痙攣や感情の急激な変化，脈弦，胸脇苦満	抑肝散
＋気滞が強い	抑うつ傾向が強い	＋香蘇散
	咽頭部の違和感やイライラ感が強い	＋半夏厚朴湯
肝の気滞と熱が強い	強いイライラ・抑うつ，口が苦い，舌黄色苔，強い胸脇苦満，脈弦有力	大柴胡湯去大黄
肝の熱が強い	怒りやすい，ホットフラッシュ，口が苦い，舌黄色，舌紅，脈有力	竜胆瀉肝湯
肝の血虚＋肝の気滞・熱＋心の熱	ホットフラッシュ，強いイライラ・抑うつ，不安，動悸，不眠，目の疲れ，髪が痩せる，爪がもろくなる，脈弦細，胸脇苦満	柴胡加竜骨牡蛎湯＋四物湯
肝の陰虚＋肝の気滞・熱＋心の熱	ホットフラッシュ，強いイライラ・抑うつ，不安，動悸，不眠，手足のほてりや口渇など，脈弦細，胸脇苦満	柴胡加竜骨牡蛎湯＋滋陰降火湯
＋熱が強い場合	ホットフラッシュ，胸の熱さ	黄連解毒湯・三黄瀉心湯頓用
＋瘀血	舌下静脈の怒張，皮膚色素沈着，月経血中の凝血塊	＋桂枝茯苓丸
＋瘀血・血熱	舌下静脈の怒張，皮膚色素沈着，月経血中の凝血塊，興奮しやすさ，易出血	＋桃核承気湯

熱が強い場合には，大柴胡湯去大黄を使用します．もし，抑うつはほとんどなく，怒りやすい，ホットフラッシュなどの肝の熱が強い場合には，竜胆瀉肝湯を使用します．ただし，これも長期的に使用する場合には当帰芍薬散や四物湯などの補血の処方を加える必要が出てくることが多いようです．

　加味逍遥散を用いてもより激しい熱症状と不安や動悸，不眠などの心の病態がある場合で，目の疲れ，髪が痩せる，爪がもろくなるなどの肝の血虚もある場合には柴胡加竜骨牡蛎湯＋四物湯，手足のほてりや口渇などの肝の陰虚が強くなれば，柴胡加竜骨牡蛎湯＋滋陰降火湯を使用します．黄連解毒湯や三黄瀉心湯は熱の症状が強い時に短期間や頓用で使用することがありますが，あまり使用し続けると反って症状が悪化することがありますので，注意が必要です．瘀血が強い場合には桂枝茯苓丸，瘀血とともに興奮や易出血などの血熱の症状がある場合には桃核承気湯を使用しますが，これらも基本の処方に併用したり短期間のみの使用になることが多い

ようです．

ここで更年期症候群の症例を考えてみましょう（^J^）

症 例　48歳　女性

【主訴】　倦怠感
【現病歴】　農家で，25歳で嫁いで以降，1年の内2カ月の農閑期を除いて，肉体的な重労働．また経理や家事の一切を取り仕切っているために，いつも農閑期以外は睡眠時間は3～4時間程度しかとれていなかった．5年ほど前より倦怠感が徐々に増悪．疲れが取れない日々を過ごしていたが，本年は特に症状が強くてついに家事もできなくなり，蒸し暑くなってきて，1日中寝て過ごすようになったために6月中旬に受診．一般採血や甲状腺機能，心エコーなどには異常なし．
【既往歴】　脂質異常症
【現症】　イライラが強く，些細なことで怒ってしまうが，同時に気分が落ち込みやすい．ため息もでる．夫や姑との確執がある．不安感は強くない．腹部はガスがたまった感じがする．肩から首にかけてのこりがひどく，重い感じがよくならない．眠ろうとしても胸がほてって眠られない．顔が突然ほてる感じが出現する．発汗がひどく頭から汗が滴り落ちる．食欲はないが食べるとそれなりに食べられる．口は苦い．休んでいて動き出す時が最もきつい．むくみやすい．やや便秘傾向で尿や便が十分に出るとすっきりした感じがする．眼は疲れる．下肢がつりやすい．月経痛は出産まではあったが，今はあまりない．月経は周期が伸び始めた．

身長：158 cm　**体重**：62 kg
顔は色白だがやや紅潮している．眼のギラギラした輝きあり，多弁．
脈診：弦滑数，有力
舌診：やや黄色苔あり　舌尖部は紅
腹診：右胸脇苦満・心下痞鞕あり

さて，一つ一つを考えてみましょう！
まずは型通り八綱弁証ですが，疲れていますが，多弁であったり脈は有力であっ

たりしていますので，いちおう"陽"と判定します．感染症の急性期ではないので，"裏"．虚実も倦怠感が主訴だと思わず，虚に考えてしまいがちですが，不足している要素の所見は加齢と過労が背景にあることと眼の疲れ，脚のつりやすさだけで，現在の主だった所見は"実"と考えられます．特に，この方は労作での症状の変化はわかりにくかいのですが，ポイントは多弁であったり，脈が有力であることなどから，消耗は現在の病態の中心ではないことが伺われます．ほてっている所見ばかりですので，"熱"は簡単ですね！病因は，ストレスと過労・加齢ということになります．邪としては，イライラ・抑うつとガスのたまりなどがあり気滞があります．また，舌に黄色の苔があり，蒸し暑くなって症状が増悪したこと，むくみやすいなどから湿と熱が結びついて存在していることもわかります．精気の異常は，強い熱症状から陽の過剰が起こっていることがわかります．更年期の女性で，不眠などの過労があり，眼の疲れ，下肢のつりは血虚が存在していることが伺われます．臓腑は情動の異常が中核にあって気の流れが悪くなっている所見があり，脈弦，胸脇苦満があることから肝が中心であることがわかります．ため息や不眠は胆の異常を，不眠・動悸は心の異常を思わせますが副次的な問題と思われます．

さて，チャートにまとめてみましょう (^_^)/

　　　　　　　　　　【全身状態】【病態の位置】【病態の情勢】【病態の性質】
<八綱弁証>　　　　　　　陽　　　　裏　　　　実＞虚　　　　熱
<病因や邪の分析>　　　　　　　　　　　　　　　気滞・湿熱
<精気の異常の分析>　　　　　　　　　　　　　　陽の過剰＞血虚
<臓腑の確定>　　　　　　　　肝＞心＞胆

さあ，メカニズムを考えてみましょう！

<メカニズム>更年期と長年の過労で肝の血が消耗し，このために肝の気の流れが悪くなった．そこに夫や姑との確執でさらに気の流れが悪化し，湿もたまってさらに気の流れが悪化し熱が生じ始めていた．そこに蒸し暑い季節がやってきて湿と熱が増悪し症状の悪化を招いた．気の流れが悪くなったために気を送ることが十分にできなくなったこと，気が熱に代わり陽の過剰となって，気が熱の方向に消耗されるため倦怠感が出ている．

ここまでわかれば治療方針を検討してみましょう！

<治療方針>まずは肝の気の流れを改善し，熱を除く．

<処方>大柴胡湯＋黄連解毒湯

まずは，肝と心の熱を除くことが先決と考えて，大柴胡湯＋黄連解毒湯を使用しました．2週間でほてり感がよくなり，倦怠感も改善傾向，少しは眠れるように

なりましたが，まだ十分でありませんでした．心の血の不足もあると考えてまずは眠らせることを優先して，大柴胡湯＋酸棗仁湯に変更しましたが，熟眠感が少し改善した程度になりました．ここで，もう少し熱と結びついた湿を除く作用を強め，血虚も改善させることを考えて，大柴胡湯＋当帰芍薬散に変更しました．ここから症状は著明に改善して，労働も例年通りできるにも関わらず倦怠感は改善し，よく眠られるようになり，精神的にも安定しています．

皮膚症状への対応

蜂巣炎

蜂巣炎の治療の中心は当然，抗生剤ですが，簡単に治癒するものと，難治で治療期間を十分にとらなくてはならない場合も多々あります．ごく急性期の明るい赤みがあり腫脹があるときには，熱と湿を除き，熱をもつ邪をとる作用をもつ処方を使用します．具体的には越婢加朮湯＋黄連解毒湯を使用します．皮膚の色が暗い赤みに変化してきたら，血熱と瘀血になっていると考え，桂枝茯苓丸＋黄連解毒湯に変更します．この組み合わせは，結節性紅斑にも使用することができます．

疣贅

疣贅に対しては，麻杏薏甘湯＋薏苡仁エキスを飲ませ続けていると，自然と脱落することをしばしば経験します．

伝染性軟属腫

いわゆる，水イボですね．これも麻杏薏甘湯＋薏苡仁エキスを飲ませていると自然と自壊して治癒するのをしばしば経験します．

湿疹

湿疹のごく初期で，まだ赤みが強くない場合には，風＋湿の侵襲と考えて，十味敗毒湯を使用します．赤みが強くなってきたら，消風散㉒(防風2　荊芥1　蝉退1　牛蒡子2　石膏3　知母1.5　苦参1　地黄3　当帰3　胡麻1.5　木通2　蒼朮2　甘草1)を使用します．漢方では痒みは風によると考えられています．消風散は熱をとる作用，陰を補う作用，湿を除く作用，風を除く作用という他面的な構成になっています．湿疹には湿疹三角と言われるように様々なフェーズの状態が混在し

ていますが，これらを同時に解決するために実に多面的な内容をもつこの処方が基本になります．局所の熱感が強く，滲出も強い，または化膿している場合，つまり，いわゆるグチョグチョしたときは，黄連解毒湯を併用します．水泡やびらんが合併している場合には越婢加朮湯を併用します．鱗屑や乾燥が強い場合には，血虚の合併と考え四物湯や当帰飲子⑧⑥(当帰5　芍薬3　地黄4　何首烏2　川芎3　蒺藜子3　防風3　荊芥1.5　黄耆1.5　甘草1)を併用します．鬱血していたり，色素沈着，苔癬化している場合には，瘀血と考えて桂枝茯苓丸を併用します．

尋常性ざ瘡

　強い赤みがない，急性期の尋常性ざ瘡では十味敗毒湯を使用します．なかなか排膿しない場合には，これに排膿散及湯を併用します．赤みが強いざ瘡は湿熱と考えます．特に胃の湿と結びついた熱が影響をしている場合が多く，じくじくしていたり，舌苔が厚い場合には湿が強いと考え，十味敗毒湯に茵蔯五苓散を併用します．もし，赤みが強い場合には清上防風湯を，膿栓がある場合には黄連解毒湯＋十味敗毒湯を使用します．また，月経周期で増悪する場合には，荊芥連翹湯をベースとして使用します．主に顎の周囲などに出て，赤みは強くなく色素沈着が強い場合には桂枝茯苓丸加薏苡仁を使用します．皮膚の凹凸が残った場合には桂枝茯苓丸加薏苡仁を使用すると効果的です．

蕁麻疹の漢方治療

　蕁麻疹は突然出現して消失，痒みを伴うなどの特徴から，気の過剰流動である風を中心に膨疹ができることから湿が結びついて発生すると考えられています．急性の蕁麻疹には，越婢加朮湯＋桂枝湯を使用します．寒冷蕁麻疹では麻黄附子細辛湯を使用します．浮腫が強い場合には，越婢加朮湯＋茵蔯五苓散が有効です．

　慢性蕁麻疹にあまり大きな特徴がない場合にはまずは，十味敗毒湯を使用します．気の過剰運動で痒みの原因となる風邪を除きながら，津液の代謝や熱を除く作用なども程よくもっている処方です．赤みが強く，温めるとかゆみが顕著になるタイプには，消風散を使用します．紅色の強い蕁麻疹では血と熱が結びついていると考えて，荊芥連翹湯を中心に使用します．乾燥肌や乾燥すると症状が出やすい場合には，あまり熱の症状がない場合には，血虚が中心のために内風が起こっていると考えます．この時には，当帰飲子が有効です．

　皮膚疾患の症例を考えてみたいと思います．

【症例】62歳　男性

【主訴】　蕁麻疹

【現病歴】　約8年前より，発汗した後より皮疹が出現するようになり皮膚科でコリン作動性蕁麻疹の診断を受けた．抗ヒスタミン剤の処方を受けているが症状の改善が十分ではなく，眠気や口の乾燥感が強く，他の治療法を認めて受診．

【既往歴】　狭心症，脂質異常症

【現症】　季節の変わり目や発汗の後，夜間に症状増悪．食後に症状が増悪するが，特に辛いものや熱いもの，脂濃いものを食べると症状がひどい．症状の増減はあるもののほぼ毎日あり．ピリピリした違和感とかゆみを伴う．

身長：175 cm　**体重**：72 kg

濃い紅色の小膨疹が体幹を中心に多発．正常の皮膚は乾燥傾向．皮膚が擦れたりベルトで圧力が加わっている部分が特にひどい．

脈診：滑数

舌診：白～やや黄色の厚い苔，濃い紅

腹診：特記所見なし

さあ！？　どうでしょうか (*^_^*) 症状を段階的に分析していきましょう！

　まずは，いつものように八綱弁証です．全身状態は保たれていますので，"陽"です．皮膚の問題でも，急性感染症の初期ではありませんので，"裏"ということになります．背景の皮膚は乾燥傾向ですが，気の過剰運動と湿が結びついている蕁麻疹が主訴ですし，舌・脈をみても過剰を示唆する所見となっていますので，基本は"実"となります．赤みが強い皮疹で辛いものや温かいもので症状が増悪しやすいこと，脈が数，舌も暗紅があることから"熱"とわかります．続いて，邪の分析ですが，蕁麻疹は気の過剰運動である内風と湿によって起こるのでした．また，舌をみると厚い苔があり湿があることがわかります．精気の問題ですが，皮膚の乾燥があり，血虚や陰虚がうかがわれます．また，皮疹の色が濃い紅色，舌の色が濃い紅，夜間に増悪するという症状は血熱と考えられます．臓腑は明らかな場所は今回はありませんが，あえて言うならば皮膚ということになります．

　さて，チャートにまとめてみましょう (^_^)/

	【全身状態】	【病態の位置】	【病態の情勢】	【病態の性質】
<八綱弁証>	陽	裏	実＞虚	熱
<病因や邪の分析>			内風＋湿	
<精気の異常の分析>			血熱・血虚	
<臓腑の確定>		皮膚		

メカニズムを分析してみましょう！

<メカニズム>内風＋湿が，血熱と結びついて症状が出現．血熱により血が消耗し血虚も合併．血虚は気の抑制が取れやすくなるために内風の増悪因子となっている．

ここまでわかれば治療方針を検討してみましょう！

<治療方針>血熱を冷ましつつ，衛気を発散させて内風を除きつつ湿も除く，また血を補う．

<処方>荊芥連翹湯＋十味敗毒湯

荊芥連翹湯は血熱をとりつつ血を補い，衛気を発散させて内風を除く作用があり，湿もある程度とれます．十味敗毒湯でより内風を重点に湿も除く作用を強化しました．内服1週間で症状の改善をし始めて，内服開始3週間で蕁麻疹が出ない日が週半分程度になるようになりました．しかし，あるところから症状が改善しなくなったので，湿をより重点的に除いて，内風も合わせて除くために十味敗毒湯を半夏厚朴湯に変更して，荊芥連翹湯＋半夏厚朴湯にしました．6週間ほどで1週間の内，1日程度背部の一部と両腕の一部に軽度の皮疹が出る程度にまで改善しました．

泌尿器症状への対応

排尿トラブルへの漢方治療

急性膀胱炎に対して，もちろん，抗生剤を使用するというのが現在の標準治療ですが，症状改善までに時間がかかるのと，抗生剤の頻用による耐性菌発生の問題があります．特にニューキノロン系の反復投与は耐性菌を強く誘導しますし，最近は大腸菌などのESBLs産生菌が大分問題となってきています．こうした急性膀胱炎にも漢方薬は速やかな効果を得ることができます．膀胱炎は尿が混濁または黄色が濃くなったりしますので，当然，熱がたまっていると考えます．また，水分が多いところですので，津液の代謝の停滞である湿と熱が結びついて起こると考えられています．この膀胱の湿と熱を除く1st choiceとなるのが，猪苓湯です．もし，猪苓

湯だけで痛みや熱感が取れにくい時には，黄連解毒湯を併用します．抗生剤などを投与したけれども，排尿時痛などがなかなかよくならないというように症状が遷延する場合には，五淋散を使用すると急激に症状が改善される場合がありますので，試してみる価値があります．

慢性膀胱炎や頻回の反復性膀胱炎に対しては，肝・腎・膀胱での遷延する熱があると考えて，一貫堂の竜胆瀉肝湯を内服させる方法があります．ストレスなどで誘発される場合には，加味逍遙散を使用しますが，加味逍遙散だけですっきりしないときには猪苓湯と併用します．肉体的な疲れで増悪する場合には気虚による症状と考えて，補中益気湯に猪苓湯を併用するのも有効な場合があります．心気質なために，膀胱・尿道部の違和感が起こりやすい状況では，心の血虚・陰虚によって発生した熱が小腸にも影響したと考えられ，清心蓮子飲が使用できます．

高齢者の頻尿・尿漏れ

高齢者の頻尿・尿漏れでは，男性の場合で，特に寒い時に症状が増悪する場合には，腎の陽虚による腎の内側に引き込むベクトルの異常と考えて，八味丸が1st choice になります．効果が出るまで，少し時間がかかることが多く，少量でよいので，2カ月程度内服させておくのがよいようです．女性の場合には，筋肉の弛緩に伴う腹圧性尿失禁のタイプには，気虚と考えて補中益気湯が有効のようです．心気質な場合には，清心蓮子飲が著効する場合があります．

神経内科への対応

めまいの漢方治療

めまいもなかなか西洋医学での治療が難しい病態の一つですが，漢方薬では様々な治療法が行われます．回転性めまいは，気の過剰運動である内風と，津液の停滞である湿と変性物である痰が影響して症状が出現すると考えられています．急性期の回転性めまいでは，苓桂朮甘湯が最もよく使用される処方となります．苓桂朮甘湯は気と津液の過剰な上昇をきたしている病態に使用します．気の過剰な上昇を鎮める効果を高めるために，気の過剰運動を止める目的で，前述の今中先生は苓桂朮甘湯に生薬の末剤である天麻末を加える方法を行っておられます．急性期が過ぎて，明らかな回転性のめまいは治まったけれど，ふわふわしためまいが持続する場合には，脾の気虚と痰，気の過剰運動の合併と考え，半夏白朮天麻湯が有効です．

類似しためまいですが，高齢者で手足の冷えやむくみがある場合には，腎の陽虚に伴う津液の代謝の低下による症状が考えられ，真武湯が適応となる場合があります．ストレスなどの精神的な要因によって誘発されるめまいは，肝の気の鬱滞と気の過剰運動・痰が影響していると考えらます．抑肝散加陳皮半夏はこのようなめまいに対して，急性期・慢性期共に効果的な処方です．

頭痛の漢方診療

慢性頭痛の中で最も問題になる頭痛は何といっても片頭痛と思われます．寒冷刺激で誘発される場合や頭痛が起こっている時に手足が冷たくなっている場合には呉茱萸湯を使用します．非常によく似ていますが，呉茱萸湯を使用しても効かない場合には当帰四逆加呉茱萸生姜湯を使用します．のぼせやほてり，肩〜首のこわばりを強く感じる人の場合には，釣藤散を使用します．イライラなどの精神的ストレスに誘発されるものは，抑肝散加陳皮半夏がよいようです．雨の前や気圧が低下すると出現する頭痛では，五苓散を使用します．最後に，あまり病型があまりはっきりしない頭痛に対しては，川芎茶調散を使用してみるのがよいようです．特に呉茱萸湯や五苓散，川芎茶調散は頓用でも有効です．特に頓用で使用する場合には，効果が不十分な場合は，1回量を増やして使用することが重要です．時々，胃腸が虚弱な人でめまい感を伴う頭痛を呈する人がいます．この時には半夏白朮天麻湯を使用するのが効果的です．

緊張性頭痛は，前に説明した頸肩腕症候群と同じアプローチで基本的に治療することができます．

精神症状の漢方診療

不眠

漢方薬は普通の睡眠導入剤のような効果は残念ながら期待できません．しかし，眠りの質の改善や通常の睡眠導入剤での治療が困難な状況では有効です．まず，通常の睡眠導入剤での治療困難な状況で漢方が有効な状況をみていきましょう．子供の夜泣きはなかなか大変ですが，睡眠導入剤などは使用しづらい状況です．子供は，心が発達途中であるために不安定で，心の血が不足するために心の気が亢進して興奮しやすいという特徴があります．こうした場合には，心の血を供給して心の気の興奮・緊張を緩やかにする作用をもつ，甘麦大棗湯が有効です．同じように子供で

は，肝も興奮しやすく肝の気の過剰運動である内風が起きやすい傾向にあります．こうなると，急激な情動の変化や驚き易さなどが出てきます．肝の気の過剰な運動を抑制する処方である抑肝散が有効です．また，疲れすぎたり，消耗しすぎてかえって眠りたくても眠れないという経験を皆さんおもちになったことはありませんか？　徹夜をして，眠たいのにかえって目がさえてなかなか眠れないというような時です．病棟であれば集中治療室などでの譫妄の一部にも当てはまります．こうした際に睡眠導入剤を使用すると反って，目がさえたり，もうろうとした状態になったりする場合があります．胆気の不足や心血虚に伴う症状ですが，こうした場合には，酸棗仁湯を使用すると驚くほど効果的です．ポイントは眠前に2回分程度を内服させます．

　次に，一般的な不眠に対するアプローチを考えていきましょう．入眠困難例では，入眠導入剤にはなかなか勝てません．ただし，睡眠リズムがずれることで入眠困難となっている場合には，酸棗仁湯が有効です．また，興奮して眠られない，胸のほてり感がある，脈が速い，舌が赤いなどの症状があり，眠られない場合には，心の陽が亢進しすぎていると考えられ，頓用で三黄瀉心湯を使用することができます．ただし，長期的に使用する場合には，心の陽の亢進によって腎に向かう陽が上手くいかなくなり，心と腎の交流が障害されている場合が多く，黄連解毒湯＋桂枝加竜骨牡蛎湯とした方がよいようです．中途覚醒タイプや熟眠感が得られないタイプでは，心の血虚や心の陰虚が考えられます．心の血虚の場合には帰脾湯を使用します．ため息や不安感などの胆気不足がある場合には，酸棗仁湯を使用します．心の血虚に加えて胸の熱感や手足のほてりなどがある場合には心の陰虚と考え，帰脾湯＋滋陰降火湯を使用します．悪夢が多いのも心の陽の亢進による場合が多いですが，単独の場合には黄連解毒湯＋桂枝加竜骨牡蛎湯を，イライラや抑うつといった肝の気の流れが悪いことが合併している場合には柴胡加竜骨牡蛎湯を，さらに心の血虚も合併している場合には加味帰脾湯を使用します．特殊ですが，性的な夢が多い場合は桂枝加竜骨牡蛎湯を使用します．

不安

　不安は心の血虚または胆の異常と考えていきます．心の不安と胆の不安を鑑別するのは難しい場合もありますが，胆の場合には，通常でも不安に思っても仕方がないことを過剰に不安に思うような過敏な症状，驚きやすいといった症状です．また，決断に際して決めきれないために不安になるといった内容です．一方，心の血虚による不安は，普通は不安を感じないようなものを不安に感じるというものです．ま

た，予期不安も多くの場合は心の問題です．胆の異常の場合，舌の苔が厚い，滑脈の場合には，痰が胆に影響を与えていると考え，温胆湯を使いますが，残念ながら医療用漢方製剤のエキス剤にはありませんので，竹筎温胆湯で代用します．心の血虚の代表処方は帰脾湯です．帰脾湯だけでは落ち着かない感じもあるという場合には，心の気の安定性を増す目的で，桂枝加竜骨牡蛎湯を併用します．手足のほてり，胸の熱い感じ，舌の裂紋などの症状がある場合には，心の陰虚と考えて帰脾湯＋滋陰降火湯とします．

抑うつ・イライラ，易怒

抑うつ・イライラ，易怒は，肝の異常と考えます．肝の気の流れが停滞していることによります．肝の気の流れをよくする代表的な生薬は柴胡になりますので，これを含む処方を中心に使用していきます．ただし，抑うつの場合には，肝や胆の気虚があるためにうまく肝の気が流れない場合や，全身の気の流れの悪さが合併している場合がイライラに比べると多くなります．一方，イライラはあまり肝・胆の気虚は合併しませんが，瘀血の合併がみられる場合もしばしばあります．易怒の場合には，肝の陽の亢進があったり，肝の気の流動性の過剰である内風が合併している場合が他の情緒の異常に比べて多くなります．単純に気の流れをよくしたい場合には四逆散を使用します．ただし，単純な処方のため，急性のストレス反応で出現した情緒障害のように短期間での使用になることが多いようです．肝の気の流れの障害の背景には，肝の血の不足が合併している場合が多いので，当帰や芍薬が柴胡と併用される処方が慢性化した時には多く用いられます．このため頻用処方となると，加味逍遙散と抑肝散になります．加味逍遙散はまさに，症状が「逍遙する」で，様々な訴えを熱心に訴えてくる患者さんが多いようです．一方，抑肝散ではじっとため込むタイプで，突然，怒ったり，感情を爆発させるタイプに有効なことが多いようです．もう少し，緊張を解きたい場合や，胃や腸にガスがたまるタイプは香蘇散や半夏厚朴湯を併用します．半夏厚朴湯は香蘇散よりのぼせやのどに詰まった感じがするときに使用します．ため息や倦怠感が強い，脈が無力などの症状が合併している場合には気虚があると判断して，黄耆建中湯を使用します．易怒は肝の気の流れが停滞して，陽が亢進している場合と考えます．大柴胡湯去大黄が代表です．さらに熱の症状が強い場合には便秘が合併している場合が多くありますが，この時には大柴胡湯を使用します．イライラして興奮しやすいのが，不眠や動悸，病的な興奮など，心の陽を亢進にまで影響した場合には，柴胡加竜骨牡蛎湯を使用します．

では，ご紹介したいと思います．

　附子末：短期的な温める効果や鎮痛効果は量を増やすと効果的です．特にエキス製剤は加熱時間が長いために，附子の重要成分であるアコニチンの量がかなり少なくなっていますので，附子の入っている処方に加えると効果的です．ただし，中毒に気をつけて最初は少量から使用してください．通常，1日量で1～2ｇ程度を使用します．頓用で使用する場合は，0.3～1ｇ程度です．

　桂皮末：エキス製剤では加熱時間が長いために，精油成分が少なくなっています．このため，気や血を巡らせる，発散させる効果が弱くなっています．これを補う意味で1日量1～3ｇ程度を加えます．

　紅参末：気を補う作用を強めたい場合に併用します．1日量で通常1～3ｇ程度です．

　黄耆末：黄耆は気を補う作用と上に外に動かす作用がありますが，時に気を動かす作用を強化したい場合には，増量すると効果的です．1日量で1～6ｇ程度を加えます．量が多くなると薬疹が出現しやすくなりますので，要注意です．

　天麻末：気の過剰運動を緩やかにする作用がある生薬です．釣藤鉤の含まれた処方に加えると，協調して効果を高めることもできます．1日量1～3ｇ程度を加えて使用します．

　サフラン末：血の熱をとりつつ，血を巡らせる作用をもつ生薬です．臓腑では特に心や肝に有効です．通常1日量0.3～1.5ｇ程度を加えて使用します．

　石膏末：本来は石膏は粉末製剤は保険ではありませんが，石膏を砕くことで使用できます．熱をとる効果以外に，気を下にさげる効果は量が増えると顕著になります．1日量で1～6ｇ程度を加えて使用します．

　薏苡仁散・錠：薏苡仁の単味エキスです．薏苡仁の効果は量に依存するところが大きいため，加えて使用すると効果的です．

第12章 本格的に勉強したい人のために
　―終わりに代えて―

　ここまで，おつき合いくださいまして本当に有難う御座います．ここまで読み進めてこられて大変だったかと思います．何せ相手は，ユーラシアの東方という広大な地域で，約2000年もの悠久の時間をかけて形成されてきた医学ですので，その内容を余すことなくお伝えすることは，いくら紙面を費やしても困難なことです．その一端でもご紹介できて，漢方に興味をもってもらえ，明日からの臨床に役立ち，ひいては漢方を応用して新しいことをやってみたいと思っていただければと考えて，書き進めてきました．この本の内容を実際に臨床に試していただければ，驚くほど有効な例も体感していただけると思うのと同時に，全く効果がなかったり，こういう場合にはどうしたらよいのだろうという疑問がわいてくると思います．それを解決するために本格的な勉強が必要になります．残念ながら，日本では十分に漢方の勉強を行うことができる環境が整っていません．しかし，ご心配は無用です．幸いにしてこの本を読んでいただけると，ほぼ日本に存在している漢方の考え方の基本と構造を知ることができるようになっています．そのため，書店で売っている本を見れば，その中の用語の意味や内容を理解することができるようになっていると思います．まずは，ある統一的な考え方に基づいた漢方の考え方を，理論・診察法・処方の仕方という一通り学んでみるとよいと思います．そのうえで，多くの考え方を横に並べて，一見すると異なっているようにみえることが，どこが共通していて，どこが異なっているかを比べながら学んでいくと幅が広がるかと思います．
　この本の次に，読んでみるとよいお奨めのテキストを紹介してみたいと思います．

専門用語で書かれていて，難しいと感じられることもあるかと思いますが，ご心配なく．この本を読まれた方は，実は特に問題なく読むことができるようになっていると思います．もしできていなかったら，，，それは私の責任，，(~_~;)

この本と同じレベルの本

念のために，この本とほぼ同じレベルのコンセプトで書かれた本もいくつか紹介しておきます．

医学生のための漢方医学【基礎篇】　安井廣迪　東洋学術出版社
漢方の全体像を教科書的に示した内容．システムとしては中医学の内容を骨格に，日本の漢方医学やその他の漢方医学もわかるようにできています．

基本としくみがよくわかる東洋医学の教科書　平馬直樹　浅川要　辰巳洋　ナツメ社
中医学の内容を網羅的に写真や図表をふんだんに盛り込んで全体像を示しています．中医学の全体像を把握するのにお勧めです．

三大法則で解き明かす漢方・中医学入門　梁哲成　燎原書店
できるだけシンプルに中医学の考え方の骨格を示して，実際の症例にエキス剤を使用するかが書かれています．

日本漢方の本

日本漢方の本も様々な本がありますが，まずは現在の日本漢方の潮流がどのようなものかがわかる本を選んでみました．

専門医のための漢方医学テキスト　日本東洋医学会学術教育委員会　南江堂
日本を代表する漢方医学の学術組織である日本東洋医学会が編纂した標準テキストです．この手の教科書にありがちですが，残念ながら，複数著者のため一貫性に乏しい内容になっていますが，日本の漢方医学の現状を知るのにはよいでしょう．

症例から学ぶ和漢診療学　寺澤捷年　医学書院
富山大学系の漢方（＝和漢診療学）を確立した著者による代表的な教科書です．

漢方概論　藤平健　小倉重成　創元社
現代日本漢方の大きな潮流のひとつである"千葉系"の漢方の代表的な教科書です．この考え方が，後に富山大学系の漢方のベースになっていきます．

症候による漢方治療の実際　大塚敬節　南山堂
　現代日本漢方の大きな潮流の一つである"大塚流"を確立した著者による代表的教科書の一つです．著者は多くの名著を残していますが，初学者がその臨床のあり方を知るにはよい本だと思います．

臨床応用漢方処方解説　矢数道明　創元社
　現代日本漢方で後世派をベースに幅の広い考え方を取り入れた世界を構築しようとした代表的人物である著者．その考え方と臨床の実際を示した好著．

☯ 中医学の本

　近年中医学の入門書も数多く存在しており，選ぶのも難しいのですが，この本の内容を補う内容となるものを選んでみました．

中医学ってなんだろう　小金井信宏　東洋学術出版社
　理論の部分をわかりやすく，しかも背景も含めて説明してある好著．

いかに弁証論治するか　菅沼栄　菅沼伸　東洋学術出版社
　中医学の考え方をもとに代表的な症候に対して，具体的にどのように病態を分類して，エキス剤を使用するかを開設した好著．

中医臨床のための方剤学　神戸中医学研究会　東洋学術出版社
　中医学でどのように方剤を解説するかを示した教科書．

名医が語る生薬活用の秘訣　焦樹徳　東洋学術出版社
　著名な中医の大家として知られた著者が，生薬をどのように理解し，臨床に応用するかを示した好著．

☯ 漢方関連の学会

　日本の漢方系の学会もご紹介したいと思います．やはりいろいろな情報をつかむには，学会に入るのが近道です！ぜひ，興味を持たれた方々は学会に参加してみてください．

日本東洋医学会
　日本最大の漢方系の学会です．

和漢医薬学会
　漢方の薬系の内容が充実した学会です．

国際東洋医学会

韓国・台湾・日本が主要参加国となる非中国系の漢方系学会では最も歴史があるとともに，規模も最大の学会です．中国経由ではない世界の漢方の内容と情勢を知ることができます．

日本中医学会

中医学を専門とした学術団体としては日本で最大の組織です．類似の名称の団体がいくつかありますが，興味ある方はこの URL のホームページを見てください．

http://www.jtcma.org/

最後に……

『若手医師のための漢方医学セミナー』

実は，私自身が全体のオーガナイザーを務める漢方のセミナーです．このセミナーは 4 泊 5 日の合宿形式で，卒業 4 年目～10 年目程度の医師を対象にしたものです．本書で示した内容に近い内容ですが，葛根湯程度しか知らない医師を，漢方の全体像を把握して自己学習ができるようにすることと，ある程度の漢方的考え方で診療ができるようになることを目標としたものです．興味がある方は日本中医学会のホームページから申し込みをしてみて下さい．

病態・症状と処方

◆い◆

息切れと処方	262
胃の寒をとる処方	166
胃の気を下に巡らせる処方	165
胃の気を巡らせながら痛みをとる処方	166
胃の津液・陰を補う処方	167
胃の熱を帯びた痰湿や気滞と脾の気虚を改善する処方	170
胃の熱をとる処方	165
陰を補う処方	144

◆お◆

嘔気・嘔吐と処方	275
瘀血が精神症状を起こしている場合の処方	149
瘀血が胸痛を起こしている時に使用する処方	149
瘀血を除く処方	136

◆か◆

寒と結びついた痰を温めて取り除く処方	143
肝の陰虚・血虚のために陽が上昇してしまっている時の処方	159
肝の陰を補う処方	159
肝の気が過剰に流れて脾の気が過剰に動くときに使用する処方	171
肝の気の異常が脾に異常を与えた場合の処方	171
肝の気の過剰運動を抑える処方	160
肝の気の流れが胃に影響を与えた病態に使用する処方	172
肝の気の流れをスムーズにする処方	157
肝の経絡に寒が入り込んだのを除く処方	161
肝の経絡に湿と熱が結びついた病態に使用する処方	161
肝の血を補う処方	159
肝の熱の過剰を取り除く処方	158

肝の問題が肺に影響した病態に使用する処方　　　　　　　172

◆き◆

気が過剰になりすぎて熱に変わったものを冷ます処方　　　146
気と血両方を補う処方　　　　　　　　　　　　　　　　146
気の流れを促進しながら津液の代謝を高める処方　　　　　147
気の流れをよくするための処方　　　　　　　　　　　　133
気を補いながら気の流れを促進する処方　　　　　　　　146
気を補う処方　　　　　　　　　　　　　　　　　　　　134
急性下痢症と処方　　　　　　　　　　　　　　　　　　280

◆け◆

月経困難症と処方　　　　　　　　　　　　　　　　　　291
血と気の流れを促進する処方　　　　　　　　　　　　　147
血に寒が結びついた時の処方　　　　　　　　　　　　　137
血に熱が結びついた時の処方　　　　　　　　　　　　　137
血の流れを促進する処方　　　　　　　　　　　　　　　135
血の流れを促進するとともに血と津液・陰を補う処方　　147
血を補う処方　　　　　　　　　　　　　　　　　　　　135

◆こ◆

更年期障害の処方　　　　　　　　　　　　　　　　　　293

◆し◆

湿と熱が結びついた邪を除く処方　　　　　　　　　　　140
小腸の病態に使用する生薬と処方　　　　　　　　　　　167
上腹部痛と処方　　　　　　　　　　　　　　　　　　　276
上腹部不快感と処方　　　　　　　　　　　　　　　　　275
津液の代謝を促進する処方　　　　　　　　　　　　　　138
津液を補う処方　　　　　　　　　　　　　　　　　　　144
心と腎の両方の陽虚を改善する処方　　　　　　　　　　169
心と肺の両方の気虚を改善する処方　　　　　　　　　　170
心に過剰な津液が迫りくるのを抑える処方　　　　　　　149

心に熱がこもった際の処方	148
心の陰を補う処方	151
心の気を補う処方	150
心の血虚と脾の気虚が合併するのを改善する処方	170
心の血を補う処方	151
心の陽が亢進して腎陰が不足している病態への処方	169
心の陽を補う処方	150
腎陰を補う処方	162
腎による肺の内に下に引き降ろす作用のバックアップが低下したときの処方	162
腎の内に引き込み蓄える機能が低下した際に使用する処方	163
腎の陽を補う処方	162

◆せ◆

喘鳴と処方	261

◆た◆

大腸に熱がこもる場合の処方	167
大腸の津液が足りない場合の処方	168
体表や関節・四肢や筋肉の湿を除く処方	141
痰が胸部不快感・胸痛を引き起こしている場合の処方	149
痰が精神症状を起こしている場合の処方	148
胆の気を内側に引き込む作用を高める処方	164
胆の気を補う処方	164
胆の湿と熱が結びついたものを除く処方	164
胆の痰と熱が結びついたものを除く処方	163

◆と◆

動悸と処方	263

◆な◆

内風と痰が結びついたものを除く処方	144

◆ね◆

熱と邪が結びついたものの熱を冷ます処方　　　146
熱と結びついた痰を冷やして取り除く処方　　　143

◆は◆

肺で気が過剰になって熱を出している時の処方　　　152
肺と腎の陰が両方虚した病態に対する処方　　　173
肺に潜在している痰飲を改善する処方　　　153
肺に貯留した飲を除く処方　　　153
肺の気を補う処方　　　154
肺の津液や陰を補う処方　　　154
肺の痰を除く処方　　　152
半表半裏と処方　　　247

◆ひ◆

脾と腎の両方の陽虚を改善する処方　　　170
脾の気虚のために出血しやすくなっているのを改善する処方　　　156
脾の気を補い上に持ち上げる処方　　　156
脾の気を補う処方　　　155
脾の湿を除く処方　　　155
脾の痰を除く処方　　　155
脾の陽を補う処方　　　156

◆ふ◆

風寒と処方　　　246
風熱と処方　　　247
腹部全体〜下腹部痛と処方　　　278
浮腫と処方　　　267

◆へ◆

扁桃炎・鼻炎・副鼻腔炎と処方　　　254
便秘と処方　　　283

◆ほ◆

膀胱に湿と熱が結びついたのを除く処方　　　168

◆ま◆

慢性咳嗽と処方　　　259
慢性下痢症と処方　　　282

◆よ◆

陽が低下しているために津液の代謝のコントロールが
　　できなくなった状態を改善する処方　　　140
陽を補う処方　　　145

◆り◆

裏証と処方　　　248

生薬・漢方製剤

◆あ◆

阿膠　139
安中散　161, 166, 172

◆い◆

一貫煎　159
一貫堂の竜胆瀉肝湯　300
威霊仙　123
胃苓湯　147, 155, 282
茵蔯蒿　140, 163
茵蔯蒿湯　140, 164
茵蔯五苓散　140, 161, 164
茵蔯五苓散＋半夏厚朴湯　245

◆う◆

茴香　165
烏頭　126
烏梅丸　192
烏薬　136
温経湯　147
温清飲　137, 263

◆え◆

越婢加朮湯　139, 141, 142, 267, 288
越婢加朮湯＋桂枝湯　297
延胡索　165

◆お◆

黄耆　117, 118, 152, 224
黄耆＋桂皮　163
黄耆建中湯　164, 170, 269
黄耆建中湯＋酸棗仁湯　269
黄耆末　306
黄芩　127, 128, 152, 155, 157, 163, 165, 167
黄芩湯　167, 199, 281
黄柏　127, 128, 165, 167, 168
黄連　127, 128, 148, 155, 165
黄連解毒湯　146, 148, 165, 263
黄連解毒湯＋桂枝加竜骨牡蛎湯　263
黄連解毒湯＋呉茱萸湯　166
黄連湯　277
乙字湯　167, 279, 284
遠志　148
温胆湯　163

◆か◆

加減復脈湯　202
何首烏　120
藿香正気散　200
葛根　130, 131, 155
葛根黄芩黄連湯　280
葛根黄連黄芩湯　199
葛根加朮附湯　286
葛根湯　184, 244, 280, 286
葛根湯＋桔梗石膏　244, 252
葛根湯＋小柴胡湯加桔梗石膏　244
葛根湯＋小半夏加茯苓湯　244
葛根湯加川芎辛夷　253
滑石　122, 127, 128, 168
藿朴夏苓湯　198, 245, 281
加味帰脾湯　170

加味逍遙散	158, 171, 172, 263, 281, 284, 292, 303		桂枝加芍薬大黄湯	277, 284
栝楼薤白半夏湯	149		桂枝加芍薬湯	171, 190, 277, 281
栝楼根	124, 125		桂枝加朮附湯	142, 274, 288
栝楼仁	124		桂枝加竜骨牡蛎湯	162, 264
乾姜	126, 152, 165		桂枝加苓朮附湯	142, 288
乾地黄	120		桂枝湯	181
冠心二号方	149		桂枝湯+麻杏甘石湯	243
甘草	118, 165, 226		桂枝二越婢一湯	243
甘麦大棗湯	151, 301		桂枝茯苓丸	136, 291
寒冷蕁麻疹	297		桂枝茯苓丸+八味丸	287
			桂枝茯苓丸加薏苡仁	284
◆き◆			桂芍知母湯	288
			桂皮	126, 130, 161, 165, 224
桔梗	152		桂皮+甘草	148
枳実	116, 117, 163, 165		啓脾湯	282
菊花	131		桂皮末	306
亀板	202		桂皮末+甘草末	263
帰脾湯	146, 151, 156, 170, 264		荊防敗毒散	142
帰脾湯+滋陰降火湯	151, 169		桂麻各半湯	243
芎帰調血飲	136, 147		血府逐瘀湯	149
羌活	123, 130		玄参	125, 128, 129
杏仁	152			
玉女煎	167		◆こ◆	
玉屛風散	154			
銀翹散	194, 245		紅花	118, 119
金銀花	128, 129		紅参末	306
			香蘇散	133, 166, 172, 244, 269
◆く◆			香附子	116, 117, 157, 163, 165
			厚朴	116, 117, 122, 152, 165, 167
九味檳榔湯	147, 153, 267		牛黄	199
			五虎湯	152, 248, 259
◆け◆			五積散	286, 288
			牛車腎気丸	162, 240, 266
荊芥	130, 131		呉茱萸	126, 127, 157, 165
荊芥連翹湯	218, 297		呉茱萸湯	166, 172, 206, 274, 301
桂枝	130		牛蒡子	130, 131
桂枝加葛根湯	184, 244, 286			

五味子	132, 157, 161
虎竜湯	255
五淋散	168, 300
五苓散	138, 139, 220, 268, 269, 274, 277, 279, 301

◆さ◆

犀角地黄湯	196
柴葛解肌湯	244
柴陥湯	143, 187, 247
柴胡	116, 117, 130, 131, 155, 157, 163
柴胡加竜骨牡蛎湯	159, 263, 303
柴胡加竜骨牡蛎湯＋滋陰降火湯	293
柴胡加竜骨牡蛎湯＋四物湯	293
柴胡桂枝乾姜湯	249, 269
柴胡桂枝湯	171, 186, 247, 277
柴胡清肝湯	218, 252
細辛	126, 127, 161
柴朴湯	157, 158, 172, 260
柴苓湯	267, 279
左金丸	165, 172
サフラン末	306
三黄瀉心湯	148, 165, 263
山梔子	127, 128, 148, 157, 163, 165, 168, 227
山茱萸	125, 132, 157, 161
山椒	126, 127
酸棗仁	132, 148, 163
酸棗仁湯	151, 164, 262, 302
三仁湯	197
山薬	125

◆し◆

滋陰降火湯	144, 154, 159, 173, 259
滋陰至宝湯	172, 260
地黄	120, 124, 125, 128, 129, 148, 157, 161, 167, 225
四逆散	133, 134, 157, 158, 277
四逆湯	145, 191
四君子湯	134, 135, 155
梔子豉湯	189
蒺藜子	131
七物降下湯	159
四物湯	135, 136, 151, 159, 291
炙甘草湯	200, 264
芍薬	119, 120, 121, 128, 129, 132, 157
芍薬＋甘草	167
芍薬甘草湯	277, 287
車前子	122
十全大補湯	146, 268
十味敗毒湯	141, 142, 296, 297
熟地黄	120
朮	122
潤腸湯	168, 284
小陥胸湯	143, 187
生姜	116, 117, 165
小建中湯	156, 170, 269, 278
小柴胡湯	185, 247, 249, 252
小柴胡湯＋桔梗石膏	247
小柴胡湯加桔梗石膏	252
小青竜湯	143, 153, 182, 183, 244, 253, 260
小半夏加茯苓湯	165, 274
消風散	296, 297
升麻	130, 131, 155

升麻葛根湯＋黄連解毒湯	199, 280
生脈散	150
辛夷	252
辛夷清肺湯＋葛根湯加川芎辛夷	253
神麯	165
参蘇飲	244
神秘湯	172, 260
真武湯	140, 145, 162, 170, 191, 262, 266, 279, 283, 301

◆せ◆

清営湯	194
清上防風湯	194, 245, 297
清上防風湯＋麻杏甘石湯	245
清暑益気湯	268
清心蓮子飲	167, 300
清肺湯	152, 153, 259
清風藤	123
赤芍	119, 129
石膏	127, 128, 152, 165, 167
石膏末	306
川芎	118, 119, 157, 163
川芎茶調散	220, 245, 301

◆そ◆

桑菊飲	198, 245
蒼朮	116, 117, 121, 122, 123, 155, 165
蒼朮＋厚朴	122
蒼朮＋茯苓	122
桑白皮	152
疎経活血湯	288
蘇木	120
蘇葉	116, 117, 130, 152, 165, 224

◆た◆

大黄	119, 120, 127, 128, 165, 167, 225
大黄甘草湯	283
大黄附子湯	287
大黄牡丹皮湯	137, 138, 279
大陥胸湯	187
大建中湯	278, 283
大柴胡湯	158, 167, 190, 284
大柴胡湯去大黄	157, 158, 172, 284, 293
大承気湯	165, 167, 189, 194, 260, 279, 283
大青竜湯	182, 183, 243
大棗	118, 165
大防風湯	288
沢瀉	122, 168
丹参	148

◆ち◆

竹筎	124, 148, 163
竹筎温胆湯	148, 152, 153, 164, 248
治打撲一方	278
知母	124, 125, 127, 128, 161, 165
調胃承気湯	283
釣藤鈎	131, 157
釣藤散	160, 286, 301
腸癰湯	237, 241, 279
猪苓	122
猪苓湯	138, 139, 168, 299
鎮肝熄風湯	160
陳皮	116, 117, 122, 155, 165

苓甘姜味辛夏仁湯	143, 253	連珠飲	159
苓桂朮甘湯	140, 149, 159, 262, 263, 300	連朴飲	197

◆れ◆

◆ろ◆

連翹	128	六味丸＋麦門冬湯	261
		六味丸	144, 159, 162

索 引

◆あ◆

アコニチン	227
浅田宗伯	30
足厥陰肝経	47
足少陰腎経	47
足少陽胆経	47
足太陰脾経	47
足太陽膀胱経	47
足陽明胃経	47
アリストロキア腎症	227
アレルギー的機序による漢方薬の副作用	223

◆い◆

胃	45
息切れ	261
医心方	23
痛みの漢方の大原則	276
一毒	206
一貫堂医学	33, 217
一般用漢方製剤	7
易怒	303
胃内停水	89
胃の機能異常	239
胃の病態	72
異病同治	2
イライラ	303
医療用漢方製剤	7
陰	39
飲	56
陰虚	61, 103

（右段）

飲邪干肺	67
陰証	91
陰陽	113
陰陽失調	54
陰陽説	57
陰を補う生薬	125
飲を除く薬	124

◆う◆

ウイルス性肺炎	244
鬱熱証	188
運化	42
運気論	18
温病	21, 175

◆え◆

営気	38
衛気を巡らせて発散させる薬	129
営分証	194
衛気	38
衛気営血弁証	193, 218
エキス剤	5
衛分証	193
炎症を伴う腸疾患	279

◆お◆

嘔気・嘔吐	274
黄芩を含む医療用漢方製剤	224
黄疸	140
往来寒熱	77, 178, 185
大塚敬節	33, 213
奥田謙蔵	33

瘀血	56, 60, 102, 213, 272
瘀血証体質	217, 219
瘀血を除く生薬	120
尾台榕堂	30
温化寒痰剤	143
温化利水剤	140
温裏薬	125

◆か◆

火	38, 59, 102
外感病	18, 77, 100, 175
外邪	54
回転性めまい	300
化瘀剤（薬）	120, 136
化学療法	240
膈	46, 185
格陽	59, 102, 179
加減方	200
肩こり	286
化痰薬	123
活血化瘀薬	118
活血剤（薬）	119, 135
滑脈	87
過敏性腸症候群の下痢型	171
花粉症	255
体を温める生薬	125
体を冷やす生薬	127
肝	43
寒	57
関	85
丸	5
韓医学	5
肝火上炎	70
肝気鬱結	69
肝気横逆	76

ガングリオン	142
肝経湿熱	71
間質性肺炎	223, 224
肝障害	223
関節痛	288
関節リウマチ	288
甘草	223
寒滞肝脈	71
肝と心の関係	74
肝と腎の関係	76
肝と他の臓腑の病態	76
肝と脾胃の問題	76
寒熱	212
寒熱錯雑	96
肝の気が過剰に動くのを和らげる生薬	157
肝の気滞が肺の気に与える影響	76
肝の気と陰を収斂する生薬	157
肝の気と陽を鎮めて，下に落とし込む生薬	157
肝の気の流れを促進する生薬	157
肝の血を補う生薬	157
肝の熱を除く生薬	157
肝の病態	69
肝の病態に使用する生薬	157
肝の頻出症状	70
漢方	5
漢方医学	5
漢方医学に関するエビデンス	1
漢方診療の実際	33
漢方薬	5
顔面・頭部の冷え・ほてり	273
肝陽上亢	70
丸料	5

◆き◆

気	36
肌	180
気圧の低下による頭痛	221
偽アルドステロン症	226
気鬱	213
気陥	59, 101
気逆	58, 101, 213
気虚	58, 101, 213
気虚の原因	59
気血津液弁証	101
気・血・水	213
気血水論	207
気血双補剤	146
気血弁証	100
気剤	133
偽性アルドステロン症	223
気滞	58, 213, 269, 272
気滞の原因	58
気滞を考える症状	101
北山友松子	25
気の生成	46
気の生理的な働き	37
気の流れを促進する生薬	117
気の病態	58
気の病態の症状・症候	101
気分証	194, 248
木村長久	213
急性下痢症	279
急性のストレス反応	303
急性扁桃炎	252
急性膀胱炎	299
急標緩本	113
虚	62
挙按	86
行気剤	133
胸脇	88
胸脇苦満	77, 89, 185
祛瘀剤	136
虚実挟雑	96, 210
虚実中間	210
虚弱な小児	170
祛風湿剤（薬）	123, 141
気を補う生薬	118
気を主る	42
金匱要略	13, 205
金元四大家	18

◆く◆

駆瘀血剤（薬）	118, 135, 136
口訣	24
口訣化	206
クロストリジウム関連性腸炎	239

◆け◆

軽按	86
頚肩腕症候群	286
経方理論	177
経脈	46
経絡	10, 46
下焦	46, 200
血	38
血瘀	60, 102, 272
血寒	61, 103, 272
血虚	60, 102, 213
結胸証	187
血虚の原因	60
月経困難症	290
結節性紅斑	296

厥陰病	178, 179, 192
血熱	61, 70, 102, 272
血の病態	60
血の病態と症状・症候	102
血分証	195
血脈を主る	41
血を補う生薬	120
解毒証体質	217
解表	179
解表パルス療法	182
解表薬	129
下痢	279
健康食品	6
倦怠感	101
弦脈	87, 178, 185

◆こ◆

皇漢医学	32, 208
考証学派	30
黄帝内経	13
口内炎	257
更年期障害	292
洪脈	178, 189
高齢者の頻尿・尿漏れ	300
呼吸困難感	231
呼吸不全	231
五十肩	142
後世派	24, 27
五臓六腑	10, 40
子供の夜泣き	151
古方派	27, 33
五味	115
こむら返り	287

◆さ◆

臍下	88
臍上	88
臍傍	88
細脈	86
数脈	86
察証弁治	23
雑病	13
散	5
三陰三陽	177
散寒薬	125
三焦	46
三焦弁証	196
散料	6

◆し◆

膩	80
滋陰薬	125
シェーグレン症候群	144
地黄を含む医療用漢方製剤	225
耳管開放症	257
四気	115
直中少陰	192
四肢や経絡の湿を除く薬	123
四診	11, 78
システム論	11
自然科学	12
実	62
湿	103
清水藤太郎	213
瀉	112
邪	54
邪気	10, 54
尺	85

邪正相争	54	食欲不振	239	
重按	86	諸病源候論	16	
渋脈	87	心	41	
粛降	42	神	41	
手掌・足底のほてり・冷え	273	腎	44	
主水	44	津液	39	
出血傾向	107	津液の代謝を促進する生薬	121, 122	
濡脈	270	津液の病態	61	
少陰病	179, 191	津液不足	61, 103	
消化管粘膜障害	240	津液を補う生薬	125	
消化管粘膜障害よる下痢	239	心下	88	
消化器症状	108	神経性疼痛	290	
傷寒	21, 175	親試実験	26	
傷寒雑病論	15	滲湿利水剤（薬）	121, 138	
傷寒と温病の違い	176	神志を主る	41	
傷寒論	13, 27, 205	心腎交通	73	
正気	10	心腎不交	73	
上焦	46, 198	心と腎の関係	73	
昇清	42	心と他の臓腑との関係	73	
小腸	45	腎と他の臓腑の病態	76	
小腸の病態	73	心の異常	64	
上背部～頚部の冷え・ほてり	273	心の陰を補う	148	
小品方	16	神農本草経	13	
小腹	88	心の瘀血を除く	148	
少腹	88	心の気を補う	148	
小腹不仁	90	心の血を補う	148	
上腹部の冷え	273	心の神が不安定	148	
上腹部のほてりや灼熱感	273	心の痰を除く	148	
上腹部不快感	275	心の熱をとる	148	
少腹攣急	90	腎の病態	71	
衝脈	290	心の病態に使用する生薬	148	
生薬	5	腎の病態に使用する生薬	161	
少陽と太陽の合併	186	心の頻出症状	65	
少陽病	178	腎の頻出症状	71	
食積	56, 165, 275, 282	腎の陽虚と脾の陽虚	76	

索引

心の陽を補う	148
心包	46
蕁麻疹	297

◆す◆

水滞	213, 215
水毒	213
スペインかぜ	244
寸	85

◆せ◆

精	44
正気	54
精気	10, 36
成人ざ瘡	291
精神症状	107
清熱化痰剤	143
清熱薬	127
清熱利湿剤	140
切診	84
舌診	80
舌体	80
舌苔	80
折衷	30
千金方	16
宣散	42
先瀉後補	113
煎じる	5
全身倦怠感	268
喘鳴	260
喘鳴を伴う呼吸苦	231
譫妄	237

◆そ◆

宋改	18

相火論	18
蔵血	43
燥湿利水薬	122
創傷治癒の遅延	236
蔵精	44
臓毒証体質	217, 218
臓腑弁証	105
頬風化痰剤	143
熄風薬	131
疏泄	43
素問	13
孫思邈	16

◆た◆

太陰病	178, 190
大黄を含む医療用漢方製剤	226
大腸	46
大腸型の感染性下痢症	168
大腸の病態	73
戴陽	59, 102, 179
太陽と陽明の合病	184
太陽病	178, 179
太陽病と少陽病の合併	247
多紀元堅	30
多紀元簡	30
胆	45
痰	56
痰飲	56, 62
痰湿	62
痰湿困脾	68
胆の病態	72
痰を溶かして除く薬	123, 124

◆ち◆

痔核	168, 284

痔核陥頓	168, 284
血の流れを促進する生薬	119
千葉古方	33
治病求本	113
中按	86
中医学	5, 22
中気下陥	68
中耳炎	256
中焦	46, 199
中風	63
張仲景	15
沈按	86
沈脈	86, 178

◆つ◆

通調水道	42
津田玄仙	30
強い頭痛	244

◆て◆

低栄養	235
手厥陰心包経	47
手少陰心経	47
手少陽三焦経	47
手太陰肺経	47
手太陽小腸経	47
手陽明大腸経	47
伝染性軟属腫	296
伝統理論	222

◆と◆

湯	5
動悸	263
統血	42
同病異治	3

◆な◆

内寒	62
内湿	61
内邪	54
内傷病	77, 100, 175
内生五邪	56, 62
内燥	62
内熱	62
内風	62, 63, 132
内風を落ち着けさせる薬	131
内部の症状	98

◆に◆

日本漢方	4, 203
日本漢方の特徴	203
妊娠悪阻	165, 274
任脈	290

◆ね◆

熱	57
熱邪＝湿邪	196, 197
熱邪＜湿邪	196
熱邪＞湿邪	196
熱中症	268

◆の◆

納気	45
膿瘍	241

◆は◆

肺	42
梅核気	134
梅毒	26
肺と心との関係	74

肺と他の臓腑との合併	75
肺と脾の問題	75
排尿の異常	108
肺の病態	66
肺の病態に使用する生薬	152
肺の頻出症状	67
八綱弁証	91
発症の誘因・増悪因子と病態	97
華岡青洲	30
半表半裏証	77, 247

◆ひ◆

痞	88
脾	42
脾・胃に停滞した湿と気を巡らせながら乾かしてとる生薬	122
冷え	272
鼻炎・副鼻腔炎	252
痞鞕	88
痹証	288
痞証	187
左の脈	85
脾と他の臓腑の合併	75
脾の気虚と心の血虚の合併	75
脾の病態	67
脾の病態に使用する生薬	155
脾の頻出症状	68
標	113
病因病邪弁証	96
表証	77, 92, 193
平賀源内	31

◆ふ◆

浮按	86
風寒型の表証	243

風・寒・熱・湿・燥・暑	54
風湿熱の初期症状	197
風熱	245
風熱による表証	245
腹診	7, 85, 88
腹部手術後での慢性の腹痛の持続	278
腹力	88
藤平健	33
浮腫	107, 229
復古儒学	27
浮脈	86, 178
不眠	107
ブラックボックス	206
聞診	83

◆へ◆

弁証	91
弁証論治	8

◆ほ◆

補	112
補陰薬	125
膀胱の病態	73
芒刺	82
放射線療法	240
方証相対	7, 206, 222
方証相対説	28
方証相対の優位性	220
望診	78
蜂巣炎	296
頬～眼～耳の冷え・ほてり	273
補気剤（薬）	117, 118, 134
補血剤（薬）	120, 135
細野史郎	33
ほてり	272

本	113
本草学	19
本草綱目	20
本間棗軒	31

◆ま◆

麻黄を含む医療用漢方製剤	226
膜原	46
末梢神経障害	240, 290
曲直瀬道三	23
曲直瀬流	24, 30
麻痺性イレウス	236, 238
慢性咳嗽	258
慢性下痢症	281
慢性鼻炎	255
慢性副鼻腔炎	255
慢性副鼻腔炎の急性増悪	255
万病一毒説	28
万病回春	24

◆み◆

右の脈	85
未病を治す	35
耳鳴り	256
脈診	85
民間療法	6

◆む◆

胸の冷え	273
胸のほてり	273

◆め◆

メタボリックシンドローム	219
めまい	300

◆も◆

森立之	30
森道伯	33, 217
問診	83

◆や◆

矢数道明	33, 213
薬対	115
山脇東洋	27

◆ゆ◆

疣贅	142, 296
湯本求真	32, 208

◆よ◆

陽	38
陽虚	59, 102
陽証	91
腰痛	108, 287
腰部の冷えやほてり	273
陽明病	178, 189, 248
陽明病と少陽病の合併	190
陽を補う生薬	125, 126
陽を鼓舞・発散させる生薬	126, 127
抑うつ	239, 303
吉益東洞	28

◆ら◆

絡脈	46
蘭方	4

◆り◆

理気	116
理気剤（薬）	117, 133

六淫外邪の症状	97
理血剤	135
裏証	77, 92, 248
六経弁証	177
流行性軟属腫	142

◆れ◆

霊枢	13
連朴飲	200

◆ろ◆

六淫外邪	10, 54
六病位	177, 215

◆わ◆

和解	179, 186
和漢	4
和剤局方	18
和田東郭	30

◆欧文◆

ICD（International Classification of Diseases）	3
ISO（the International Organization for Standardization）	3

加島 雅之（かしま まさゆき）

◇現職
　熊本赤十字病院　総合内科　副部長

◇職歴
　平成 14 年　　宮崎医科大学医学部（現：宮崎大学医学部医学科）卒業
　同年　　　　　熊本大学医学部総合診療部入局
　平成 16 年　　沖縄県立中部病院　総合内科国内留学
　平成 17 年～　熊本赤十字病院　内科勤務
　平成 18 年　　亀田総合病院　感染症科国内留学
　平成 25 年より現職

◇学会活動
　国際東洋医学会日本支部　理事
　日本東洋医学会熊本県部会　幹事
　日本中医学会　評議員
　日本内科学会　認定内科医
　日本感染症学会　会員
　日本プライマリ・ケア連合学会　認定医・指導医

◇著書
　シリーズ臨床研修指導の手引き　総論　診断と治療社　2004 年共著
　臨床に直結する感染症診療のエビデンス　文光堂　2008 年共著
　"治せる" 医師をめざす 病患・症状別 はじめての漢方治療　診断と治療社　2013 年共著

漢方薬の考え方，使い方
かんぽうやく かんが かた つか かた

発　行	2014年 4 月20日　1版1刷
	2014年 7 月 1 日　1版2刷
	2016年 7 月25日　1版3刷
	2019年 7 月20日　1版4刷

著　者　加島雅之
　　　　か　しま　まさ　ゆき

発行者　株式会社　中外医学社
　　　　代表取締役　青木　滋

〒162-0805　東京都新宿区矢来町62
　　　電　話　　03-3268-2701(代)
　　　振替口座　00190-1-98814番

印刷・製本／三報社印刷(株)　　　〈HI・SH〉
ISBN 978-4-498-01798-6　　　　Printed in Japan

JCOPY ＜(社)出版者著作権管理機構 委託出版物＞

本書の無断複製は著作権法上での例外を除き禁じられています．
複製される場合は，そのつど事前に，(社)出版者著作権管理機構
(電話 03-5244-5088, FAX 03-5244-5089, e-mail: info@jcopy.
or.jp) の許諾を得てください．